JN221262

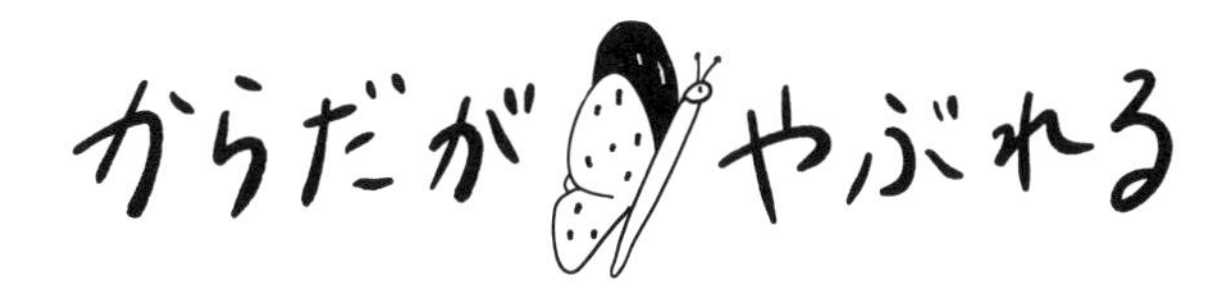

希少難病 表皮水疱症

戸田真里

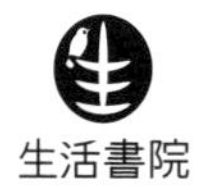

生活書院

はじめに

学会へ行く前夜。私はいつも荷物の準備をしながら、ぶつぶつとつぶやきます。つい先日も、「明日は新潟……、終わったら東京で打ち合わせ……。ジャケットを着なくては。黒のヒールの靴も……。あぁ……」とぶつぶつ。明日以降のスケジュールを確認しながら、キャリーバッグにパソコンや着替え、手持ちのトートバッグに学会資料を詰めて準備をしました。たとえ1泊でも、どちらかのカバンには読みかけの本も必ず2冊以上。本を持って行ってもたいてい読む時間などないのはわかっているのですが、持たずに出ると落ち着きません。そんなこんなで私の荷物はきっと人より多くて重いはず。大荷物を抱えての長距離移動ですから疲労困憊するのが目に見えています。それできっと溜息が出てしまうのです。

いやいやそれだけではありません。学会の場ではジャケットを着てヒールの靴を履きます。ふだん着慣れないかっちりした服装でいると、肩が凝り、靴擦れを起こします。

厄介なのは靴擦れです。踵の皮膚がやぶれストッキングに血が滲み出ます。痛みが生じ、それまで体のなかで意識することなど皆無に近かった踵に私の気持ちは集中してしまいます。そして、なんとか踵の痛みを和らげようと、歩き方を工夫しはじめます。が、しかし。痛い。そして、歩きにくい。
想像すると「あぁ……。むりむりむり……」というつぶやきしか出てきません。やがて私は荷物がさらに増えてもいつもの格好で家を出て、着いたら会場で着替えることを決断し、すでにぎゅうぎゅうのキャリーバッグにジャケットと黒のヒールの靴を詰め込み、玄関には履き慣れた白いコンバースを準備するのです。夏ならビーサンです。

なんて面倒くさいことをしているのだろうとしみじみと自分に感心してしまうのですが、これらの行動はすべて、私自身の「身体の快適さ」を目的とするものであることに気がつきました。肩が凝らないように。そして、靴擦れを起こさないようにと。

このように、人それぞれ、自分自身の身体を「快適」に保つための細やかでかつ多様な工夫を日常生活のいたるところでしているのではないでしょうか。しかし、生まれた時から、からだのあちこちがやぶれ、さまざまな工夫を凝らしても「快適」さが得られない、いつもどこか「不快」な状態が存在してしまうという病気を抱えた方々と私は出会いました。靴擦れどころの話ではなかったのです。その病気とは、希少難病の一つである、表皮水疱症（Epidermolysis Bullosa: 以下、ＥＢ）[★01]でした。

日本において「難病」は、現在も治療法が確立していない病気を指し、そのなかでも極めて患者数の少ない難病が「希少難病」と総称されています。本書では、その希少難病の一つであるＥＢをもつ人々へのインタビューを手がかりに、希少難病をもちながらこの社会に生き、暮らしてゆくことについて考察しています。ＥＢ者の抱える困難に耳を傾け、背景を探る作業は、必然的に、難病をめぐるこの国の医療政策の成立過程や障害福祉制度上の課題を明らかにすることにも及びました。

＊

私は、神経難病を主に専門とする国立療養所病院（現在は独立行政法人国立病院機構）で看護師として働いてきました。その後、在宅支援機関等を経て、各都道府県等に設置されている難病相談支援センター★02で15年間にわたり、難病相談支援にあたりました。

働きはじめた当初、私には「難病といえば神経難病」という認識が強くあり、これまでの臨床経験があれば相談対応もできると思っていました。しかし後に私は、それはとても甘い考えだったと思い知ることになります。

勤務していた難病相談支援センターが開所した頃は、地元メディアの報道や行政の広報も盛んに行われていたそうですが、私が入職した2年目にはそれも落ち着き、静かなものでした。電話や対面での相談がない日もあり、先輩は、「今日も坊主（0件）だった……」とよくつぶやいていました。

なぜ相談が少ないのか。どこに相談をしていいのかわからないからなのか、あるいは難病相談支援センターができるずっと以前から難病支援を行っている地域の保健所などで支援をすでに受けているからなのか……。後者であれば都道府県等に1カ所しかないセンターへわざわざ相談をしなくて済んでいるならむしろ良いこととも思えました。ですが、前者であれば難病を抱えどこにも相談ができずに孤立している人々が存在するということです。そのような状況は、支援につなぐ必要があります。

一方で、別の疑問もありました。それは、「難病相談」とは何を指すのか、ということです。難病相談支援センターを紹介するリーフレットには「難病に関するご相談を受け付けています」と書かれていましたが、難病者やご家族の方々が抱えている問題は想像する以上に複雑で「ご相談」のひと言ではくくれないのではないか、言語化できるようなものではないのではないかと感じるようになっていったのです★03。

当時、私の勤めていた難病相談支援センターは病院のなかの売店前にありました。診察、薬の処方、会計とどこでも待ち時間が長く、合間合間に多くの患者さんが売店を訪れていました。ソフトクリームを自分で巻ける機械があり、とても人気があったのです。その列に並んでふと見渡せば「難病相談支援センター」の看板がある、「ご相談ください」と書いてある、「ハテ、ここはどんなことをしてくれるところなのだろう?」「1回話を聞いてみようか」と、カウンターに置かれた呼び出しベルを押してみた……そんな経緯で、ぽつぽつと病院を受診されている患者さんたちが難病相談支援センターを訪れるようになりました。

お話をうかがうと、やはり「〇〇病のコレについて知りたい」と明確な相談をされる方は少なく、日々の病状や生活の様子、病状が変化することへの不安、それに伴う日常生活上の困難、さらに、家族や医療者への感謝や不満など、内容は多岐にわたりました。地域の医療機関との連携を進めるうちに、訪問看護師やケアマネジャーなど在宅療養支援にあたっている専門職からの相談も入るようになりました。

やがて難病者の就労支援も担当することになり、さまざまな難病を抱える方々のご相談を受け、暗中模索で取り組みました。気がつけば「坊主」だった日々が遠く懐かしく思えるほどの忙しさ。それだけ難病者たちの就労支援に対する期待が大きいことを初めて知って驚くと同時に、身近に専門医がいない難病をもつ人々の病状管理や生活面の不安定さなど就労以前の課題も次々と浮かび上がってきました。難病といってもケア方法に関する研究が積み重ねられてきた神経難病ばかりではないこと、そして神経難病以外の難病についての情報や支援体制があまりにも少ないことに、私はここで気づかされました。本書で対象としているEB者にはこうした状況が顕著に現れていたのです。

このように私は、難病者の就労支援をきっかけに、EBをはじめ希少難病を抱える方々の医療や福祉を含む生活問題のほんの入り口を知ることになりました。そして、支援方法を模索するため、これらの問題をさまざまな難病関連の学会や研究会に参加し発表を重ねました。第2部でも詳述しますが、「難病」と称する学会等の多くが、神経難病の患者さんを主な対象としており、ケア方法や在宅支援体制について、また、病状が進行した場合、医療的ケアをどこまで行うのかといった患者さんの意思決定に関することなどが活発に議論されていました。ですので、希少難病者の就労や生活支援というテーマで発表する者はそもそも少なく、支援方法に関する意見交換にまで発展することはほとんどありませんでした。思い返せば、当時は学会等で発表をするたびに落ち込み、無力感を感じていました。帰りの新幹線などで、「難病関係の学会で発表するのはこれで最後にしよう」などと思ったり。

学会等に行くたびに落ち込むというエピソードをあえてここに記したのは、自分の発表に先輩研究者らの意見やアドバイスがもらえないことを嘆いているからではありません。そうではなく、こうした状況は、希少難病を抱えた方々の医療や福祉を含む生活の課題や、それらに対する支援方法を誰も詳しく知らないことの表れなのではないか、ということです。それは、就労支援をはじめる前の、難病といえば神経難病という認識しかなかった私自身と重なりました。

難病者の就労相談を切り口に浮かび上がってきた、ＥＢを抱えた方々の医療や福祉を含む複雑で多様な生活問題へのアプローチとして私はまず、当事者の方々から話を聞くことにしました。彼らが社会のなかでこれまでどのように生活をしてきたのか、そして、医療や福祉をはじめとする社会はどのように彼らを位置づけてきたのか、さらには、ＥＢの病状そのものの困難さだけではなく、現状の医療体制や福祉制度から生起する生活問題もあるのではないか、これらを明らかにしなくてはならないと思ったのです。それは、新幹線のなかで一人、落ち込んでいるだけではなにも前に進まないと思ったからであり、なにより、ＥＢ者の生活問題が目の前に迫っていたからでした。

本書は博士論文をもとにしています。主観を排して記述することを求められる学術論文★04は、ある意味、私にとって都合の良いものでした。難病者たちの語りを分析し、多くの文献から傍証を得て論理的に組み立て、客観的に記すことに集中する間、上述のような「落ち込んでいた」という思いに蓋をすることができたからです。けれども、本書執筆にあたっては、より多くの方々に読んでもらえる本をつくるために、その蓋を開け、深く自分のなかに堆積した感情と向き合わなくてはならないと思いました。

教育学者でもあり養護教諭であるすぎむらなおみは、著書のなかで研究者のこれまでの経験と研究動機の関係性について、こう述べています。

> 私には研究動機を、養護教諭として勤務する中で生起した感情や経験ときりはなして語ることは困難であり、かりに「客観性」をよそおうとしたら、それは欺瞞にみちたものとなろう。ゆえに、感情に着目して「主観的」に語りはじめたい。そうすることで、結果的に自己を相対化でき、主観的動機からはじめた研究に距離をおくことができるだろうし、読者もまた、私の感情的偏りを相対化できるであろう。（すぎむら 2014: 2）

すぎむらと同様、私のこの研究は主観的動機からはじまりました。だとすれば、私が自身の経験や感情を客観性で装う限り、自分を、また読者をも、偽ることになってしまいます。「自己を相対化」し、「読者もまた、私の感情的偏りを相対化」するためには、ただ客観的な記述に努めるだけでは足りないと折々に痛感しつつ、本書を執筆しました。

＊

本書の構成は、以下のとおりです。

第１部「ＥＢ者のリアル」は、ＥＢ者の生活の全体像をその語りから明らかにすることを目指しました。第１章「ＥＢ者による「病い」の語りから」では、ＥＢ当事者である60代女性のインタビューデータをもとに、幼少期から現在までを振り返りながらＥＢと共に生きることの実際を記述しました。ここでの分析は、次章以降の基礎資料としての意味合いもあります。第２章「排除され包摂もされる身体」では、他者からも目視される皮膚という臓器に、病状が出現するＥＢという希少難病が、社会（もしくは「世間」）にどう受け止められ、翻ってＥＢ者自身はそれをどう意味づけて生きてきたのか、ＥＢ者６名とＥＢ者の家族８名全員のインタビューデータから読み解きました。

第２部「ＥＢ者をめぐる社会」は、彼らを取り巻く歴史的背景を整理しています。第１部がＥＢ者たちの「現在」に焦点をあてているのに対し、第２部では、時間を遡り「過去」から「現在」までのＥＢ者と社会との関係を問います。第３章「難病対策・難病看護におけるＥＢ患者の位置づけ」では、１９７０年代にはじまった国の難病対策と難病看護の歴史を追いました。ここでは、今なお、ＥＢ患者たちが難病対策や難病看護から周縁化されているという実態を明らかにしています。第４章「ケア環境を社会に問い直す」では、自分たちの「病い」の問題を、社会に問い直しを行った患者会「ＮＰＯ法人表皮水疱症友の会」（以下、友の会）の運動に着目します。

第3部「EBと生きる」は、医療や福祉をはじめとする社会の諸制度とEB者との関係について考察します。そして、最後に、今後、EBと生きるためにはどのような仕組みが必要なのか、具体的な社会的実装について提言します。第5章「EB児をめぐる家族と医療者」では、医療者がEB者と初めて出会う出生時から、在宅に移行する時期に焦点をあて、詳細に分析をしています。医療者が、EB者たちをどのように捉えて対応していくのかというプロセスを明らかにすることにより、その後の生育過程におけるEB者たちの医療的背景が浮かび上がってきました。第6章「生活を規定する要因」では、EB者たちの日常生活上の困難を「身体的課題」「家族的課題」「経済的課題」「制度的課題」の4象限から捉え、医療のみならず福祉制度が複雑に絡みあう実態を明らかにしています。そして、これらがどのようにEB者の生活に影響を及ぼしていたのかを分析しています。第7章「「病い」を再考する」では、これまでの分析より得た知見から全体の考察を加えます。そして、最後に、今後、EB者たちの生活が社会に開かれるために必要な社会的実装について述べます。

なお、巻末に「資料」として、難病についての解説とデータ、それから、本研究の柱であるEB者と家族へのインタビューの対象者属性や質問項目等をまとめました。参照のうえ、理解を深めていただければ幸いです。

★註

01　人間の皮膚は一番外側にある表皮、そして、その下にある真皮と皮下組織の3層から構成されている（清水宏 2011）。ＥＢは表皮と真皮を接続させるタンパク質の遺伝子に異常があるため、皮膚そのものが脆弱であり、軽微な外力で皮膚に水疱やびらんを生じさせてしまう。病型は遺伝形式と水疱が形成される部位により、単純型、接合部型、栄養障害型の3型に大別される。例えば、単純型と顕性栄養障害型は、水疱などの皮膚病状は比較的早く治癒しやすいのに対し、接合部型と潜性栄養障害型では難治となる（山本明 2011）。足底や手指など日常的に外力の加わる部位には、特に水疱やびらんが繰り返し発生して大きな潰瘍になったり、浸出液から体液が流れ出て低栄養をきたす場合がある（写真1）。また、病型によっては潰瘍が瘢痕化し、手指や眼瞼が癒着することもある（写真2）。根本的な治療法はなく、水疱などが生じた箇所を包帯などで覆って保護するといった対症療法がおこなわれる（写真3）。

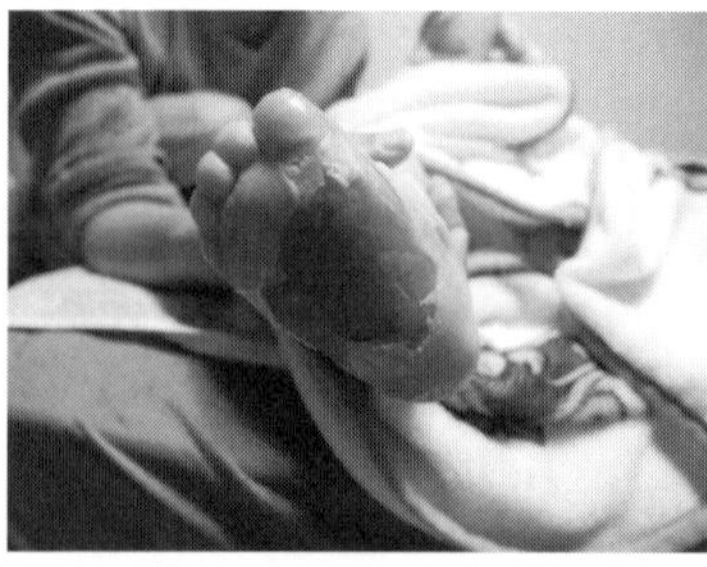

写真１　表皮が剥がれた足底

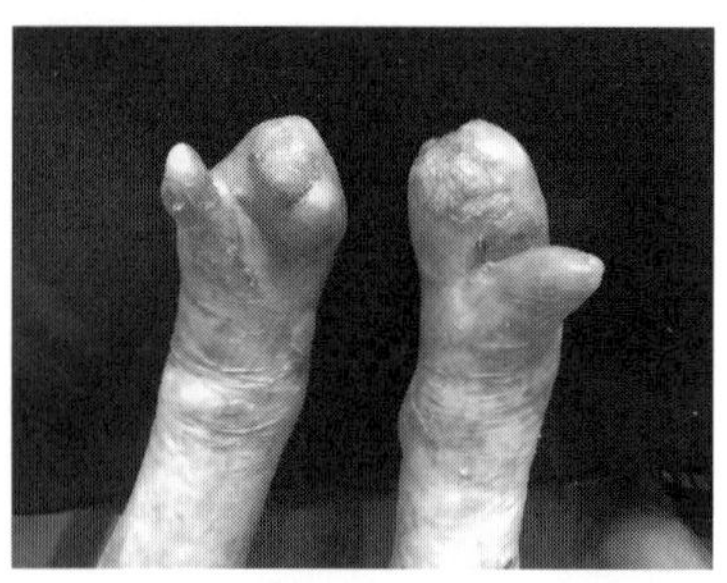

写真２　癒着により棍棒化した手指

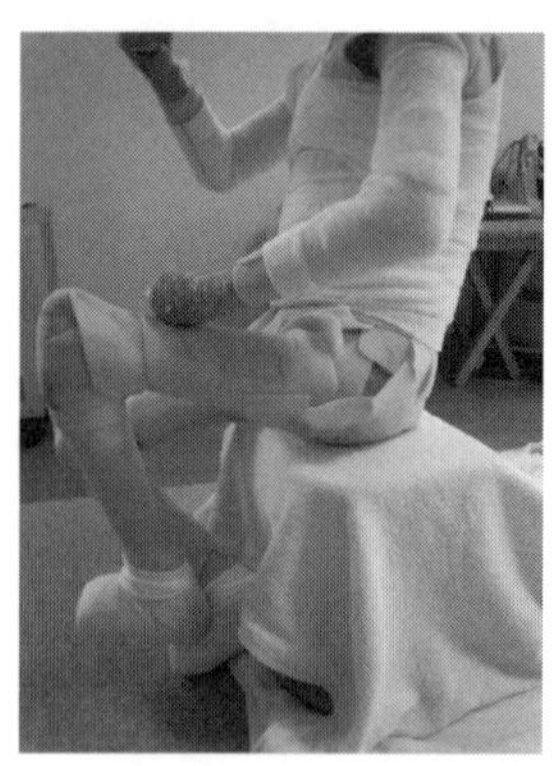

写真３　包帯等によるケア後の身体

（すべての写真は、ＮＰＯ法人表皮水疱症友の会より提供）

ＥＢは、２０１５年に施行された「難病の患者に対する医療等に関する法律」（以下、難病法）における指定難病で、医療費の一部が公費で助成される（難病法制研究会 2015）。国内の患者数は、約５００〜１０００名と報告されているが、医療費助成受給者証を取得しているのは約３００名である（難病情報センター 2024a; 2024b）。患者数が非常に少ないため、これまでＥＢに関する研究成果は少なく、皮膚のみに着目した医学研究（笹井ほか 1977; 橋本功 1979; 新熊 2020; 玉井 2022）や、乳幼児期など限られた時期の看護学研究（上嶋 1997; 中村久 2014; 和田・中込 2014）にとどまっている。

★02
なお、遺伝学では「優性／劣性」という用語が長く使用されてきたが、２０１９年、公益財団法人遺伝学普及会日本遺伝学会はこれを「顕性／潜性」という用語に改定した。その理由について、同学会は次のような発表をしている。「「優性、劣性」は遺伝学用語として長年使われていたが、優・劣という強い価値観を含んだ語感に縛られている人たちが圧倒的に多い。疾患を対象とした臨床遺伝の分野では「劣性」遺伝のもつマイナスイメージは深刻でさえある。一般社会にもすでに定着している用語ではあるが、この機会に、歴史的考察もしながら、語感がより中立的な「顕性、潜性」に変更することになった。」（公益財団法人遺伝学普及会日本遺伝学会 2017）。この趣旨を踏まえ、本書でも本文中では「顕性／潜性」を用いるが、引用文献などで用いられている用語は、そのまま引用している。

★03
制度上、実施主体は「都道府県等」とされているが、受託先は医療機関や患者会など多様である。そのため、相談支援にあたる「難病相談支援員」は、保健師や看護師、社会福祉士といった専門職のほか、難病の当事者が配置されているセンターもある。業務は、「（１）電話、面談等により療養生活上、日常生活上の相談や各種公的手続等の相談支援。（２）難病の患者等の自主的な活動等に対する支援。（３）医療従事者等を講師とした難病の患者等に対する講演会の開催や、保健・医療・福祉サービスの実施機関等の職員に対する各種研修会の実施。（４）難病の患者が適切な就労支援サービスが受けられるよう就労支援等関係機関（ハローワーク、障害者職業センター、就業・生活支援センター等）と連携して就労・相談支援を実施。等」（難病情報センター 2024c）とされており、内容は非常に広範囲に及ぶ。

筆者が抱いていた疑問の一つ、「難病患者さんやご家族も言語化できずに抱えている問題があるのではないか」

について、社会学者の三井さよは、「そもそも誰かに頼んで問題を解決してもらえるという想定自体が、もっというなら自分が問題に直面して困っているという認識自体が、一定の「余裕」がなければ得られないものである。生活がある程度まわり、一定の落ち着きを得られて、周囲や自分を見回すための「余裕」が得られなければ、なかなか問題を直視することはできない。自分が問題に直面して困っているのだから解決しなくてはと思うほど、自分の置かれた状況を冷静に見直す時間的・体力的余裕がない、という人もいる。そのほかの生活のありようを知らないから、そもそも疑問を持つだけの余裕がない、という人もいる」（三井 2018: 37）と述べている。さらに、「いわゆる「相談窓口」に電話するときには、人はすでに自分が何を相談したいのかをある程度明らかにしている。そうでなければどの窓口に電話するかという決定ができないはずだからである。だが、多くの人は、自分が日頃ぶつかっている困難や苦労について、もっとそれ以前のレベルで迷っている。また、いわゆる「紹介」や「照会」の多くがそうであるような、団体名のリストや紹介冊子だけを渡すような「紹介」や、電話一本の問い合わせだけで終わるような「照会」は、よほど本人に活力と能力がなければなかなか使いこなせない。リストや冊子から何を読み取り、最初に連絡するときにどうやって連絡し、何を伝えていけばいいのか、それ自体がイメージできていなければ、リストも冊子もただの紙きれにされてしまうだろう」（三井 2018: 41-42）と指摘している。

★04　この研究をはじめた当初は、主観を排して客観的な記述に徹することができなかった。大学紀要雑誌に初めて査読論文を執筆した際には、草稿を読んだある教授から「戸田さんの論文は暑苦しい」と評された。あれは、主観的な表現が散見されることへの苦言を呈されたのだと理解している。

からだがやぶれる

希少難病　表皮水疱症

目次

第1部　EB者のリアル

第1章　EB者による「病い」の語りから

第2章　排除され包摂もされる身体

第３章　難病対策・難病看護におけるＥＢ患者の位置づけ

第4章　ケア環境を社会に問い直す

第5章　EB児をめぐる家族と医療者

第6章　生活を規定する要因

第7章　「病い」を再考する

資料

第1部　ＥＢ者のリアル

第1章
ＥＢ者による「病い」の語りから

1 「病い」と、「疾患」「病気」

医療人類学者のアーサー・クラインマン（A. Kleinman）は、患いをめぐる概念について、「病い illness」、「疾患 disease」、「病気 sickness」を以下のように定義づけている。すなわち、「病い」とは、「病者やその家族メンバーや、あるいはより広い社会的ネットワークの人びとが、どのように症状や能力低下（disability）を認識し、それとともに生活し、それらに反応するのかということを示すもの」とし、「身体的な過程を監視し続けるという生きられた体験」としている。「疾患」は、「治療者の視点から見た問題」や「生物学的な構造や機能における一つの変化としてのみ再構成される」としている。そして、「病気」については、「マクロ社会的（経済的、政治的、制度的）な影響力との関係において、ある母集団全体にわたってあてはまるという包括的意味」としている（Kleinman 1988=1996: 47）★01。

これらの概念から、ＥＢ者たちのさまざまな問題を捉えると以下のように整理ができる。ＥＢという「疾患」は難病法のなかで指定難病として位置づけられており、医学研究も進められてはいる。しかし、「病い」という問題から捉え直せば、希少難病ゆえに専門医が少なく、どの地域でも十分な専門医療が受けられる環境ではないことや、日常生活に問題を抱えていても必要な福祉サービスを受けることに困難をきたしているなど、医療や障害福祉制度などから甚大な影響を受けていると推測される。つまり、ＥＢという「病い」の問題は、医療や、難病法、障害福祉制度が複合的に絡み合っている可能性があり、従来の医学や看護学研究が対象としてきた「ＥＢ患者」としての問題とは異なる実態が浮かび上がるのではないだろうか。

ＥＢは出生時より病状が出現し、成長に伴い変化もしくは悪化することから、ＥＢ者たちはＥＢという「病い」を複雑な経過のなかで体験してきていることが考えられる。常に変動する皮膚病状への絶え間ないケア、それに付随するケア負担、さらに、合併症による新たな病状への対処など、彼らは医療や福祉とどのようにつながりながらＥＢと対峙してきたのだろうか。また、皮膚病状は目に見える。そのことで学校や職場など集団生活にも影響が及んだことは容易に想像ができる。

そこで、本章ではまず、当事者がＥＢという「病い」をどのように体験してきたのか、その全体像を明らかにするために、幼少期から60代の現在に至るまで経年的に語られたＨ氏のインタビューデータに着目する。

H氏の病型は、潜性栄養障害型であり（山本明 2011）、出生時より体幹や四肢に水疱やびらんが出現し、現在は全身の皮膚病状と、繰り返す水疱によって生じる両手指や両足趾の棍棒化が認められる。足底部の皮膚は病勢が弱いことから歩行は可能であるが、これまで食道狭窄拡張術や皮膚がん切除術等の外科手術を数回受けてきた。また、出生時より継続的に医療機関にかかってはいたが、確定診断は40代の頃であった。

当然のことながら、病状や、生まれた年代、家族構成、経済的背景、居住地等によってEBを抱えた体験は個人によって異なるが、EBゆえの体験には共通するものが多いと考えられる。よって本章では、EBという「病い」の体験の全体像を明らかにすることを目指し、1人のEB者のインタビューデータを詳細に分析した。その意味で本章は、次章以降の基礎資料と位置づけられる。また、EB者の体験は、他の疾患や障害を抱えた者たちと、どのような点が共通しているのか、あるいは異なるのかを見出し、EBの特質を浮き彫りにする。

2　H氏が語ったEB

H氏のインタビューデータを分析した結果、5つのカテゴリーが見出された（表1）★02。以下では、そのカテゴリーごとにH氏の語りを確認する。カテゴリーは**ゴシック体**で、サブカテゴリーは［ ］、コードは〈 〉、H氏による語りのデータは「 」に記している。（ ）は文脈がつながるよう筆者が補

表1　H氏の語りの分類

カテゴリー	サブカテゴリー	コード
行動の縮小化	動くことが怖い	気がつけば水疱ができている
		自分は体が弱い
		他の子と自分は違う
		無理をして悪化した時の恐怖
		水疱出現が怖いので無理はしない
		とにかく動かない
	病状悪化を防ぐための環境調整	家事は親がする
		学校生活の調整
		学校を頻回に休む
	脆弱な皮膚を守ることが最優先	周囲への注意喚起
		周囲から腫れもの扱い
日々のケアに翻弄される	生きるためには毎日のケアが大事	ケアの範囲が全身に及ぶ
		痛痒い感覚を常に纏っている
		毎日ケアを行わなくては生活ができない
	ケアに追われて疲弊	ケアに追われる毎日
		日々生きることで必死
		毎日のケアに疲れる
		日々を楽しめない
経験で掴んだ感覚が基準	感覚で掴む病状	感覚でわかる病状悪化と改善
		感覚で判断する受診のタイミング
	粘膜の感覚で判断する食材の選択	口腔粘膜等の感覚で避ける食材
		口腔粘膜等の感覚で判断する無理なく食べられる食材
	ケアを担う者との感覚の誤差	ケア方法によって生じる新たな水疱
		ケアを担う家族へ的確にケア方法を伝える努力
他者からの視線を常に意識	脆弱な皮膚を見せたくない	普通の皮膚ではないので見せたくない
		肌を出すことに一歩引く
	脆弱な皮膚を衣類で覆う	暑くても長袖を着る
		他者とは異なる服装
他者との相互関係で変化する自己	距離感のある友人関係	いじめはないが距離感のある友人関係
		親しい友人ができない
	恒常化した孤独感	関心をもってくれる人の不在
		現実感を共有できる人の不在
	自己肯定感の形成	受け止めてくれる友人の存在
		ありのままをみてくれた夫の存在
	医療従事者の存在の再認識	寄り添ってくれる専門医
		不安を受け止めてくれる看護師

足したことを示す。

行動の縮小化

生後から〈気がつけば水疱ができている〉皮膚を抱えるなかで成長したH氏は、皮膚が弱いという限局的な捉え方ではなく〈自分は体が弱い〉と全身的に捉えており、〈他の子と自分は違う〉と判断していた。これらの様子についてH氏は次のように語った。

「（日中だけではなく）朝起きたら（水疱が）出てるとかさ、ほんと腹立ちますよ。要するに夜って人間の身体って、非常に動いているはずなんですよ。足すりすりしてるとかさ、そんなのでたぶんできるんだと思いますよね。」

「本能的には『何か弱いんだなって』たぶん思いますよね。感覚的に。」

「自分はもう、ほかの子と一緒に激しいことはできないっちゅうのがわかってたんで、とにかくこう、あまり動かない子。で、親も『Hちゃん、ここに座ってなさい。じっとしてるのよ。』ったら、ずっとじっとしてる。」

さらにこれまでの体験から〈無理をして悪化した時の恐怖〉という感情を抱き、その結果〈水疱出現が怖いので無理はしない〉、〈とにかく動かない〉とし［動くことが怖い］という感情のもと行動を選択していた。H氏はその様子についてこう語った。

「水疱ができたり皮膚が剥けるっていうのは、本当ちょっとしたタイミングなので。それを考えた時にそのちょっとしたことが起きるのが怖くて。やっぱり無理しないっていうのが昔からの考え……。」

［病状悪化を防ぐための環境調整］は、主にH氏の母親の行動であった。自宅での生活は病状悪化を防ぐため、〈家事は親がする〉という環境であった。

「自分でも動かない。だからそれが、もしかしたら本能かもしれないですよね。動いたら怪我しちゃうみたいなのがあって、（中略）動かなくても、結局親が面倒見てる、何か食べたければ持ってきてくれる。」

さらに自宅以外の環境においても〈学校生活の調整〉を母親は行っていた。当時の様子についてH氏は、以下のように振り返った。

「『乱暴な男の子がいて怪我したら大変だ』っていうふうに（母）親は言ってました。そういう思いがあって私立の女子中学に入学させたんですよ。」

しかし、H氏は、学童期から繰り返す食道粘膜の水疱によって食道狭窄が進行し、その結果、経口摂取が困難な状況が断続的に出現したため〈学校を頻回に休む〉ことを余儀なくされていた。

「私、粘膜がすごく弱くて、小さい時から。もう食道狭窄と、あとは粘膜が弱いっていうのがあって。けっこう物を食べると、詰まらせて、血を吐いてたんですよ。（食道に食べ物が）詰まるか出血するかどっちかなんですよ。だから、その繰り返しがけっこうあって、どうしようもないんですよ。親もどうしようもないんですよ。で、結局、詰まれば、まあ（食べ物が胃に）落ちるまで待つしかないんですよね。今でもそうなんですけども。で、何も食べれない。（中略）落ちるまで1週間ぐらい続くんです。（それまでは）飲まず食わず。それで、結局、脱水症状になりますよね。今、3日で（脱水に）なりますからね、年取ったから。あの頃は1週間はもったんですよ（笑）。ただもう寝てるしかなくて。で、たぶんその頃ね、学校休んでたと思います。そういう意味で、学校を休むことがけっこうあったんですよ。」

また、［脆弱な皮膚を守ることが最優先］も、主に幼少期におけるH氏の母親の行動であった。それは〈周囲への注意喚起〉であり、結果、きょうだいたちとの接触による水疱の出現は防ぐことができた。しかし、H氏は〈周囲から腫れもの扱い〉を受けることとなった。当時についてH氏は次のように語った。

「とにかく、母親がかばう。それはきょうだいだけにとどまらず近所のいとこが来たりすると『Hちゃん弱いんだから』って。周りがみんな何か、腫れ物に触るように。『Hちゃんは皮膚が弱いんだから』っていうのが、常に言われ続けてたので。」

日々のケアに翻弄される

［生きるためには毎日のケアが大事］では、〈ケアの範囲が全身に及ぶ〉ことや、〈痛痒い感覚を常に纏っている〉ことにより〈毎日ケアを行わなくては生活ができない〉という日常があった。H氏はEBの病状について以下のように語った。

「私たちの状態の傷って、普通の人が『傷ができました』って言って、きれいにそこが傷っていう状況の傷がそうそうないんですよ。もう周りがぐちゃぐちゃ。そこだけに傷があるんじゃなくって、その全体がもうね、傷のような、傷じゃないような、あと治りかけのところとかが、あとちょっとこう、弱ってるところとかってあるので。」

「常時痛い、痒いんですよ。全身が。痛痒い。」

さらに［ケアに追われて疲弊］では、〈ケアに追われる毎日〉から〈日々生きることで必死〉という生活となり、その結果、〈毎日のケアに疲れる〉状況となり、〈日々を楽しめない〉日常を過ごしていた。H氏は日々の様子について以下のように語った。

「私たちはある程度、体の態勢をこう、穏やかに保とうとするのは、生きるための……、最低限の目的。だから（日々を）楽しむことまで考えないじゃない。（中略）だって、日々、（ケアで）追われちゃうんだもん。」

「そんな生きることで必死。日々生きることで必死なんで。」

経験で掴んだ感覚が基準

［感覚で掴む病状］は、〈感覚でわかる病状悪化と改善〉から、〈感覚で判断する受診のタイミング〉であった。H氏は皮膚病状の異変や、経口摂取ができない様子について次のように語った。

「（現在はいつもとは異なる皮膚病状が出現した場合、H氏自身の経験で皮膚がんを疑い、主治医に）『これ絶対怪しいです。』って言って（検査を求める）。」

「（食道狭窄部分に食塊が詰まると水分も）飲み込めない。全然それは飲み込めない。水分が最低限飲めるようになれば『あっちょっといけるかな』って。それもまるっきりできなくなった時には、もう病院ですよね。点滴。」

［粘膜の感覚で判断する食材の選択］もH氏の経験で掴んだ感覚が基準となっていた。食道狭窄部位に極力詰まらないよう〈口腔粘膜等の感覚で避ける食材〉と〈口腔粘膜等の感覚で判断する無理なく食べられる食材〉を選択していた。H氏は食事内容について以下のように語った。

「（30代で食道狭窄がさらに悪化した当時）だんだん食べれなくなったんですよ。で、お粥と素麺とモロゾフのチーズケーキだけが主食だったんですよ。それ以外通らなかった。」

［ケアを担う者との感覚の誤差］では、ケアを担う家族とケアを受けるH氏の感覚の違いによって生じる病状の悪化が語られた。H氏の皮膚は脆弱ゆえに〈ケア方法によって生じる新たな水疱〉もあった。その時の様子についてH氏はこう振り返った。

「（体の動きで包帯がずれないように、当時の母親は）包帯巻くのも『これでもか』っていうぐらいきつく巻くんですよね。今度またその刺激から水疱ができて。何度も水疱できてて、今、癒着してるんですね。絶対そのせいだなって、ちょっと苦々しく、今、思ってるんだけど。やっぱその跡が残ってますよね。」

これらの経験から現在は夫に対し〈ケアを担う家族へ的確にケア方法を伝える努力〉を行っていた。

他者からの視線を常に意識

[脆弱な皮膚を見せたくない]では、〈普通の皮膚ではないので見せたくない〉という思いを抱え、その結果〈肌を出すことに一歩引く〉という行動に移行していた。H氏はその感情について次のように語った。

「傷跡もあるので見せられない。赤らんでるとかね。普通の皮膚じゃないので見せられない。素肌を出せないいんですよ。うん。見せたくない。」

[脆弱な皮膚を衣服で覆う]では、脆弱な皮膚を見せたくないために季節を問わず〈暑くても長袖を着る〉という行動により、他者からの視線を回避していた。そしてこれらの行動が〈他者とは異なる服装〉につながっていた。服装に関してH氏は以下のように語る。

「(夏でも)うん、長袖。半袖着たことないですね。暑いから半袖着ても別に問題はないんだけども。うん。でもやっぱり見せたくないですね。」

他者との相互関係で変化する自己

他者からの視線を常に意識でも述べたように、H氏は脆弱な皮膚が他者からの視線に晒されないように配慮をしていた。しかし、自身で配慮をしても脆弱な皮膚は隠しきれず、その結果、他者との相互関係に影響を受けていた。[距離感のある友人関係]では、H氏は小学校から高校まで〈いじめはないが距離感のある友人関係〉のなかで過ごし、〈親しい友人ができない〉環境だった。当時についてH氏は以下のように語った。

「(同級生たちは)『大変だなあいつ』みたいな感じの。いじめもなく、それは平和だったんだけども。距離感はありましたね。」

さらに〈関心をもってくれる人の不在〉や、脆弱な皮膚を抱えた〈現実感を共有できる人の不在〉により[恒常化した孤独感]を抱いていた。

「聞く人もいなければ関心もってくれる人もいないなかで、『わかるわけないだろ』ってもしかしたら思ってたのかもしれない。『違う。違うのよ、あなたたちとは』というのもあったかもしれない。」

［自己肯定感の形成］では、H氏は大学への進学後〈受け止めてくれる友人の存在〉と、就職後に出会った〈ありのままをみてくれた夫の存在〉によって自己肯定感を抱くことができた。当時についてH氏は以下のように語った。

「そん時（大学時代に出会った友人）に初めていろんなことを言い始めたんですよ、自分のことを。自分のこう鬱々してたことを話したんですよ。そしたらその人が『あなたは今のあなたのままでいいのよ』って。認めてくれた。それがすごく衝撃的で。」

また、H氏は継続的に医療機関を受診していたが、確定診断を受けたのは40代の時であった。当時、足に硬い皮膚病状が出現し、日に日に痛みが増して歩行も困難になった。そこで、H氏は食べられない時などに点滴治療を受けていた病院へ相談に行き、その医師から別の病院の皮膚科医師を紹介される。その皮膚科医師は、病状からEBを疑い、H氏が住む地域の大学病院に赴任したばかりのEB専門医をH氏に紹介し、早急に受診をするように勧めた。その結果、H氏は初めてEB専門医と出会い、EBの診断のみならず、硬い皮膚病状は、EBの合併症である皮膚がんであることが判明し、急遽、手術をすることとなった。

このような背景のもと［医療従事者の存在の再認識］が体験として語られた。EB専門医による確定診断を機に〈寄り添ってくれる専門医〉や、入院時に〈不安を受け止めてくれる看護師〉と出会い、医療従事者の存在意義を再認識したH氏は、ＥＢを抱えた現実に安心感を覚えた。確定診断後の医療者との関係についてH氏は以下のように振り返った。

「（紹介された皮膚科専門医は）『1年に1回でもいいから入院して、きちんと皮膚のケアもね、やりましょう』っていうようなことまで言ってくれたんですよね。」

「（確定診断後の入院中に）看護師さんが、すっごい私のことを聞いてくれて。要するにその、今でもそうなんだけど、いろんな不安を抱えているわけじゃないですか。」

3　語りから抽出される多様な問題

次に、カテゴリーごとに考察を進める。

行動の縮小化

H氏は日常生活行動を縮小化することで、水疱の出現を予防していた。ＥＢと同じく遺伝性疾患である血友病をもつ子どもは、物心がつく前から出血予防のための凝固因子補充療法が日常に存在し、それらの不自由さはいつものこととして受け止められていた（青野ほか 2019）。ＥＢのH氏も物心がつく前から水疱が生じる生活のなかで、日常生活行動を縮小化するのが当たり前になっていたと考えられる。

しかし、日常生活行動を縮小化するということは、病状悪化を防ぐために必然的に選択せざるを得ないものであり、その選択はＱＯＬが低下することを意味している。

また、Ｈ氏は語りのなかで何度も「皮膚が弱い」ではなく、〈自分は体が弱い〉と表現していた。ＥＢは皮膚疾患ではあるが、成長と共に口腔粘膜等の病状から経口摂取が困難になり、低栄養や貧血など病状は全身に及ぶ。これらの体験からＨ氏と家族は、皮膚が弱いという限局的な捉え方ではなく、全身的に弱いと意味づけし、学校など成長につれて変化する環境への調整も予防的に図っていた。いわば、生活体験の積み重ねから、日々の病状出現の予防だけでなく、先を見越した病状予防も同時に検討されていたといえる。

一方で、水疱の出現を予防するためには、Ｈ氏自身が行動を縮小化するだけでなく周囲のサポートも必要となる。看護学者の石河真紀は、先天性心疾患を抱える思春期の子どもの自己開示と自尊感情について、子どもらは病気を開示することにより過度な心配をされることや、友人らから疎外されることに不安を感じていることを明らかにした（石河 2008）。ＥＢの場合、病状が目に見えることから病気を開示するかどうかの選択の余地はなく、周囲の者は脆弱な皮膚を視覚で捉えている。さらに皮膚の外傷は、一般的には一過性のものであるという認識がある。しかしＥＢは一過性ではなく慢性的に水疱を繰り返すことから、周囲の人々は理解しがたく、〈周囲への注意喚起〉などサポートを求めた結果、〈周囲から腫れもの扱い〉のような対応になってしまい、脆弱な皮膚を守ることが優先される生活のなかで、他者とのつながりも縮小化されていた。

日々のケアに翻弄される

アトピー性皮膚炎の子どもをもつ母親に関する研究では、ケアに時間と手間を要し、夜間は子どもの痒みのために睡眠が妨げられるなど、ストレスを抱え疲弊していることが明らかにされている（都築ほか 2006）。ＥＢ者や家族も、日々ケアに追われるばかりでなく、痒みや痛みといった不快感が続くことで日常生活にさまざまな支障をきたしていた。また、新たな水疱が絶え間なく生じる状態は、生涯にわたる終わりのないケアを意味し、身体的な疲弊にとどまらず、心理的な葛藤も多大であることが推察される。第２部第４章で詳述するが、現在は創傷被覆材の保険適応が認められており、従来のガーゼや包帯によるケアと比較をすれば時間と手間の短縮が図られてはいる。だが、日々変化する病状にあわせて創傷被覆材を選択し、動作によってずれないように貼付するなど、今なおＥＢ者や家族の日常生活がケアに追われていることに変わりはない。

さらに、脆弱な皮膚へのケアは資格を有する者にしか行えない専門的な医療的ケアとはいえず、医療者との関係が薄まる可能性もある。その結果、**日々のケアに翻弄される**生活のなかには、病状に応じたケア方法の検討もＥＢ者や家族だけで担わざるを得ない状況が生じていたのではないかと考えられる。

経験で掴んだ感覚が基準

看護学者の深谷基裕は、気管支喘息を抱えた子どもらの体験について、子どもらはわずかな呼吸音の違いを指標に、親へ報告し受診をしていることを明らかにしている（深谷 2009）。Ｈ氏も口腔粘膜等の感覚を基準に受診等の判断をしていた。さらに深谷は、喘息の息苦しさの体験は心的外傷体験になるのではないかと指摘する。周囲は息苦しさの有無だけを問題視する傾向にあるため、患者が直面する苦痛体験を正確に評価することが必要であると示している。H氏の場合も、経口摂取の有無にのみ焦点があてられ点滴の処置が行われていた。しかし、水分すら飲み込むことができない体験は生命に関わる苦痛であり、喘息の息苦しさの体験同様に心的外傷体験に値すると考えられる。

加えて、ケア方法によっては、さらなる病状悪化をきたす恐れがあった。皮膚は身体全体を覆う感覚器であり、さらに、ＥＢの病状は水疱等が出現した時期や身体部位によって痛みや痒みの程度が異なり、常に一定ではないため、ケアにはより個別性が求められる。だが、家族などが個別性に応じたケアを慎重に行ったとしても、ＥＢの特性上、ケア時に水疱等が生じてしまうこともある。ケアによって生じたそのような病状悪化は、回復までの一定期間、常に目に見えることから、ケアを担う家族やＥＢ者本人にとって心理的な負担にもなり、その関係性にも影響を及ぼすことが推測される。それは家族だけではなく、ケアを担う医療従事者にも同様のことがいえる。ゆえにＨ氏は現在ケアを担っている夫へ、感覚を基準に的確にケア方法を伝える努力を行っていたと考えられる。

他者からの視線を常に意識

看護学者の清水知子らは、マルファン症候群患者の体験の聞き取りから、身体的な完璧さが美徳として求められる社会に対し、患者らは他者とは違うというコンプレックスを自分自身の胸にしまい込み無視することで折り合いをつけているのではないかと推測している（清水知ほか 2017）。H氏も、包帯等で覆われた身体に対する他者からの視線を常に意識していた。さらに、看護学者の出村佳美らは、パーキンソン病患者が他者からの視線を偏見や屈辱として自分自身に差し向け、苦悩している様子を明らかにしている（出村・岩田 2012）。

一方でH氏は、語りのなかで何度も脆弱な皮膚を「見られたくない」ではなく、「見せたくない」と話していた。夏でも長袖や黒のストッキングで脆弱な皮膚を覆うことにより、他者からの視線を遮るだけではなく、自分自身の目に入らないようにもしていた。しかし、入浴やケアの時間は、病状が自分自身の目に入る。ゆえに脆弱な皮膚が目の前に存在する現実と、社会が求める美意識の狭間で、他者に「見せたくない」という思いが深く根付いたのではないかと考えられる。医学博士の檜垣祐子は、皮膚疾患によって引き起こされる不快な症状や外見の変化は患者のQOLを低下させると指摘している（檜垣 2017）。EBの場合、痛みと痒みが同時に存在するという二重の不快な症状を抱えている。さらに他者に「見せたくない」という思いから、H氏は衣類で覆うという行動をとっており、その結果、季節や気候によっては不快感が増強し、さらなる身体的負担を負っているのではないかと考えられる。これらの課題は、EB者たちに共通し、生活に深く根差すものであるため、次章で改めて詳述する。

他者との相互関係で変化する自己

思春期の炎症性腸疾患患者は、周囲からの特別扱いを避けるため、困りごとの相談相手を限定していることを、看護学者の工藤悦子が明らかにしている（工藤 2011）。H氏も大学に入るまでは、周囲から特別扱いをされることで距離感のある友人関係が継続した。また、EBは希少難病であり、患者同士が病院の外来などで出会うということはないに等しく、EBを抱えた現実を他者と共有できる機会がなかったことも、孤立感を深めた要因であったと考えられる。H氏はこれらの経験から、相談相手を選び、理解を得られる人々とつながることで自己肯定感を築いていたのではないかと考えられる。

医療従事者との関わりでは、看護学者の井狩知幸らが多発性硬化症患者の心理的変化に関する研究において、患者らは診断により治療ができることに対しての微かな希望と、病いが一生ついてくることへの絶望が同時に生じる複雑な思いを抱えていることを明らかにした（井狩・小西 2019）。EBの場合、現在でも治療法はなく有効な対症療法もない。しかしH氏は、確定診断を機に医療従事者の存在意義を再認識し安心感を得ることができていた。また、H氏はEBを抱える生活に対し「いろんな不安を抱えている」と語っていた。治療法や有効な対症療法のないEB者と家族への支援では、まずはどのような不安を抱えているのかしっかりと話を聴くことが求められているといえる。そして、それらを聴くなかで日々のケアの様子も確認し、そこから得られた皮膚病状の軽微な変化を医師と共有し連携を図ることで、重篤な合併症を防ぐことになると考える。それはEB者の生命を守ることにもつながる。

4　ＥＢの身体に関わって起こること

Ｈ氏のインタビューデータから読み取れるＥＢ者の生活をまとめると次のようになる。

行動の縮小化が深く根付き、脆弱な皮膚を守ることが優先されるなかで、他者とのつながりも縮小化されるなど、生活全般においてＱＯＬの低下が認められた。さらに、行動の縮小化を図ってもなお、次々に水疱は出現することから、終わりのない日々のケアに翻弄される日常があった。そして、これらのケアは、資格を有した者にしか行えない専門的な医療的ケアとはいえず、医療者との関係が薄まる可能性があった。ゆえに、病状に応じたケア方法の検討もＥＢ者や家族だけで担わざるを得ない状況が生じているのではないかと考えられた。さらに、受診のタイミングなどはＥＢ者自身の経験で掴んだ感覚が基準となっていた。例えば、食道狭窄により、水分すら飲み込むことができない体験は、生命に関わる苦痛であり心的外傷体験に値するものでもあった。

また、病状のある皮膚については、他者からの視線を常に意識していた。Ｈ氏は、他者に「見せたくない」という思いから、病状のある身体を衣類で覆うという行動をとっており、結果、季節によっては不快感が増強し、さらなる身体的負担を負っていた。また、他者との関係では、他者との相互関係で変化する自己が見出された。ＥＢは希少難病であり、患者同士が病院で出会うということはないに等しく、ＥＢを抱えた現実を他者と共有できる機会がなかったことも、孤立感を深めた要因であった。ゆえに、

H氏はこれらの経験から、相談相手を選び、理解を得られる人々とつながることで自己肯定感を築いていた。

以上のように、H氏の語りからは、EBの多様な「病い」の問題が浮かび上がってくる。ここでは、社会学者である立岩真也の〝障害・病と身体の関係〟に関する以下の論考を参考に、EBの「病い」の問題を整理したい。

> 身体――それを、知能とか精神と呼ばれる広い範囲を含むものと考えよう――とその個別性・差異に関わって起こることはどんなことだろうか。列挙すると、(1)機能の差異があり、(2)姿形・生の様式の違いがあり、(3)苦痛があり、そして、(4)死の到来がある。加えれば、(5)加害性がある。それはもちろん、身体をめぐるできごとの全体ではない。例えば、苦痛とともに快楽がある。そして生まれることや産むことがある。ただ、障害と病に関係する契機はまずこの五つであると考えてよい。
>
> 日常的な言葉の用法としてもこの言葉の使い方は、各言語間でも、多様であり整合していないが、障害は、いま挙げた五つのうち、(1)機能・能力、その有無・差異、(2)姿形・生の様式、その差異に関わり、加えて(5)加害性が懸念されてきた。障害は英語ではdisabilityで、「できないこと」ということになり、(1)できる/できない(のうちのできない方)を指す。ただ、できないこと全体のその一部が「障害」として取り出される。その行いをどのように見るのかが重要であり、その行いを評定し、別の方向が妥当で可能であれば、そうした方がよい。(立岩 2018a: 21-22)

立岩の指摘に照らすと、ＥＢの「病い」の問題は、「(1) 機能の差異」では、皮膚や粘膜が脆弱である、もしくは、病状が悪化した場合、手指等の癒着により、日常生活動作全般にわたり制限が生じることである。それは、Ｈ氏の語りから明らかになった、「動くことが怖い」、「脆弱な皮膚を守ることが最優先」などの行動の縮小化である。「(2) 姿形・生の様式の違い」は、皮膚に水疱や瘢痕、手指等の癒着により、その身体は他者とは異なる。さらに、他者と異なる身体は、病状によっては、1カ所にとどまることはなく、さまざまな身体部位にわたる。Ｈ氏は姿形に関し、「脆弱な皮膚を見せたくない」、「脆弱な皮膚を衣類で覆う」とした他者からの視線を常に意識していた。また、「(3) 苦痛」については、皮膚疾患ゆえに強い痛みや激しい痒みを伴い、二重の苦痛が存在していた。その結果、Ｈ氏は「生きるためには毎日のケアが大事」、「ケアに追われて疲弊」といった日々のケアに翻弄される状態であった。「(4) 死の到来」では、日々、生じる皮膚病状が直接「死の到来」を招くわけではないが、食道狭窄による食事や水分摂取の困難、さらに、皮膚がん等の合併症などに、常に注意を払う必要があった。Ｈ氏は、「感覚で掴む病状」、「粘膜の感覚で判断する食材の選択」といった経験で掴んだ感覚が基準をもとに、主治医へ相談をするなどの行動を選択していた。

そこで次章では、「(2) 姿形・生の様式の違い」に着目したい。目視が可能な臓器である皮膚が、他者とは異なるとはどういうことなのか。その皮膚は水疱やびらんなどにより浸出液や血液が滲むこともあり、さらにはそうした姿形のみならず、そこに痛みや痒みといった「(3) 苦痛」が存在する。このような身体を、社会はどのように位置づけ、そして、ＥＢ者たちは自身の身体をどのように意味づけてきたのか。Ｈ氏は［脆弱な皮膚を見せたくない］がゆえに［脆弱な皮膚を衣類で覆う］という行動を選択していた。その行為はＥＢ者たちの心身にどのような影響を及ぼしていたのかを次章で詳細に明らかにする。

註

★01　これらのクラインマンの概念に対し、医療社会学者の野島那津子は、「単純に言えば、それぞれ病者、医療専門職、社会の視点から見た問題を指している」（野島 2021: 9）と述べている。

★02　インタビューデータの分析は、Ｈ氏の幼少期から60代に至るまでの、①病状とケア方法、また、脆弱な皮膚を抱えたうえで生じる②生活に関する特徴的なエピソード、③他者との相互関係による特徴的なエピソード、そして、④ＥＢに対する思いとその変化、が表出されている部分に焦点をあて、Ｈ氏の文脈が損なわれないように抽出した。抽出したデータを読み取り、可能な限りＨ氏が表現した言葉を使用しながらコード化した。内容が類似したコードを整理し、共通した意味を示すサブカテゴリーを生成し、さらに、サブカテゴリーの類似性や関係性を考慮しながら整理を重ね、共通した意味を示すカテゴリーを生成した。結果、Ｈ氏の語りから、５カテゴリー、14サブカテゴリー、36コードが抽出された。

第2章

排除され包摂もされる身体

1 「痛い・痒い」が伴う「他者とは異なる身体」

ＥＢは皮膚の希少難病であり、その病状は目視が可能である。ゆえに、第1章のＨ氏の語りからは、社会的相互作用で生じるさまざまな課題が明らかになった。その語りを分類したカテゴリー**他者からの視線を常に意識と他者との相互関係で変化する自己**では、他者から否定的な言動を受けてスティグマ★01が付与され、心身に影響を及ぼしていた。

薬学者のジーン・アン・グラハム（J. A. Graham）と医学者のアルバート・M・クリグマン（A. M. Kligman）は、「化粧品業界は、人間の一生において外見が重要であることを充分に認識しており、この知識を米国だけで年商１２０億ドルを超える市場を作るのに利用し」たとし、それに対し皮膚科学は、教科書において皮膚機能に関する記述はされているものの「皮膚の社会的役割、即ち人間の相互関係において皮膚が重要であることについて何も述べられてい」ないと指摘している（Graham and Kligman 1985=1988: 3）。彼らのこの指摘は、皮膚は外見のみならず、日常生活や社会生活を送るうえで非常に重要であるが、皮膚科学は皮膚機能のみに焦点をあて「皮膚の社会的役割」を看過してきたことを端的に示している。

また、疾患や障害によって身体の外観が変化するということに関してクラインマンは、「病いの問題とは症状や能力低下がわれわれの生活のなかに作り出す根本的な困難のこと」としており、そのなかには、「変形した身体イメージ、危ういまでに低下している自尊心を嘆き悲しむ。あるいは、外観がそこなわれたという理由で恥ずかしいという気持ちをいだくかもしれない。こうしたものすべてが病いの問題なのである。」と述べている（Kleinman 1988=1996: 4-5）。医療人類学者の牛山美穂も、クラインマンを参考にしつつ「患うという経験は、単に、「疾患」の問題ではなく、社会や文化や他者との関係も含みこんだ「病い」の問題として捉えられるべきである」と指摘している（牛山 2015: 189）。

つまり、ＥＢという「病い」の問題には、身体的な症状のみならず、皮膚という外観が変化することによって「他者とは異なる身体」★02が生じ、それゆえに「社会や文化や他者との関係」が容易に不安定な状態へと導かれてしまう側面もあるといえる。さらに、前章でも述べてきたように、ＥＢ者の場合、「他者とは異なる身体」という不安定な状態には、「痛い・痒い」が連動する。だが、「社会や文化や他者との関係」によって付与されるスティグマは、医療や福祉など制度でカバーしきれないものであり、これまでEB者たちだけで対処すべき問題と捉えられていた可能性が高い。

そこで、本章では、「痛い・痒い」が伴う「他者とは異なる身体」に焦点をあて、このような身体を抱えたEB者たちを、社会はどのように位置づけてきたのかを明らかにする。そして、EB者たち自身は、社会に位置づけられた身体をどのように意味づけし、いかなる行為選択を行ってきたのか、または、行うことを迫られてきたのか、その実態を明らかにする。

また、「痛い・痒い」が伴う「他者とは異なる身体」を本章で取り上げるのは、研究対象者全員が、特に共通して語った体験であったからである。本書では、身体的課題、家族的課題、経済的課題、制度的課題の4象限に分類したインタビューガイド（323・324ページ参照）を用いて、半構造化形式でインタビュー調査を実施した。半構造化形式のため、各項目を順序立ててインタビューを実施したわけではないが、各項目を横断する形で「他者とは異なる身体」は、語られることが多かったのである。このことは、EBによる「痛い・痒い」が伴う「他者とは異なる身体」を抱えているということが、社会生活においていかに不安定な状態であるかを指し示しているのではないかと考えられた。

そこで、本章では、社会や文化という背景のもとでのEB者のリアルに接近したい。そこには、EBのみならず、希少難病ゆえの課題も含まれていることが予測され、これらを明らかにすることで、他の希少難病者の課題にも接近することが可能になるだろう。

なお、本章ではEB者だけではなく家族★03も研究対象者とし、EB者8名、EB者と共に生活をしている6家族8名の全員を対象としている（321ページ参照）。「他者とは異なる身体」にまつわる他者との相互関係など社会生活における体験、そして、社会に位置づけられた身体をどのように意味づけし、いかなる行為選択を行ってきたのか、または、行うことを迫られてきたのか、これらのプロセスに関する語りに着目する。なお、特に「痛い・痒い」が伴う「他者とは異なる身体」について幼少期から現在に至るまで詳細に語られたC氏のインタビューデータを軸としてみていく。

2　それぞれに関する先行研究

ＥＢ者たちの語りを分析する前に、まずは、「痛い・痒い」の不快感と、他者とは「見た目が異なる」身体に関して、これまでどのような研究が行われてきたのか概観したい。

（1）痛い・痒い

特定非営利活動法人日本緩和医療学会は、痛みについて「組織損傷や傷害の際に表現される不快な感覚および情動体験と定義されており、心理社会的な要素やスピリチュアルな要素など様々な因子に修飾を受ける。他の因子の修飾により痛みの閾値が下がることでさらに痛みを強く感じることや、悪心・嘔吐、発汗などの随伴症状を認める場合もある。適切に痛みの原因やその特徴を診断し、速やかに痛みへのアプローチを開始することが肝要である。」と記している（特定非営利活動法人日本緩和医療学会ガイドライン統括委員会 2020: 22）。また、痛みを抱えた患者に関する先行研究では、慢性疼痛を主な症状とする複合性局所疼痛症候群（Complex Regional Pain Syndrome: 以下、ＣＲＰＳ）患者を取り巻く現状と課題を博士論文で明らかにした大野真由子が詳しい調査を行っている。大野は熊澤の先行研究を引用しつつ痛みについて次のように述べている。

「急性の痛み」と「慢性の痛み」について、熊澤は、前者を「症状としての痛み」、後者を「新たに生じた病気としての痛み」（熊澤 2006）と表現している。このことは、仮に急性痛が長く続いたとしてもそれは慢性痛ではなく、両者が全く性質の異なるものであることをしめすものである。期間で比較してみると、急性の痛みは損傷した組織の治癒によって消失する一過性のものであるのに対し、慢性の痛みは継続期間が長く、数週間から数ケ月以上、さらには一生涯にわたることもある。そして、両者の最も大きな違いは、心理・社会的側面への影響の程度である。人は最大の苦痛であり得るような激しい「痛み」をなぜ耐えることができるのだろうか。それは、その苦痛がやがて終息するであろうことを予見しているからである。同程度の痛みであっても、ある一定期間我慢すれば治まるという見通しがついている場合とそうでない場合とでは、心理的ストレスに大きな差異がある。また、社会的役割の喪失や経済的負担など、慢性疼痛が患者の生活に及ぼす影響ははかり知れない。（大野 2011: 3-4）

これに従えば、「急性の痛み」とは、骨折や盲腸などの疾患が想像できる。一方で「慢性の痛み」であれば、患者数の多さや社会的認知度から、がん性疼痛が考えられる。これまで慢性疼痛に関する研究は、がん患者へのペインコントロールなど医学・看護学研究が積み重ねられてきた（特定非営利活動法人日本緩和医療学会ガイドライン統括委員会編 2020; 髙橋紀ほか 2023）。また、近年においては、全身に痛みが生じるが、原因や病態そのものが解明されていない線維筋痛症（Fibromyalgia: 以下、ＦＭ）などが注目されるようになった（松本美 2015; 橋本裕 2016）。

では、ＥＢ者たちが抱える痛みは「急性の痛み」と「慢性の痛み」のどちらに分類できるのだろうか。皮膚には、必要な治療やケアを受ければ損傷しても再生するという性質がある。再生することで痛みも治まる。例えば、ＥＢと同様に水疱やびらんを生じさせる身近な病状として熱傷があげられる。熱傷は、適切な治療によって健全な皮膚が再生することから、一時的な皮膚損傷であり、痛みも治癒の過程で消失する（吉野雄ほか 2017）。しかし、ＥＢは皮膚そのものが脆弱であり水疱やびらんを生涯繰り返すという点で熱傷とは大きく異なり、「急性の痛み」が生涯にわたって継続する。そうした意味では「急性の痛み」であったとしても、ＥＢ者たちもまた、「慢性の痛み」を抱える患者たちと同様であり、大野が指摘したように、「社会的役割の喪失や経済的負担など、慢性疼痛が患者の生活に及ぼす影響ははかり知れない」状態にあるといえる。しかし、皮膚は再生する臓器であるがゆえに、ＥＢ者たちの皮膚病状は一見すると「急性の痛み」として捉えられ、「慢性の痛み」としては過小評価される傾向にある。それは、第３部第６章でも取り上げる、Ｍ氏の父親の語りからもわかる。

「（身体障害者手帳の相談をした行政職員は）『皮膚が剥けるだけ』っていう、何て言うんだろうな、そういう認識しかないんで。もう痛みであったり、そのあとの拘縮したり全身状態が悪くなるとかっていうのの認識がないんですよね。『どうせ治るじゃん』っていう。」（M氏の父親）

このように、皮膚損傷に対する痛みは、いずれ回復するものとして捉えられるため、その実態は過小評価されるのである。

次に、痒みに関するこれまでの研究を確認したい。医学者の倉石泰は、痒みについて次のように述べている。

良くないとは分かっているが我慢できずに掻いてしまう、あの衝動的な感覚を私達は「痒み」と呼ぶ。医学用語の「そう痒（症）」に対応する英語は pruritus であるが、一般に使用される「痒い」「痒み」の英語 itch には別の意味もある。COUBILD 英語辞典には，「If you are itching to do something, you are very eager or impatient to do it.」と説明されている。「したくてたまらず，我慢できずにイライラする」のが、正に「痒み itch」である。皮膚の表層に局在した寄生虫や刺激物は掻き出せる可能性があるので、それらを除去するために脳が痒み（掻きたいとの衝動）の指令を出すと考えられる。皮膚の深部を含む生体内部の異常で生じる「痛み pain」が、患部を保護するために耐えてじっとする反応を引き起こすのとは対照的である。（倉石泰 2015: 523）

痛みと同様に痒みという感覚障害は、「我慢できずにイライラする」など日々の生活に大きく影響を及ぼす。しかし、牛山は、痛みと異なり、痒みは社会からの理解が得られにくいことについて、以下のように分析している。

> 痒さというのは深刻な問題なのだが、世間の「たかが痒みでしょ?」という考えの前に、それが理解されないもどかしさを抱える。さらに、「痛み」であれば、正々堂々とそれを訴え、同情や共感を誘うことができるのに、「痒み」となるとなぜか「恥ずかしい」もので、一人でひっそりと隠れて対処するもの、という考え方が抜けない。この「痒い」という感覚の理解のされにくさと、恥ずかしさの感覚は、いったいどこからくるのだろうか。(中略)その理由には、痒いところを掻くと強烈な快感がもたらされるということと、その掻把行動が、症状をさらに悪化させるために望ましくない行動とされている、ということが関係していると考えられる。まず、痒みが痛みと大きく異なる点は、痒いところを掻くと快感が得られるという点にある。痛みは通常は快感と結びつかないがゆえに、痛みに耐える人はストイックなイメージがあり、周囲からの同情も得られやすい。一方、痒みは掻くと快感を伴うために、身体を掻く人は快感に流されてしまう意志の弱い人、と捉えられてしまう可能性がある。
> (牛山 2019: 122-124)

また、掻くという行為は負の社会的イメージがあると家族社会学者の大日義晴は指摘する。

かゆみやかくことの特長として、複合的なスティグマ、すなわち他者からの否定的な評価や負の社会的価値と結びつけられて認知される点が挙げられる。たとえば、かゆみやかくことには、どこか「汚い」イメージが付随する。極端な表現をすれば、人が自分の身体を終始かきむしる様子は、ダニやノミが発生した不衛生な環境での生活や、掃除や入浴をしない不摂生な生活習慣を潜在的に連想させるのかもしれない。（中略）このような負の社会的イメージを伴うことは理解しつつも、当の本人にとっては、かゆいのだからかくしかない。気づけば無意識にかいている。一心不乱にひたすらかきつづけている。（大日 2019: 115-116）

このような痒みに対し、これまで医学はどのように対応をしてきたのだろうか。皮膚科医師の本田哲也は、医学誌のなかで痒み研究に関する特集の冒頭において、以下のように述べている。

〝痒み〟は皮膚だけに生じる、独特の感覚である。頭痛、腹痛、胸痛など、〝痛み〟の感覚は諸臓器に存在するが、脳が痒い、腸が痒い、心臓が痒い、とは言わない。そして痒みは、皮膚疾患患者にとって最もＱＯＬに影響を与える症状のひとつである。痒みのためイライラして物事に集中できない、あるいは痒みのため睡眠が障害され寝不足となり、学業や仕事に支障のでる場合も多い。先日受診された患者の話であるが、痒みで寝られない日々が続いていたが忙しくて病院に行くことができず、ついに仕事中に居眠り運転をしてしまい、交通事故を起こしてしまったそうである。ちなみにこの患者の職業はトラック運転手とのことであり、幸い大事には至らなかったそうだが、いろいろな意味できわめて危険な話であった。このように、皮膚疾患患者にとって痒みのコントロールは死活問題であるが、皮膚科医にとって長年それは最も難しいことであった。なぜならば、痒みを誘導する物質や痒みを伝える神経生理的メカニズムがほとんど不明であり、痒みをターゲットとした薬剤がなかったからである。痒み伝達物質として認識され、そのコントロールが臨床的にも応用されているものはヒスタミン以外、ほぼ存在しない状態であった。したがって実臨床の現場では、すこし大げさにいうと、抗ヒスタミン薬が効かない痒みのコントロールはほとんどお手上げ、という状態であった。（本田哲 2022: 1109）

右の記述では、トラック運転手が、痒みのために睡眠不足が続き、居眠り運転をし、交通事故を起こしてしまった事例が紹介されている。それは、「いろいろな意味できわめて危険」なことに連なり、痒みはＱＯＬに甚大な影響を及ぼすものであると示している。しかし、医学では、「痒みを誘導する物質や痒みを伝える神経生理的メカニズムがほとんど不明」な状況であり、使用できる薬剤も非常に限られている。現在も、痒みに対する研究は行われており、上掲書にも以降の部分で、最新の治療研究が紹介されている。だが、ＥＢ者たちの痒みは、本田哲也が指摘しているように、「最もＱＯＬに影響を与える症状」の一つとして、今なお存在し続けている。

このように、現代医学では十分に対応しがたい痒みは、「我慢できずに掻いてしまう」感覚障害であり、さらに、掻いてしまうという行動により「快感に流されてしまう意志の弱い人」という立場に位置づけられる。これまでにも述べてきたように、EB者たちは水疱やびらんによる強い痛みと、皮膚の回復過程で生じる激しい痒みを全身に纏っている。また、掻くという行為のみならず、EB者の皮膚は血液や浸出液が滲み出ることで湿潤しており、回復過程では乾燥した皮膚が剥がれ落ちるなど、大日が指摘していた「「汚い」イメージが付随する」ことにつながりやすい。

(2) 見た目が異なる

次に他者とは異なる身体的特徴、特に「見た目」でそれらの特徴が、他者から判断される者たちを対象としたこれまでの研究を概観する。

発達臨床心理学者の松本学は、「身体外表上の認知可能な相違」を「可視的変形」とし、先天性の可視的疾患である口唇口蓋裂を抱える者たちへのライフストーリーインタビューから、各発達期における自己の意味づけを明らかにしている。そこでは、児童期中期から後期では、可視的変形に対する言及やいじめなど他者からの影響を受け、児童期中期から後期では、他者からの反応に対し「消極的対処」「回避・不登校」「忘却」または、「補償努力」「穏便化」という対処方法を取る。思春期では、疾患を有すること自体が自己評価につながり、青年期後期からは他者との悩みの共有や親との関係の再構築などの対処が現れていた（松本学 2009）。

一方で、顔の右半分に単純性血管腫による赤いアザがある、ノンフィクション作家でユニークフェイス当事者運動創始者★04でもある石井政之は、顔にアザや外傷のある人々を「障害者でもなく健常者でもない存在」として「異形の人」と記している。異形の人が直面する問題として、口唇口蓋裂を抱える者たちと同様に、見知らぬ者からの非好意的な反応や、ボディイメージによる自己のアイデンティティの揺らぎなど、日常生活と精神生活に大きな影響があると指摘している。また、他者の心中には、異形の者を見ることで自身の内側にある差別する心が突き付けられるとし、異形の者に対する恐怖症があると述べている（石井 1999）。口唇口蓋裂やアザを抱える者たちのこれらの先行研究の共通点は、他者からのスティグマ付与によって生じる当事者の問題経験の実態であった。

それに対し社会学者の西倉実季は、異形の人々の問題経験とそれに対する対処戦略について、時間的推移を踏まえながら分析を行っている。そこでは、異形の人々に対する他者からの否定的反応を「先発的問題経験」とし、「先発的問題経験」への対処戦略の過程で発生する問題経験を「後発的問題経験」に分類している。異形の人々はアザを覆うために、カバーメイクという特殊な化粧を実施していた。それにより他者からの否定的なまなざしなど「先発的問題経験」を回避することはできていたが、「後発的問題経験」として、親しい者たちに対し本当の自分を見せていないのではないかという心理的葛藤を抱いていた。異形の人々への援助には、「先発的問題経験」と「先発的問題経験」両方の問題経験への配慮が求められると示唆している（西倉 2009）。

次節以降で詳述するが、ＥＢ者たちもまた、病状のある皮膚や包帯等で包まれた身体を衣類で覆うなどし、西倉が示したように「先発的問題経験」を回避するための行為を選択していた。一方で、EB者たちの「後発的問題経験」は、アザを抱えた者たちとは別様の状況が生じていた。

3 社会からの相反する意味づけ

(1) 他者とは異なる身体

これまでも繰り返し述べてきたように、EBは遺伝性疾患であり、個人差はあるが病状は出生時より出現している。そのため、EB者たちは、物心がつく以前より、「痛い・痒い」が伴う「他者とは異なる身体」を抱えていることになる。しかし、当然のことながら、社会に出るまでは、その身体は「他者とは異なる身体」ではなく、「自身の身体そのもの」である。

次の語りは、「自身の身体そのもの」から「他者とは異なる身体」へと意識が変容していく体験である。C氏は、「『イェーイ』って元気に遊びまわるタイプ」だったが、小学校という集団生活において、他者からの否定的な言葉を受けていく。

「その小学生の時は私もあんまり気にしてなくって、自分が病気だっていう自覚もあんまりなかったかもしれないんですけど、だから傷とか包帯とか丸出しで、暑かったらもうタンクトップに短パンみたいな。『いや、保護しろよ』って思うんですけど。お母さんはちゃんと着せてくれてたんですけど、保護するために。でも『暑い』って言って自分で脱いで走りまわってっていう感じで。でまあ『ミイラ』とかね、包帯で言われたり。でまあ『汚い』とか、その、血滲んでたら言われてて。」（C氏）

E氏も小学生の頃を振り返り、こう語った。

「いやまあやっぱ包帯巻いてるんで、もう『生きてるミイラ』とか悪口言われたりとか。もうそれこそあの、『学校来るな』みたいな、『病院行け』みたいな言われたりとか。（中略）あとまあ小学校低学年ぐらいの時はやっぱりあの、何て言うんですか、こう、短パン……、半ズボンか、短パンとかで膝から下、包帯とかっていうので行ってたこともあるんで。ちっちゃい時ってあの、自分の意思ってそんななくて、こう親が、親のやったまんまで行ったりするじゃないですか。だからなんかそういうので行ってたりしてたんですね。だからやっぱ同級生とかそういうので覚えてるんでしょうね。」（E氏）

C氏やE氏にとって脆弱な皮膚へのケアやそれに伴う包帯に覆われた身体は、幼少期より日常化していた。ゆえに当時のC氏は「病気だっていう自覚もあんまりな」く、暑さのために、母親が選択した衣類を「脱いで走り回」り、タンクトップに短パンという姿で遊ぶことに集中できる服装を優先していた。また、E氏も小学校低学年の時は、親が選んだ半ズボンを着用し小学校へ通っていた。これらの語りから、C氏とE氏の母親たちの衣類の選択基準は、子どもの皮膚を保護することや、季節に応じ活動しやすいものが優先されていたと考えられる。それは、病状悪化を最小限にするためであり、なおかつ、夏などは暑さで包帯下のびらんした皮膚が蒸れてしまい、「痛い・痒い」を今以上に増強させないためでもあったかと思われる。だが、周囲の子どもたちは、C氏やE氏のタンクトップや半ズボンから露見する包帯で覆われた身体を指し、「ミイラ」と揶揄していた。さらに、血液が滲み出す様子を「汚い」と表現していた。

それに対し、C氏は当時の様子を振り返りながら、「傷とか包帯とか丸出し」と表現をしていた。例えば、多くの者は、骨折や火傷などにより損傷した皮膚が、治療やケアなしにそのまま露出している状態を「丸出し」と表現することはあっても、包帯で覆われている、つまり、ケアが施されている状態の身体を「丸出し」と表現することは少ないだろう。しかし、同級生などから向けられた否定的な言葉は、ケアが施されている身体の状況でさえも「丸出し」と位置づけられるほど、「他者とは異なる身体」を強く内面化させるものであったといえる。E氏も、当時の服装、すなわち、包帯で覆われている身体が露出している服装に対し、「自分の意思ってそんななくて」と表現しており、自分の意思があれば包帯で覆われている身体を衣類で隠すことができたということを示している。

さらに、前述のような、否定的な言葉だけでなく、他者からのまなざしも「他者とは異なる身体」を意識させる要因として十分な力をもっていた。N氏の母親は、N氏の小学生のころを振り返り、次のように語った。

「周囲のことを気にする、なんかそういうので、『僕はみんなと違う』とか言い出して、『なんで僕だけ』とかって。『嫌や』ってなんか言ったら、『みんなが僕のことジロジロ見るし、そやから学校行きたくない』って不登校になって。4年生ぐらいから。」（N氏の母親）

これらの語りから、EB者たちは、学校という社会のなかで、他者からの言葉やまなざしを受け、「僕はみんなと違う」といったN氏の言葉に表れているように、「自身の身体そのもの」から「他者とは異なる身体」へと意識が変容していったことがわかる。

このように、EB者たちの身体は、他者から「ミイラ」や「汚い」という言葉で表現された。また、「ジロジロ見」られるといった、他者に干渉をしない、いわば「儀礼的無関心」（Goffman 1963b=1980: 94）は、EB者たちには与えられなかった。その結果、EB者たちは、「他者とは異なる身体」という意識を強く内面化させていく。I氏の母親も、未就学児であるI氏が、今後、幼稚園などの集団生活において、どのように「自身の身体そのもの」から「他者とは異なる身体」へと意識が変容していくのかを懸念している。

「幼稚園行ったところで、幼稚園でそのほかの子がどうするのかなあとか、ほかの子たちの対応も気になるし、この子自体もどうするんやろうとか。どうなるんだろうっていうことは多々ありすぎてって感じではありますね。」（I氏の母親）

これまでも繰り返し述べてきたように、ＥＢ者たちの皮膚は脆弱であり、日常生活において病状が悪化しないよう、生活行為ひとつひとつにさまざまな工夫が求められる。幼稚園などの集団生活においては、制服を着用することで新たな水疱はできないか★[05]、また、靴を履くことはできるのか★[06]、昼食はほかの園児と共に給食を食べることはできるのか★[07]、プールなど屋外の遊びはどのように対応すべきか★[08]など、検討しなくてはならないことは、Ｉ氏の母親が語ったように「多々ありすぎ」る。そして、Ｉ氏の母親は、これらの検討すべき課題に加え、Ｉ氏が他の園児とどのような相互関係を構築していくのか、そして、Ｉ氏自身のなかで、どのように「自身の身体そのもの」から「他者とは異なる身体」へと意識が移り変わっていくのかを懸念していた。つまり、Ｉ氏の母親は、身体的課題と同じように他者との相互関係に関する課題を懸念していたのである。さらに、他者との相互関係に関する課題は、Ｉ氏と共に過ごすであろう園児とＩ氏自身の関係であり、家族が配慮できることは身体的課題よりも限られてしまう。そのため、Ｉ氏の母親は、「どうするんやろう」や「どうなるんだろう」と見通しがつかない状況を抱えていた。

（２）避けられる身体

学校という他者との関係が近くなる環境では、否定的な言葉やまなざしにとどまらず、ＥＢ者たちに対する直接的な行為が表れる。

「例えばこう（教室の）掃除の時とかに机を運んだりとかして、『うわ、俺の机触られた』とか。あとごみ箱をこう戻したりとかした時に、『あいつ今ごみ箱触ったから、今あのごみ箱に触ったらうつる』とか、『皮膚がんになる』とか、なんかそういうのは嫌だったなあって。もちろん病気のせいで学校にこう体調悪くって行けなかったのもあるんですけど、今こう思い返してみると、心もちょっと弱ってたなあっていうふうに思ったり。」（C氏）

また、G氏は、学生時代における体育の授業での場面を語った。それは、G氏に直接触れることを拒まれる体験であった。

「『ばい菌が寄ってくる』みたいな顔された子もいるし。もう『隣になるのが嫌』って拒絶された人もいるし。まずその、体育で手つなぐのはまずしてくれなかったりとか。『うつるから』とか、なんかそういう感じの目で見られたりとか、言われたりとか。」（G氏）

さらに、N氏の母親は、N氏が通う高校で以下の場面に遭遇する。N氏はEBによる体力の低下から、通学や教科書などが入った重いカバンを持つことに困難をきたしていた。そこで、N氏の母親は、日々、教室にある荷物を取りに行き、学校への送迎も行っていた。

「（N氏が学校で）けっこうその意地悪されるのも多かったから。教室、私も目の前で見てしまったんやけどね、うちの子の席に違うクラスが替わってきたら、そこに座るでしょう。ほんなら消毒、シュッシュッシュってなんかやって、あの子の席に。『ええっ？』って思って。そういうのなんかあの子にもそのほかにいたし。そういうのがけっこう日常茶飯事であったみたいで。」（N氏の母親）

これらの語りから、EB者の皮膚に対し、同級生たちは感染するのではないかという意識のもと、C氏が触れた机やごみ箱を「うつる」や「皮膚がん」になると発言し、避ける言動を取っていた。また、G氏の場合、体育の授業で同級生たちは「手つなぐのはまずしてくれなかったり」した。そして、N氏においては、N氏のいすに同級生は「消毒、シュッシュッシュってなんかやって」いた。こうした言動は、相互行為が近くなる学校という環境で顕著にみられたが、EB者を避けるような行動は、公共機関、例えば、電車の中や買い物先のスーパーマーケットなどでも生じていた。

EBは感染する疾患ではない。だが、同級生たちのこれらの行動は、ガーゼや包帯から滲み出た血液や浸出液、皮膚の再生過程で生じるかさぶたや、色素沈着や瘢痕等の皮膚状態から、感染する疾患を想起させ、結果、EB者を避けようとするものであった。こうしたことが起こるのは、過去から現在に至るまでの、主に皮膚に病状が生じる感染症が想起されるからと考えられる。その代表的な疾患の一つとして、ハンセン病があげられる。ハンセン病はらい菌の感染によって、皮膚や末梢神経が侵される全身性の感染症である。ハンセン病は医療の進歩に伴い治療法が確立された。だが、ハンセン病患者たちは長年、国の施策により社会から隔離をされるなど不当な差別を受けてきた歴史がある（蘭 2004）。また、近年に視点を移すと、現在も細菌等による皮膚の疾患は多様に存在する。例えば、白癬菌、つまり、足底部や爪のなかに症状が現れやすい水虫などがあげられる（望月ほか 2019）。これらは人との接触により誰でも感染する可能性があり、主に皮膚に病状が出現する感染症である。感染者との接触を控えることで自身への影響を抑えられることも多く、それらの事実は広く社会に周知されている。結果、血液等が滲み出るなど皮膚に病状がある者に対して他者は、容易に感染を想起し接触を回避する行動に至っていた。

このような事態を想定し、当然、EB者やEB者家族は、同級生や学校側へEBは感染する疾患ではないことを伝えてはいた。だが、EB者たちが避けられるといった事態をすべて防ぐことはできなかった。以下のJ氏の母親の語りからは、その実態が詳細にうかがえる。

J氏の母親は、J氏の保育園の入園時に、EBは感染しない疾患であることを保育園の関係者へ伝えたが、別様の扱いを受けることになった。入園当時のJ氏は全身に病状があり、J氏の母親は日々病状を見ながら創傷被覆材でケアを行ってはいたが、体動などで血液や浸出液が滲み出ることがあった。

「（EBは）うつらんって言っとるけど、うつらんけど、でもその、衛生的ではないって（保育園側からは）言われましたね。そう。で、『かさぶたなんか落ちとったら、（ほかの園児である）小っちゃい子なんかうっかり口に入れたらどうしてくれる？』って。（中略）、その『Jくんに何かあったらどうす

るんですか?』って親切ごしに言ってるけど、『こんな手かかるの、うちみれんわ』っていうのが本音ですよね。」(J氏の母親)

J氏の母親は、「消してしまいたい記憶すぎて、ちょっと曖昧なんですけど」と前置きをしてから、保育園入園に関するエピソードを語った。

このように、EBは感染しないと伝えていても、他者たちの差別行為がまったくなくなるわけではなかったことは、J氏の母親の語りからも明らかである。社会学者の佐藤裕は、差別問題について次のように指摘している。

差別問題は一般に、差別される側と差別する側で認識に大きなズレがあるといっていいでしょう。差別される側が明らかに差別であると感じている行為や状況を、差別する側はそのことに気がつかなかったり、指摘されても理解できなかったり、あるいは差別ではないと認識していたり、そういったことはしばしば起こります。このような認識のズレがさまざまな混乱を引き起こすことはいうまでもないと思いますが、それではなぜ認識のズレが起こるのでしょうか。ひとつの考え方は、差別される側の状況についての認識不足や誤解がズレの原因だというものでしょう。たとえば、ほとんど感染の危険のない病気を近くにいるだけで感染してしまうと誤解して身の回りから遠ざけようとするといった場合が、それに当てはまるかもしれません。しかし、本当に単なる誤解にすぎなければ、それは容易に修正されるはずです。でも実際には、認識のズレは容易に解消されません。これは差別問題の解決を難しくしている最大の要因といってもいいでしょう。ある状況が差別であるという認識が何の苦労もなくすべての人に共有できれば、あらゆる差別問題は簡単に解消もしくは大幅に改善されているはずです。(佐藤裕 2005: 14)

佐藤裕が指摘するように、ＥＢ者たちと他者、ここでは、同級生であったり、保育園の関係者であったが、最初は、双方の間にＥＢの感染性に関する「認識のズレ」が生じていた。しかし、感染するものではなく「単なる誤解」であると伝えても、「容易に解消され」ることはなかった。そこには、疾患や障害を抱えた者たちに対するまなざしがあると考えられる。教育心理学者の栗田季佳は、次のように指摘している。

形態的・行動的異常を示す障害の状態は、健康に反した状態として病気や死を想起させる。食べ物とは異なり、対人的な感染のシグナルを正確に判断することは難しい。しかし、感染源を持つ人に対して「感染しない」と間違って近づく(感染する危険性がある)よりも、感染源のない人に対して「感染するかもしれない」と間違ってさける方が(確実に感染しない)、生命の維持にとってはより重要である。そのため、私たちは感染リスクを過剰に見積もり、「備えあれば憂いなし」の回避行動をとる。(栗田 2015: 113)

Ｊ氏の保育園関係者たちは、Ｊ氏の母親の説明により、ＥＢが感染するものではないと、知識としては理解していたかと思われる。だが、感染はしないが「衛生的ではない」とし、栗田が指摘したように、「感染リスクを過剰に見積もり」、「備えあれば憂いなし」の回避行動」を選択していた。さらに、Ｊ氏の皮膚から「かさぶたなんか落ちとったら」ほかの園児たちにも影響が及ぶと言及していた。このような保育園関係者の対応は、ＥＢ者の「他者とは異なる身体」が第1章で引用した立岩の論考、「（５）加害性」をもつかのように受け止められているということを示していた。

そして、これらの背景には、皮膚という臓器そのものへの根深い清潔意識が影響している。現代社会では「見た目」が重要視され、「見た目」を整えておかなくては、学校や職場などの集団活動、さらには恋愛関係など対人関係にも影響を及ぼすのではないかという感情が人々の根底に存在し（石井・石田2005）、そうした不安を解消するためにさまざまな広告や商品、サービスが流通している。そのなかでも健やかな肌への希求は常に人々のなかにあり、例えば、肌を清潔に保つための商品や、さらにはシミやシワなど皮膚の変化に対する美容品、美しい肌を演出するための化粧品などその市場の大きさはとどまることを知らない。さらに、清潔な肌や美しい肌を求める文化は、日本において特に強い傾向★09にあると指摘されている。医師の藤田紘一郎は、次のように述べている。

日本の清潔志向は、私たちの恐怖心をあおることで、つくり出されているものです。その悪しき刺激はどんどん過激になり、私たちは年々、清潔志向を高めています。今では、「無菌社会」であるばかりか、自分や他人の体から出るにおいにまで嫌悪感を露にする「消臭社会」に突入しています。それだけではありません。そうした社会で育てられた若い人たちの清潔志向はさらに極端になって、においばかりでなく、汗や尿まで毛嫌いするようになっています。（藤田紘 2017: 27）

また、化粧文化研究家の山村博美は、日本における化粧の歴史のなかで、「江戸時代には、色白が美人の条件」であったとし、白粉化粧が流通していたことを明らかにしている（山村 2016: 50）。そして、この歴史は現代にもつながると指摘している。

欧米人が目や口などのポイントメイク（部分化粧）を重視するのに対して、日本女性は現代でも「美白志向」「美肌志向」が強く、ファンデーションを使ったベースメイクや、スキンケアに力を入れる。それは伝統的に白い肌の美しさを重視し、白粉化粧にこだわってきた美意識のなごりといえるだろう。（山村 2016: 51）。

つまり、現代日本の清潔志向は、集団から排除されることへの「恐怖心」を根底に強まり、その結果、「無菌社会」や「無臭社会」へと駆り立てていく。そして、山村が指摘していたように、日本は江戸時代より「白い肌の美しさ」を重要視し、現代文化においてもその意識は深く、多くの者が「白い肌」を希求している。では、他者から避けられるＥＢ者たちは、清潔ではないということなのだろうか。第３

部でも詳細に述べるが、研究対象者たちの語りでは、痛みを抱えながらも、日々、入浴し、終わりのないケアを続けていた。それは、当然、皮膚病状への管理という側面が大きい。しかし、社会のなかで生活をするということも、当然、意識して行われてきた。だが、皮膚の病変部位からは時に血液や浸出液が滲み出し、また、回復した病変が、瘢痕として残ることもある。清潔志向が強く「白い肌の美しさ」を重要視する日本社会や文化背景のなかでは、EB者たちの日々のケアに費やす時間や労力は不可視化され、今、目の前に現れている皮膚病状や瘢痕のみが評価され、「避ける」といった行為が選択されていたのである。

(3) 一般化される身体

EB者たちは、感染性を疑われ他者から避けられるという強固なスティグマを受けていた一方で、他者から別様の解釈も受けていた。それは、EBという疾患の一般化であった。

次に引用する語りは、C氏が他者へEBについての説明を試みた場面である。しかし、期待する理解は得られず、別様の解釈をされるというものである。

「(EBは説明をしても) わかってもらいにくいから。もう、『アトピーはこういうのがいいよ』とか勧められるんですよね。で『それで治ったら苦労しないよ!』って思ってしまったりとか。ちょっと、だから、こころ的に余裕がなかったら、イラっとしてしまう返しをされることもあったので、それで避けてるときもあるなあって、説明することを（笑）。心配してくれてるからこそ悪気がないから、なんか申し訳なくなっちゃうし（笑）。『治らねーよ、それじゃあ』みたいな、『温泉入っただけで治らないよ』みたいな（笑）。けっこう水とか温泉とか勧められましたね、今まで（笑）。」（C氏）

また、A氏やB氏も同様の体験をしていた。

「すぐ話しかけてくるおばあちゃんとかもいて、『火傷だかー？』とかって聞いてくる。『アトピーだか？』とかって。」（A氏）

「よく知らないおばちゃんとか言ってきますね。『アトピーか。かわいそやな』みたいな。よく。『そうですねぇ』って。『元気ですよー』みたいな。適当にかわしてるんですよ。『そんな感じです』言うて。アトピーのことも全然。アトピー自体がよくわかってないですけど、『そんな感じです』って適当にかわして。」（B氏）

ここで話されている「アトピー」とは、医学用語では「アトピー性皮膚炎」と呼ばれ、痒みを伴う慢性的な皮膚炎であり、病因は皮膚への刺激やアレルギー反応によって生じると考えられている（佐伯ほか 2021）。患者数も多く誰もが罹患する可能性があり、医学的な治療法のみならず、さまざまな民間療法が社会のなかで流通している。いわば、広く周知された代表的な皮膚の疾患であるといえる（牛山 2015）。

　他者はＥＢ者たちの見た目からアトピーではないか、またはアトピーだと思い込み、他者がその時に知りうるアトピーの民間療法を勧めていた。社会学者のリチャード・ハーベイ・ブラウン（R. H. Brown）は、「いつでもどこでも、われわれは他者をそのトータルな個性の点から見ることはない。他者はつねに、より一般的なもの、すなわち、大人か子どもか、労働者か専門家か、愛人か連れ合いか、といったものとして見られている。われわれは、個々の実在がもつ特殊性を抽象し、相互主観的に認知可能なカテゴリーを創出することで、その特性を標準化する。つまり、類型化するのである」（Brown 1987=1989: 31）と示している。また、社会学者のアンセルム・L・ストラウス（A. L. Strauss）らも、「病者でない人、特に見ず知らずの人は症状を必要以上に一般化しやすいので、病者の方が状況を常態化しないとこうした見方だけで相互作用が意味付けされてしまう」（Strauss et al. 1984=1987: 106）と指摘している。希少難病の一つであるＥＢの特質を多くの人々は知らない。ゆえに他者はＥＢ者たちの見た目から、上述してきたように感染する疾患、または、患者数の多さやマスコミなどで広く周知されているアトピーという疾患に位置づけ、ＥＢの実情を知ることがないまま、または、知ろうとはしないまま、認知可能なカテゴリーに振り分けていた。

　Ｃ氏が語ったように希少難病であるＥＢは、他者には「わかってもらいにくい」。Ｉ氏の母親もＥＢについて他者への説明は、「知ってもらい方がよくわからないし、説明の仕方も難しい」と捉えていた★10。そして、説明に力を注いでも期待する理解は得られないという現実から、ＥＢ者たちは徐々に異なる解釈をする他者に対し「適当にかわして」たり、「避け」たりするなどの行動を選択していた。しかし、他者からの助言は「心配してくれてるからこそ悪気がな」い。ゆえに「避け」たりすることに対し、「申し訳な」い感情を抱きながらも、それらの助言は、「水や温泉」で病状が治癒や軽減することのないEBの現実に直面する機会となり、「温泉入っただけで治らないよ」という相反する感情を抱いていた。

以上のように、「他者とは異なる身体」は、脆弱な皮膚そのものや、それらへのケアに付随する包帯等に覆われた身体であった。そして、「避けられる身体」は、感染性を疑われるなど他者からの強い排除であった。それに対し、「一般化される身体」は、他者から異なる解釈を受けてはいるものの、「避けられる身体」のように排除されているわけではなく、治療法を紹介されたり、「かわいそやな」と同情をされるなど、社会から包摂されてはいた。つまり、EB者の身体は、常にケアが求められるといった現実を前提に、社会から「排除と包摂」といった、相反する意味づけが同時に行われていたということがいえる。

4　EB者たちは何を思い、どのように対峙してきたのか

(1) 衣類で覆うか病状が悪化するか

前述のように、EB者たちは社会のなかで、他者からの言葉やまなざし、のみならず、湿潤した病状

のある皮膚が感染性を想起させることから、他者から避けられるなどの強いスティグマを経験していた。そして、これらの経験は、「他者とは異なる身体」という意識を強く内面化させていた。第1章のH氏の語りにもあったように、このような意識は、包帯で覆われた身体を衣類で他者から見えないようにするという行為に直結していた。

ここでは、EB者たちがどのように「他者とは異なる身体」を周囲に見られないように工夫をしているか、そして、その結果、どのような変化が心身に生じているのかを明らかにしたい。以下の語りは、C氏による衣類の選択についてである。

「やっぱ中高になると、隠したい、傷を隠したいっていう気持ちが多かったので、いつぐらいからか忘れたんですけど半袖はもう着ることがなくなってしまって。夏の暑ーい時とかも、まあジャージ、上、Tシャツにジャージ絶対はおってたり。制服も高校生の時、夏はポロシャツ、半袖のポロシャツ、オッケーだったんですけど、もうずっとカーディガンはおって、スカートも中に夏でもタイツかニーハイソックス、膝上までの靴下履いて隠してましたね。」(C氏)

C氏以外の研究対象者からも衣類に関する工夫については、多く語られた。

「長袖は基本、着てた気がします。あ、制服とかは、ほとんど半袖を着た記憶がないので、たぶん長袖ちょっと折るとかぐらいだった気がするので。そうそう、『見せたくない』っていうところですね。あとまあ、えっと体操着とかも、まあやっぱ膝が出ちゃうので、あの、ほとんど短パンみたいなの履かないで、ジャージみたいな感じで。」（D氏）

「こう夏場でもずっと長袖とか、ずっと隠してましたけど。（白とか薄い色の服）は持ってなかったですね。あとはとにかく柄物とか。」（E氏）

「（病状のある皮膚を他者から見られないような工夫を）してましたね、襟があるものとか。襟がないやつだったら、スカーフ巻いて（病状のある）首が見えないようにするとか。」（G氏）

C氏をはじめ多くのEB者は、衣類を工夫することで、「他者とは異なる身体」を見えないようにしていた。その基本的な行為として、「半袖の衣類を着用しない」という行為であった。この行為についてC氏は、「いつぐらいからか忘れたんですけど半袖はもう着ることがなくなって」と語り、D氏も「半袖を着た記憶がない」と語り、EB者たちにとって、「半袖の衣類を着用しない」行為は、記憶にとどまらないほどに習慣化されていた。つまり、EB者たちは、脆弱な皮膚を他者に「見られたくない」という感情を抱き、季節を問わず、「長袖は基本」「夏場でもずっと長袖」といったように衣類で脆弱な皮膚を「隠し」、「見られないように」していた。

看護理論学者のキャロライン・L・ワイナー（C. L. Wiener）は、慢性関節リウマチ患者たちの、病気によって生じる不確かな状況について分析し、次のように指摘している。

リウマチ患者は、自分達の生活の常態化を助けるさまざまな方策を考えだしている。まるで正常であることが肝要であるかのように活動を進めているのである。そこで活用される方策の主なものは〝取り繕い（covering up）〟とでも言えるもので、障害や痛みをひた隠す方法である。彼らと面接してみると、次のようなことが聞ける。「だれかに『ご機嫌いかが』って聞かれると、『元気です』って答えるの」、「歩く時はできるだけ普通に歩くことにしているの。気持ちのままに歩いていたらきっと、車椅子が要る人のように見えると思うわ」。「取り繕い」は、心理学的な意味での病気の否認とは異なるものである。M.Davisが言うように、「障害があたかもその人全体のアイデンティティであるかのようにされることへの、患者の拒否である。それは、障害そのものの拒否ではなく、障害の社会的意味に対する拒否である」（Wiener 1984=1987: 120-121）

ワイナーは、「障害や痛みをひた隠す」ことを、「取り繕い（covering up）」と表現している。それは、「正常であることが肝要」という思いから派生し、リウマチ患者にとって、「障害の社会的意味に対する拒否」であると述べている。EB者たちも、同様の思いで衣類を選択していたといえよう。さらに、EB者たちの場合、リウマチ患者のように、主に身体機能を意味する「障害の社会的意味の拒否」だけではなく、前述したように感染性を疑われることも避けなくてはならなかった。
しかし、このような衣類の選択は、身体にも影響を及ぼした。その様子をC氏は以下のように語った。

（夏場は特に）「うーん。（衣類で覆うことにより）もう蒸れて、背中ぐっちゃぐちゃみたいな、あの、傷が。で、汗ももちろん暑いからかくので、汗しみて、『痛いな』って思いながらこう授業受けたりとかありましたね。」（C氏）

また、E氏の語りでは衣類ではなく、髪を伸ばすことで後頸部の皮膚病状を隠せるようにしていた。

「（後頸部の病状は）髪伸ばして後ろ隠れるようにしてたりとか。まあ、まああんま意識なかったですけど、首のとこに関しては『髪の毛伸ばしとるからばい菌入って悪くなるんやぞ』ってよく先生、あの、医者には言われてました。」（E氏）

これらの語りから、「他者とは異なる身体」を他者に見られないようにする行為、つまり、パッシング★11によって脆弱な皮膚が悪化していたことがわかる。C氏の場合、特に背中の病状が強く、長袖の衣類を着用することで全身に汗をかき、その汗が傷口にしみてしまい、痛みなどの不快さが増強し、その結果、皮膚の病状も「ぐっちゃぐちゃ」に悪化していった。E氏の場合は、後頸部の病状が強く、髪を伸ばすことでパッシングをしていたが、結果、細菌感染をきたし、医師から髪を伸ばしているゆえに病状が悪化してしまっていることを指摘されていた。

一方で、パッシングをすることで影響を及ぼすのは、皮膚だけにとどまらなかった。以下の語りは、F氏の以前に勤務をしていた職場のトイレでの様子である。

「(トイレで衣類を下ろした際に、被覆材がはがれて出血した場合)家でだったらね、いくらでも拭いたりとかもできるんだけど、会社だとできないじゃないですか。ガーゼを置く所だって限られるし、トイレも。なので、だんだん体が行かなくなって、トイレに。だから、朝、家出る時にして、お昼行って、もう帰るまで行かないみたいな。会社で1回するぐらいの体になっちゃって。そうすると足がむくんでくるの、どんどん。もう足はバンバン腫れるし。で、意識してトイレ行くんだけど。『朝9時に行こう』と思って9時に行ったりとかしてましたけど、そうすると大出血するみたいな。」(F氏)

F氏の語りのように、トイレなどで衣類を下ろす動作によって、創傷被覆材等が剥がれたりずれたりすることがある★12。それにより、「大出血」してしまうことが予測されることから、F氏はその事態を招かないよう、トイレを我慢し、その結果、「足はバンバン腫れる」といった状況を抱えていた。このように、「他者とは異なる身体」を他者から見られないようにする行為によって、病状が悪化する事態を招いていた。そして、次のF氏の語りは、パッシングをすることで病状が悪化するという経験から、パッシングそのものを選択しないという行動を取っていたことを示す。

「足のガーゼを隠すために靴下を履いても、（靴下の）履き口のゴムなどによって新しい傷ができます。（今は）もう開き直って靴下は履いてません。」（F氏）

F氏が語った「開き直って」は、「他者とは異なる身体」という認識から解放され、「自身の身体そのもの」へと立ち戻る、いわゆる、克服のストーリーではなく、「他者とは異なる身体」を他者に見られないようにする行為によって、身体が悪化することの回避であり、心理的な負担は、再度、F氏に戻ってくる。つまり、単純に捉えると、EB者たちが選択し得る「他者とは異なる身体」に対する行為は、「身体的悪化」か「他者からの否定的な言動を受ける」か、そのどちらかになるといえる。

衣類で覆うというパッシング自体は、簡易であり成功にもつながりやすい。しかし、EBの特質から皮膚に直接触れる衣類は慎重に選択されなくてはならない。例えば、縫い目の部分が断続的に皮膚にあたることにより、その縫い目があたる部分に水疱が生じてしまう。F氏の語りでもあったように、靴下や下着などのゴムの締め付けでも同様の症状が生じてしまう。また衣類の材質や形態にも注意を要する。通気性がよく、柔らかな材質であることが求められ、着用時に顔の皮膚がこすれてしまい、新たな水疱が出現するTシャツなどの被り物の衣類は、避けられる。これらは、当然、日々の生活のなかでEB者たちが体感しており、衣類の選択には慎重にならざるを得ないことは十分認識されている。しかし、幼少期から起こる他者からの強いスティグマ付与により、EB者たちはより強固にパッシング行為を選択し、その結果、パッシング行為そのものによってパッシングすべきとされる皮膚をさらに悪化させるという悪循環に陥っていた。いわば、EB者たちは、パッシング行為を継続することによって生じる身体の悪化を引き受けるか、それとも、パッシング行為を選択せずにスティグマ付与を引き受けるのか、選択することそのものが困難な環境のなかにいるといえる。

(2) 好きでこの格好してるんじゃない

前記のように、衣類で「他者とは異なる身体」を覆うというパッシング行為は、身体的側面に影響を及ぼしていた。さらにここでは、EB者の語りから、心理的側面への影響をみていく。それは、他者からの否定的な言動などではなく、集団生活や文化的な背景のもとに感じ取られるものであった。

以下は、夏の暑い日に長袖を着用しているC氏に対し、友人が質問を投げかけた場面である。

「夏とかも暑そうな服だと、『暑くないの?』とかって言われた時に、『いや、好きでこの格好してるんじゃないんだよな』って思ったりとかすると、『いや、ほんとは自分も着たい服あるんだけどな』っていうふうに考えこんでしまう時も、その状況によってあるので、そういう時はやっぱりちょっとウッて(笑)なっちゃうなって。」(C氏)

多くの者は、季節に応じた衣類を着用し、快適さを得ている。それに対し、「他者とは異なる身体」を覆うために夏でも長袖を着用しているC氏に対し、友人は「暑くないの?」と問うている。この友人の発言は、C氏を否定、もしくは、避けるようなものではなく、ただ単純な動機にもとづくと思われる。しかし、友人からのこの問いは、夏の暑い日に長袖を着用しなくてはならないという、EBを抱える者の現実を突き付けるものとなり、「いや、好きでこの格好してるんじゃないんだよな」と、EBを強く再認識させる。また、その認識は、「いや、ほんとは自分も着たい服あるんだけどな」と、C氏が求める嗜好へと連なる。さらに、C氏は衣類についてこう語った。

「(衣類売り場などに)その夏服とかが出てきた時に、『わあ、こういうの着たいな』って思いながら、でも半袖だったりとか。まあこうスカート、膝ぐらいのスカートとかも履きたいなと思いながら、でもこれを履くには夏なのに私はタイツを履かないといけないいなとか。なんかそう、お洋服選び、けっこうお洋服とか好きなんですけど、『うん……』って切なくなることが今でもやっぱりありますね。」(C氏)

この語りは衣類に関するものであったが、身体に直接的に施すおしゃれである、爪に色を塗るなどのネイルに関しても、C氏にとっては「他者とは異なる身体」を意識させていた。以下の語りでは、そのネイルに関するものである。C氏は幼少期より爪が剥がれ落ちており、現在も爪はない。これは多くのEB者にも共通してみられる特徴的なEBの症状である。

「なんか爪がないのが……、そうそれもまあ高校生の時だったかもしれないんですけど、服装検査があって、まあ頭髪だったりいろいろチェック項目があるんですけど、それで爪の長さもあったんですよね。それ、なんか月に1回（服装検査の時に、検査をする先生に対し）『（爪は）あ、ないです』みたいなやってて、なんか気にしてないふりしながら、自分で『ないです』って言うたんびに『うっ』ってなったりとか。（中略）なんかほんとに細かいこと、別にしなくたっていいことなんですけど、友だちとかがこう（ネイルを）してる時期とかがあったら、『あ、自分はこうできないな』とか、こうネイルの話になった時とかに、スススッて隠すみたいな（笑）。『あー、かわいい色だね』みたいな。みたいなことはね、けっこうありましたね。」（C氏）

社会学者の藤田結子らは、外見を整えることに関して、以下のように考察をしている。

人は「自分のため」に外見を整えます。そのときの「自分」とは、「一般化された他者」とは異なる、「自分の近くにいる類似した感性の他者」のまなざしの中で醸成される「自分」です。言い換えれば、小さな社会（社会的世界）の仲間内でしか成立しえない自分でもあります。こうして、人が外見に関わる「自分らしさ」を語るとき、知らず知らずのうちに、「一般的な社会の中」よりも、「身近な人のまなざしの中」にいる「自分」を、アイデンティティのよりどころとしているのではないでしょうか。

（藤田結ほか 2017: 107）

C氏も、「自分の近くにいる類似した感性の他者」である友人たちが、ネイルを楽しむ環境のなかで、爪がない自身と向き合わざるを得なかった。そして、「身近な人のまなざしの中」にいるC氏は、ネイルの話題になると、爪のない手を「スススッて隠す」しかなかった。また、C氏は「お洋服とか好き」と語っており、季節ごとに店頭に並べられる衣類を見て、「わあ、こういうの着たいな」という思いを抱いていた。このような誰にでもある小さな思いの重要性を、哲学者の村上靖彦は在宅ケアの場面を踏まえながら、次のように述べている。

私たちにとって、文化的な嗜好は自分らしさと切り離せない関係にある。好きな音楽、好きな小説、好きな映画、これらは私たちの自分らしさの一部だ。肉体的には動くことが難しくなってしまい、ある程度社会的活動を断念せざるをえなくなっても、「願いを叶える」というケアの理念は、そのぎりぎりのポイントで患者を支えることを目指す。（中略）終末期ではなくとも、衰えが進んでゆく日常生活のなかで、さまざまな〈小さな願い〉が在宅ケアの現場では現れる。ライブに行きたいというような、入院していたら叶わないような願いもそこにふくまれる。それらは「社会の役に立ちたい」「○○になりたい」という社会的な属性をめぐる「大きな願い」ではない。そうではなく、生活に根差した〈小さな願い〉だ。〈小さな願い〉とは、直接的に本人の快適さに関わるものだ。そのため、他者との比較や他者からの評価抜きで、その人をダイレクトに肯定しうる。外からあてはめられるラベリングの「〜らしさ」による肯定ではない、こうした直接的な肯定の効用は無視できない。自己肯定感の回復のためには、実際にはこのようにパーソナルで小さな願いがカギになることも多い。(村上 2021: 71-73)

C氏は幼少期より「他者とは異なる身体」ゆえに、強いスティグマ付与を受け、自己肯定感が揺らぐことを何度も経験してきた。ゆえに、暑くても、そして、身体が悪化しても、長袖やタイツを履くなどのパッシング行為を選択してきた。一方で、C氏自身の「パーソナルで小さな願い」は、その時の流行を取り入れた半袖の衣類や、素足で「膝ぐらいのスカート」を着用することであった。それを実現することは、村上が指摘したように、「直接的に本人の快適さに関わるもの」であり、「自己肯定感の回復」に連なる。しかし、これらを実現することは、それまで選択してきた、もしくは、選択を余儀なくされてきたパッシング行為と相反するものであり、「自己肯定感の回復」を得ることにはならない。

(3)「見られたくない」と「見せたくない」

これまで、EB者たちがどのように「他者とは異なる身体」を他者に見られないように工夫をしているか、そして、その行為が心身に及ぼす影響を明らかにした。これらの行為は、他者からの否定的な言動から自己を守るという行為であった。その根底には、「見られたくない」という感情がある。

一方で、EB者たちの語りには、自己を守るだけではなく、他者へ「見せたくない」という思いについても語られた。

「結局朝に1時間、パジャマからこれ（制服）に着替えさす、制服に着替えさす、なんか着替えさすのに40分から1時間ぐらいかかるんですよ。で、やっぱ血まみれで学校っていうのは朝はあかんと思ってて、きれいにして行くんだけど。」（K氏の母親）

これは、学校に通うK氏の朝の身支度に関するK氏の母親の語りである。第3部第5章でも詳述するが、K氏の皮膚病状は全身に及んでおり、K氏は特に皮膚病状からの出血が多く全身の皮膚ケアは1回に4時間以上におよび、就寝時間中も寝返りによって創傷被覆材やガーゼ、包帯等を超えて血液が寝具に付着していた。一般的には起床後の朝の着替えは数分で終了するが、K氏の場合、K氏の母親のサポートのもと出血部分の創傷被覆材等を交換し、制服に着替えるという行為に「40分から1時間」要していた。これらの行為は、K氏の皮膚病状への管理という側面以外に、「血まみれで学校っていうのは朝はあかんと思って」とし、周囲に対する配慮もあった。K氏の場合、一日の活動時間のすべてにおいて、出血を抑えることは困難であり、日中のさまざまな動作で衣類等に血液などが付着する。よって、朝にガーゼや包帯等を交換しても、夕方には制服などに血液が滲んでしまうことを避けることはできない。しかし、夕方に血液が滲んだとしてもK氏の母親は「朝はあかん」とし、EB者の皮膚が悪化しないことが優先順位の上位に置かれつつも、周囲への配慮もしていたと考えられる。また、次のF氏の語りは、災害時においてのものである。

「（災害時においては）私なんか旦那に、『見捨てて』って言ってますよ。『（避難所へ）もう絶対よう行かんから、見捨てて』って言って。『ほんと頼むけん、見捨ててね』って言ってる。そうしないと、傷から臭いもするし、お風呂入らないと。臭いもするし、そういうのにも耐えられないし。（中略）例えば自衛隊が『お風呂来ました』って言ってもお風呂入れないし。そんな、みんなが入るようなところでお風呂入れないし、傷の処置できないし、ってなったら、『絶対私苦しむだけだから、見捨てて』って言って（笑）」（F氏）

F氏は、災害時の場面を想定し、上記のように、家族に「見捨てて」と伝えていた。避難所へ移動することはできても、時間の経過に伴い、皮膚病状から血液や浸出液が滲み出し、さらにそこから、臭い★13も出現してきた場合、そのような状況に「耐えられない」と表現していた。また、自衛隊による簡易の入浴施設が設置されたとしても、皮膚病状のある身体を抱えて他者と共に入浴することもF氏にとって苦痛である。F氏の「耐えられない」思いのなかには、そのような状況による心身の苦痛も当然含まれているが、病状のある皮膚へのケアができないことで生じる見た目や臭気などがある。ゴッフマンは、スティグマを研究するうえで重要となる情報について次のように示している。

彼がそのときどきにもつ気分、感情、意図とは違って、多少とも恒常的な性質についての情報である。この種の情報とそれが伝達される媒体となる記号はともに自己回帰的具体的である。すなわち、この種の情報はそれに直接関係のある当の人がこれを搬んでおり、しかも表出を受信している相手をすぐ前にして、肉体的表出を介して伝達されている。(Goffman 1963a=2016: 81-82)

ＥＢによって生じる見た目や臭気といった、「社会的情報」は、多くの他者たちが密接する避難所では、顕著に周囲の目や鼻につくことが、容易に想像できる。ゆえに、Ｆ氏は避難所で他者に影響を及ぼすことを懸念していた★14。それは、Ｆ氏にとっては、自身と他者とを考慮したうえでの「見捨てて」であったかと考えられる。

以上のように、Ｋ氏の母親やＦ氏の語りは、他者に「見せたくない」という配慮が示される一方で、以下のＢ氏の語りからは、広く一般的な他者よりも、親しい者たちに「見せたくない」という思いが読み取れる。Ｂ氏は、研究対象者のなかでは、病状が背部など限局的であり、病状がある身体部分は衣類やサポーターなどを着用していたことから、インタビューで対面した際は、ＥＢを抱えていることは外見上はわからなかった★15。また、Ｂ氏が過ごしてきた地域は児童数が少なく、Ｂ氏の脆弱な皮膚のことを、「中学校のみんなはたぶん知ってたから」という環境だった。ゆえに、病状が限局的であることもあるが、Ｂ氏は学校生活などで同級生からの否定的な言動等を受けることはなく、「別に苦労することもなく」過ごしてきたと語った。また、背部の病状から出血し白の体操服に血が滲んだ時などは、同級生から「『拭いたるわ』みたいな感じで拭いてくれたり」もし、友人関係は良好であった。このような環境で過ごしてきたB氏は、「他者とは異なる身体」に関して、こう語った。

「銭湯とかも行きたいんですけど、やっぱそのぶん傷見えちゃうじゃないですか。ほんでもう、見せるのもなって、相手気分よくないかなとか思って。」（B氏）

EB者たちは、日々、変化する脆弱な皮膚を入浴時やケア時に目視している。結果、これらの皮膚を銭湯など公共の場で他者に見られてしまうことは、自身の負担だけではなく他者にとって「気分よくない」とB氏は捉え、他者の負担も予測していた。つまり、K氏の母親やF氏の語りと同様に、B氏にとっても、脆弱な皮膚を衣類で覆うことは、自身を守るものだけではなく他者への配慮としての方策だった。

さらに、B氏はより近しい存在である友人たちには、特に見せられないと語った。以下は、親しい友人数名と旅行へ行った時の様子についての語りである。宿泊先の大浴場で友人たちと一緒に入浴をしたのかどうかについての話題になった。

「（友人たちは病気について）理解してくれてるっていうのも。まあなんとなくしか説明してない部分もあるんで。実際に一緒に風呂入ろかとは絶対に思わないし。だったら知らん人と一緒に風呂入るぐらいのほうがまだいいかなと。たぶん、実物見たらめっちゃ心配されるんじゃないかなっていうのが

あるんで。」（B氏）

B氏は、病気についてある程度は理解してくれている友人たちと、旅行先で共に入浴することは、「絶対に思わない」とし、それは、「知らん人と一緒に風呂入るぐらいのほうがまだいい」と両者を比較しながら語った。その理由は、「実物見たらめっちゃ心配される」というものであった。本章で引用した西倉は、異形の人々に対する他者からの否定的反応を「先発的問題経験」とし、「先発的問題経験」への対処戦略の過程で発生する問題経験を「後発的問題経験」と分類していた。異形の人々はアザを覆うためにカバーメイクを行い、他者からの否定的なまなざしなど「先発的問題経験」を回避できていたが、「後発的問題経験」として、親しい者たちに対し本当の自分を見せていないのではないかという心理的葛藤を抱いていたことを指摘していた（西倉 2009）。しかし、B氏の場合、病状のある「本当の私」を親しい者たちに見せることは、「めっちゃ心配される」状況を生み出し、それが生じないように、共に入浴はしないという行為選択を行っていた。つまり、EB者たちの「後発的問題経験」は、親しい者たちに本当の自分を見せていないのではないかという心理的葛藤ではなく、親しい者たちだからこそ、病状のある皮膚を見せて負担を抱えさせてはならないという思いを抱き、よりパッシングする行為へと連なっていったといえる。

このように、EB者たちは、「見られたくない」という思いと共に「見せたくない」という思いを抱き、そして、B氏の語りにあったように、「見せたくない」という思いは、一般的な他者よりも親しい者たちに対してより強く意識されていた。これまで「他者とは異なる身体」を抱えた者たちの先行研究は、前述したように、アザなどが主であり、その見た目は、日々変化するものではなく、多くは「痛みや痒み」は伴っていなかったと考えられる。ＥＢ者の場合、繰り返し述べてきたように、日々、身体の病状が変化し、状況によっては血液や浸出液が湿潤している。それは、感染性を疑われるだけではなく、痛みを連想させ、特に親しい者たちの場合は、その状態を目の当たりにすれば、多くの者は「心配」をする。Ｂ氏は、そのような状況にならないように、パッシングを行っていたのである。

5　ＥＢが治らずとも

社会は、「痛い・痒い」が伴う「他者とは異なる身体」を抱えたＥＢ者たちに対し、感染性を疑うなどの強い排除を行う一方で、ＥＢの身体を一般化し包摂もしていたといえる。つまり、ＥＢ者たちの身体は、常にケアが求められるといった現実を前提に、社会から「排除と包摂」といった、相反する意味づけが同時に行われるというアンバランスな環境のなかにいた。そしてＥＢ者たちは、このような環境から病状のある脆弱な皮膚を「見られたくない」という感情を強く抱き、衣類等で覆うパッシングを実践していた。だが、パッシングによってさらなる病状の悪化を招くなど、「見た目」が変動しない者たちとは別様の問題を抱えていることが明らかになった。つまり、本章の知見からは、従来の身体的特徴を抱えた者たちのスティグマ概念を問い直さなくてはならないことが指摘できる。

インタビュー調査のなかで多くのＥＢ者たちは、「他者とは異なる身体」への負担を、ＥＢの病状やそれに付随するケアの負担などと同列に語っていた。前者の負担は主に心理的な負担であり、後者の負担は主に身体的な負担であるといえよう。立岩は、「他者とは異なる身体」、つまり、容姿についてと、身体障害によって行為そのものができる・できない、この２つがどのように異なるのかについて、次のように指摘している。

姿・形で好かれたり嫌われたりすることがある。ここにはより大きな困難があるように思える。一つは、身体はその人から切り離すことができないということだろうか。手術等ができる場合もあるし、取り替えもきく場合もないではないが、そうはいかない場合も多い。もう一つは、そのことの受け止め方が、感ずる側、評価する側にとって任意に操作することができないとされているということだろうか。それは「感情」という操作可能でないもの―とされているもの―の水準にあるとされる。あなたがわるいのではないことはわかるけれども、あなたが私は嫌いだ、嫌いではないが好きにはなれない、ごめんなさい、というわけだ。こうして、このことについては出口がないように見える。しかし、これら自体が本文に述べるできる／できないこととの違いだろうか。まず第1点について、姿・形は個別の人のものだが機能は代替可能であるとは必ずしも言えない。その人自身についていえば、できないものはやはりできない、できるようになること、取り替えることはできないことも多い。第2点についても同様である。まずいものしか作れない人がいて、その料理をおいしいと思おうとしてもやはりまずいものはまずい。だからその当人においては姿・形も能力も同じく変更不可能なことはあり、その相手の評価もまたその相手の方に委ねるしかないということになる。相手にとっての必要・評価のあり方も同じで、自らにとっての逃れ難さも同じだとして、何が違うのか。それが「私」と関わるその関わり方が異なることがあるということではないか。例えば私はその私への評価が気になるのだが、容姿が評価される要素であるとき、それは自分に密着してあり、他の人とは代替できないものとして、あるいは代替したら意味がないものとしてあるなら、このことから逃れ難さが生じてくる。もちろんできることも私の意味、私への評価に関わってくるのだが、しかしそれは、本文に述べることが本当なら、かなりの部分はとり外すことができる。それは、すること（の少なくともかなりの部分）は本来は自分でしなくてもすむことだからだ。それに対して姿・形の場合はどうか。（立岩 2004: 309）

立岩によれば、容姿は「自分に密着」しており、それゆえに「他の人とは代替できないもの」であるとし、他方で、身体障害によってできないことは「かなりの部分はとり外すことができる」、つまり、他者による身体援助などによって「自分でしなくてもすむこと」であるとし、双方を分けている。また、顔にアザのある女性たちへの問題経験の語りを分析した西倉も、上記の立岩の指摘を一部引用し、アザなどがある「異形の人々」を「障害」に包摂すべきかどうかの考察を行い、次のように主張している。

異形を〈障害〉に含めて考えることは、異形の人々の問題経験の可視化につながるどころか、むしろさらなる不可視化を帰結する恐れがある。とするならば、〈障害〉に包摂することなく異形という問題に対する社会的認知や専門的援助を要求していくことは、異形の人々の問題経験を可視化させていくうえで譲り渡すことのできない地点である。〈何かができない〉という問題と〈容姿のあり方が異なる〉という問題とを区別し、異形の人々は現実に多大な不利益を被っているにもかかわらず、それがまったくといってよいほど認識されていないことの不当性を訴えていく戦略がとられるべきである。（西倉 2009: 352）

これまでのＥＢ者たちの語りからも明らかなように、ＥＢ者たちも「他者とは異なる身体」ゆえに、社会から排除されるなど「多大な不利益を被って」きた。ゆえに、今を生きるＥＢ者たちの日々の日常生活を踏まえれば、治療法が確立されるといった医学的側面のみならず、西倉が主張しているように、「異形という問題に対する社会的認知や専門的援助を要求」することは早急に求められる。そして、これらの課題に対し、Ｃ氏は以下のように語った。

「なんか好きなお洋服とかも、半袖短パンとかで外歩けるようになれたらいいなって（笑）。病気がね、治るのが、その治る方法が確立されるのが一番なんですけど、『治らなくってもいいや』って、人の目気にせずに、『私はこういう病気なんだよ』って『知って』っていうぐらいになれたらいいなあって思っています。」（Ｃ氏）

C氏はEBの治療法が見つかることが一番だとし、それは多くのEB当事者や家族、そして、EB医療に関わる者たちにとっても同様であろう。繰り返し述べてきたように、EB者たちは「痛い・痒い」を常に身体に纏っている。そういった症状を抱えながらスティグマへの対処を迫られている現実に鑑みれば、治療法が見つかり、身体的苦痛が少しでも解除されることが急がれる。しかし、EBが治らずとも「人の目気にせず」に、身体にとって心地よい衣類であったり、自分の好きな服を着ておしゃれができるような社会的環境も、医療と同様に重要であるということをC氏の語りから理解することができる。加えて、医療や異形に対する問題解決だけではなく、パッシングにより皮膚病状の悪化を招いていたという点を看過してはならない。皮膚病状の悪化は、日常生活に大きな支障をきたす皮膚癒着等に拍車をかける可能性も十分に考えられる。つまり、「皮膚障害」が進行するというリスクも孕んでいるということであり、この点に関しても「社会的認知や専門的援助を要求」する必要がある。「皮膚障害」に関しては、第3部で詳述したい。

註

★01　社会学者のアーヴィング・ゴッフマン（E. Goffman）は、「他の人びとと異なっていることを示す属性、それも望ましくない種類の属性」のことを、スティグマと規定している（Goffman 1963a=2016: 15）。しかし、スティグマという言葉に対し本当に必要なのは、「属性ではなくて関係を表現する言葉」であると彼は強調している（Goffman

1963a=2016: 16)。スティグマとなりうる属性は、コンテクストによっては、信頼を得ることにもなりうる。いわば、その属性が望ましくないものとして他者から捉えられるその関係こそが、スティグマであるといえる。一方で福祉政策学者のポール・スピッカー（P. Spicker）は、ゴッフマンのスティグマ論に対し、「スティグマを負う人の感情を意に介さないことであるが、これこそがスティグマの概念の重要な部分である」（Spicker 1984=1987: 77）とし、属性や、それに伴う否定的な他者との関係だけではなく、スティグマ者の感情も重要な概念であると指摘する。加えて、スティグマが生成される重要な背景として、社会的規範の影響があげられる。ゴッフマンは、「彼が直接に接している［対人関係／集団／社会］より広い社会（the wider society）から得た基準によって、彼は他人が何を自分の欠点とみているかをひしひしと感じているのであって、その知覚は不可避的にたとえわずかな間でも彼が自分は当然あるべき姿から実際にずれているということを納得する気にさせるのである」（Goffman 1963a=2016: 22）と述べている。つまり、スティグマを付与する者、付与される者のどちらも社会や文化的側面から生じる規範から逃れることはできず、その規範のなかでスティグマは生成されていくのである。

★02　本書では、ＥＢの主な病状部位である脆弱な皮膚と粘膜を、「他者とは異なる身体」というように、「身体」という大きな枠組みで表現をしている。当然のことながら、「手足が動かしづらい」や「食事が飲み込めない」など、どの部分に不具合が生じるかによって、「身体」という意味づけは変化してくる。しかし、皮膚は身体のすべてを覆う最大の臓器であること、そしてなにより、「皮膚」という限局的な表現では、ＥＢ者たちの現実を表わすことができないという考えから、本書においては、あえて「身体」と表現した。

★03　研究対象者に家族を含めた理由は、ＥＢ者との生活のなかで他者からのまなざしなどを、ＥＢ者と共に体験をしていることが多いためである。ゴッフマンは、スティグマ者と関係のある者たちとしての家族を、以下のように述べている。「彼らが関係しているスティグマのある人の不面目をいくらか引き受けることを余儀なくされている。この運命に対処する一つの反応は、それを引き受け、スティグマに色づけられた関係の世界に生活することである」（Goffman 1963a=2016: 58）。

★04　疾患や外傷などによって、顔や身体にアザや傷などを抱える当事者たちを支援するために、石井政之らが２００１年に「特定非営利活動法人ユニークフェイス」を立ち上げたが、同法人は２０１５年に解散した。その後、２０１８年に「ユニークフェイス研究所」が立ち上がり、当事者を対象とした交流会等を開催している（ユニークフェイス研究所2024）。

★05　L氏の母親とL氏の祖母は、当時、幼稚園に通い始めた頃のL氏の様子を振り返り、以下のように語っている。「（L氏の母親）その時はもう初めての集団生活やから、（幼稚園の制服と体操服は）みんなと一緒にせなあかんばっかり思ってたんです。今思ったらどうでもええことやのに、みんなとおんなじ服着せて行かなあかんと思とったから。（中略）（L氏の祖母）何かにつけて補正せなあかんのですよ。体操服もこんなんね、ここ（首元の部分）を切ってもらって加工してもらわなあかん。そやから倍ぐらいの値段がかかってみな5、6枚ね。『血がつくし、枚数いるで』言って。（L氏の母親）被りやったら（着用時に衣類と顔の皮膚が擦れて）顔がズルっといくからね、ここ（首元）を切ってボタンに。ちょっと大きめとか着せといたらよかったんですけど、もうなんか格好悪いかなと思って、それがまた逆にこの辺（別の身体箇所）に擦れて、この辺が傷が増えてしまって。今思ったらもっとぶかぶかの柔らかいのなんでもええようなんを着せて行ったらよかったのに。（L氏の祖母）やっぱり幼稚園行き出してから悪くなりましたね、もうここは。夏暑いのに、休ましたらかわいそうや思うから連れて行ったら、もう冷房が効かなかったから。もう幼稚園は設備がだめでした。それでいっぺんにね、あちこちが悪なって」。集団生活において、所定の制服や体操服以外を着用することは、周囲から目立ってしまうことになる。ゆえに、L氏の家族は、L氏の病状を悪化させないことと、指定の制服と体操服の着用でできること、この双方が叶うように、「倍くらいの値段がかかって」でも衣類の補正をするなどの工夫を行っていた。その背景には、L氏が幼稚園で他の園児と円滑になじめるようにという思いがあり、「みんなと一緒にせなあかん」という思いを強く抱いていた。しかし、結果的には、病状の悪化を招いてしまい、L氏の母親は「今思ったらどうでもええことやのに」と振り返った。

★06　靴に関しても、L氏の母親とL氏の父親は、幼稚園の入園に際し、苦慮していた様子を以下のように語った。「（L氏の母親）（幼稚園に行こうと思っても）また靴が履けないってなって。足が変形、こうなってるんやけど、ここの第一関節かなんか、こっちにひっくり返ってくっついてるみたいで指が、もう指がなくなっちゃって。ここがめっちゃぶっといんですよ、甲が。はい。先が短くて、丸みたいな。で、靴が市販のが履かれへんから、靴履かれへんのんと、もう癒着してるんです、そのまま骨同士が。ほんで、そこにまたガーゼを巻くから余計入らへん。市販のはもうこんな薄いのしか、ね、普通の足入れる大きさしかないから、大きいの履かしてもやっぱり危ないし。その最初靴から、靴が履かれへんって言って。騙し騙し市販ので歩かしたり。最初のファーストシューズとかやったら柔らかいんで、なんかいけたんですけど。（L氏の父親）普通の靴の先になんか詰めて履かしたりとかしたよな。（L氏の母親）そうそう、スポンジを突っ込んだり」。L氏は幼稚園入園に際し、衣類だけではなく、L氏の足に合った靴を探さなくてはならなかった。この問題に関して、地域の行政保健師に相談したところ、大学病院の整形外科を受診し、医療用の靴を制作してもらうように勧められる。しかし、そこで作られた医療用の靴は、脆弱な皮膚を抱えたL氏が履けるようなものではなかった。当時の状況をL氏の母親は以下のように語った。「整形外科行ったら、もうその足悪い人の固定する装具みたいなんしか作られへんって言われて。硬い、硬いの作られて。こんなんでどこ行って履いて出て行けんねんっていうの、カッチカチの作られて。それしかできへんって言われて。その足支える人のほんとに硬いやつ。履こうともせえへんし、子どもも。それを持って、こんなんしかできへんって言われたんですけど、これやったら歩かれへんからって言って」。その後、再度、保健師に相談し、別の医療機関で別の業者によってL氏に足に合った医療用の靴を制作してもらえた。以上のように、EBの病状によっては、病状を悪化させない靴を得ることだけのことに、複数の医療機関等を渡り歩かなくてはならないことがわかる。

★07 幼稚園や学校での給食も、口腔粘膜の病状や食道狭窄の病状によっては、他者と異なる行動を取らなくてはいけなかった。D氏は小学生の頃を振り返り以下のように語った。「小学校の時はちょっとこう（自宅から病状があっても食べやすい食材を）持ち込みじゃない……、あ、持ち込みをしてた時もちょっとあったので、あの、ほんと食べれなくなった時に、あれでやっぱ『ちょっとずるいよね』って言われたことはありました。『なんで持ってきてるの?』って」。一方で、ほかの子どもたちが食べているものを自分も食べたいという思いがあったことを、C氏は以下のように語った。「でもなんか小っちゃい頃、生まれた頃は、『一生お粥だよ』みたいな感じで（医師から）両親言われてたらしくって。でなんかまわりの人の話を聞いたらけっこう軟らかいものを心がけて、ご両親も食べさせるようにしてる感じが見えるんですけど。でもなんか私やっぱりこう『食べたい食べたい』ってなっちゃって。保育園とかだと私だけ違うメニューだとその、友だちが食べている給食を食べたがってしまって。でなんか、するめが出てたんですよね、給食で。で、もちろん私はだめって言われてたんですけど、ほんとに食べたがるから、お母さんにその（幼稚園の）先生から、『すっごい食べたがってる、ほんとにちょっといいですか?』って言って、『あ、いいです。大丈夫です』って、『食べさせてください』みたいな感じで言って」。D氏の語りのように、同級生たちと同じ食事が摂れないということは、D氏にとってはどうしようもない事実であったが、同級生たちはそのことを「ちょっとずるい」と評価し、給食という場面でも、他者と異なる行動は目立つこととなり、より「他者とは異なる身体」を認識させていた。一方で、C氏はほかの園児と同じものを食べられないことに対し、「食べたい食べたい」と要求していた。その後、C氏はするめを食べることはできたが、その都度、食材によっては検討が求められたかと思われる。

★08 研究対象者の多くは、プールには入ったことがないと語った。F氏はプールについて「包帯があるからね、やっぱりプールに入ると。なので入らなかったです」とし、H氏は「自分はあの……友達と一緒に……あのプールに行けないし。プールに行けないし。なんかアウトドアできないし。でも自分でも行く気持ちも起こらなかったのよ」と語り、病状があるためにプールへ「行く気持ちも起こらなかった」と振り返った。

★09 日本人の清潔に関する歴史的背景は、医史学者の川端美季が詳細に明らかにしている（川端 2020）。

★10 I氏の母親は家族として、EB当事者が受けるのとは異なる解釈を他者から受けていた。それは、I氏の皮膚病状を「虐待」と捉えるものである。その様子についてI氏の母親は、以下のように語っている。「病院とかに行っても、やっぱりね、あの、おじちゃん、おばちゃんって話しかけてくれるので、『怪我さしたんか』って言われたりとか。『怪我させたんかって? 怪我させたんかって?』っていう感じにはなったりとか。『虐待やん、こんなん』っていうのとかは。やっぱりおでこ、はじめは顔のほうはあまりなかったんで、で、おでこはあったから、どうしても帽子かぶして隠したりとかはどうしてもしたくはなりますね。でも今もうここがなってるので、もう隠しようがないので」。EB者家族に向けられる他者からの異なる解釈もまた、EB者家族の心理的負担となり、「どうしても帽子かぶして隠したりとかはどうしてもしたくはなります」というように、他者からの視線をそらすための衣類の工夫につながっている。また、K氏の母親は、幼児だったころのK氏を振り返り、以下のように語った。「最初は赤ちゃんの時ね、傷つくでしょ、なんかまた言われたって。だからエレベーターとかって、皆見るもんないからチラッて赤ちゃん見て、『どうしたの?』とかってなるんよ。だからもう内向きに隠してとか。ややこしいのもあるけど、なんかちょっと罪悪感じゃないけど」と語り、他者からの視線をそらすことに成功はしていたが、そのような行為をすることで自己を責めており、どちらにしても、ＥＢ者家族の心理的負担となっていたといえる。

★11 ゴッフマンはパッシングについて「まだ暴露されていないが〔暴露されれば〕信頼を失うことになる自己についての情報の管理／操作」と述べている（Goffman 1963a=2016: 81）。例えば、尿道狭窄がある少年はそれが他者に知られないよう人が少ない授業中にトイレへ行くという事例が、パッシングとして描かれている。パッシングに関する議論では、これまでさまざまなスティグマ者の内実が明らかにされている（石川 2003; 鶴田 2004; 内田 2001）。

★12 衣類の上げ下ろしなどだけではなく、わずかな身体動作によっても、創傷被覆材等がずれることは多い。例えば、Ｅ氏は創傷被覆材がずれることで生じる、その後の心身について以下のように語った。「やっぱ肩甲骨まわりとか首ってよく動くとこなんで、今は、何て言うんですか、こう腕をこう上げてなんか上の物を取るとか、（すると、創傷被覆材がずれる。）（中略）（家族から）『蛍光灯替えてくれ』とか言われるんですよね。それが別に作業的にはできるんですけど、こう（腕を）上げるときにこう（創傷被覆材が）ずれたりとかして嫌なんですよ。だから本当はあんまりやりたくないんすけど、なんか言いにくいじゃないですか。だからなんや結局『ああわかった』ってやるんですけど、『ああ、またずれた』とかそういうのが嫌ですよね（笑）。（中略）ずれるとやっぱり、そのずれる時にちょっとこう少し一緒にずるっとこう（病状のある皮膚が）広がったりとか。あとはあのやっぱり、何て言うんですか、こうしっかり覆いかぶさってる時は例えば痛くなかったり痒くなかったりするんですけど、ちょっとこうやっぱ晒されると、もうそこが痛いとか痒いのがとにかく気になるんですよ、常に」。蛍光灯を交換する作業はできても、その動作によって、創傷被覆材がずれ、痛みや痒みを引き起こす。Ｅ氏にとって、それは不快感を伴うものであり、「本当はあんまりやりたくない」ことである。だが、その不快感よりも作業的にはできる行為であることから、家族には「なんか言いにくい」ものとなっていた。

★13 臭いに関しては、他の研究対象者からも語られることは多かった。例えば、Ｎ氏の母親は、Ｎ氏が体力的に負担がある時などは、入浴をせずに創傷被覆材の交換のみを行う日があるとし、その場合、皮膚病状から「やっぱりちょっとこう臭いもある」と語っている。また、Ｍ氏の父親は、痛みがあり入浴を嫌がる幼少期のＭ氏の様子を振り返り、「傷の面は（入浴時に）流さないとやっぱりきれいにならないんで、なんとか説得して。うーん、じゃないとすぐにこう、なんて言うの、臭いがしてくるんで。感染起こすんでしょうけどね」と語った。Ａ氏は、病状によって化膿した場合、臭いが強くなると以下のように語った。「でもやっぱり膿の、膿がいっぱい出てて、臭いがするって感じですかね」。以上のように、病状によってや、入浴状況によって、病状のある身体から生じる臭いは、「他者とは異なる身体」と共に、他者に向けて注意を払わなくてはならないものとなっていた。においに関して医師の桐村里紗は、「人の印象は、「見た目」よりも「におい」。不快なにおいがあると、人の印象は「マイナス54点」になるという。相手に与える印象のマイナス要因において、悪臭は堂々の1位である。株式会社マンダムが東京・大阪で25~49歳の働く男女1117名に行った調査によると、相手の印象のマイナス要因を点数で評価したところ、におい（体臭）があることが最もマイナスで、100点満点でマイナス54点と、評価が激減することがわかった。ボサボサな髪形や肌荒れといったその他の視覚的な要因を20点以上も引き離し、嗅覚的な要因が印象に大きく影響していた。（中略）しかも、においは、理性よりも本能に突き刺さる。一度、自分のにおいで相手に「嫌っ！」と感じさせてしまうと、同じにおいを感じるたびに、相手は、「なんだか、とにかく嫌」がフィードバックしてしまうのだ。理性で押し殺そうとしてももう遅い。いくら見た目に気を遣っても、においを放置すると巨大な損失になる」（桐村 2018: 3-4）とし、対人関係において臭いが及ぼす影響は大きく、「損失」といった強い言葉で表現されている。

★14 高齢者やさまざまな病、障害を抱える者たちの避難所として設置される「福祉避難所」に関しては、内閣府によりガイドラインが作成されているが（内閣府 2021）、地域によるさまざまな課題等も指摘されている（下田はか 2021）。一方で、希少難病を抱える者たちへの配慮内容までは、患者数の少なさからまとまった声として上がりづらく、詳細に明らかにされてはいない。

★15 B氏の病状は外見上はわからなかった。だが、病状についてB氏は、「寝て起きたら怪我が増えてるみたいな。寝て起きたらなんで、だいたい私が怪我治らないのは寝てるからみたいな。寝相が悪いから。なのでこう、よく擦れるここ。寝返りでたぶん打つここらへんとかが、いつの間にか」と語り、就寝中に病状が悪化し出血してしまい、朝、起床すると「シーツが事件現場みたいになってますね」と語った。その状況を、対面で話しているB氏の様子から想像することは難しかった。

第2部　ＥＢ者をめぐる社会

第3章

難病対策・難病看護におけるＥＢ患者の位置づけ

第1部では、ＥＢ者やＥＢ者家族を対象に行ったインタビュー調査から得られたデータより、日常生活や社会のなかでＥＢという「病い」がどのように体験されてきたか、その全体像を明らかにしてきた。つまり、ＥＢ者たちの「現在」を照らしてきたといえる。それに対し第2部では、時間を遡り、希少難病患者★01であるＥＢ者たちが、これまでの難病対策のもと、難病医療や難病看護等のなかでどのような位置に存在していたのか、また、ＥＢ者たちはケア環境の改善を求め、社会に対しどのような働きかけをしてきたのかについて明らかにしたい。

ＥＢは、１９７２年の厚生省「難病対策要綱」制定時においては、対象疾患ではなかった。だが、公費によって拠出される医科学研究事業の一つである「厚生省特定疾患稀少難治性疾患調査研究班」が１９８３年に発足し、ＥＢの医学研究や疫学調査がはじまった（笹井 1984）。その後、１９８７年には医療費助成の対象疾患に追加され、続いて2015年には先述したように難病法が定める指定難病にも認定されている（難病法制研究会 2015）。つまり、歴史的経過からみれば、EB者たちは国が定めた難病患者として約35年の歴史をもっていることになる。そうであれば、EB者たちは難病対策のもと、医療費助成のみならず、難病医療や難病看護の十分な恩恵を享受できていたはずである。しかし、「はじめに」でも述べたように、EB者たちをめぐる医療や看護、福祉などの支援体制は未だに整備はされていない。そして、彼らの日常生活には、どのような問題が生起しているのかは、これまで注目されることがなかった。それはなぜなのか。

本章では、国の難病対策がはじまった1970年代から、2015年に難病法が制定されるに至るまでの歴史的背景を整理し、その歴史のなかで、EBをはじめ希少難病を抱える者たちがどのように位置づけられてきたのかを明らかにする。ここで主に参照したのが政策学者である衛藤幹子の研究（衛藤 1993）で、難病対策がどのような過程を経て政策につながったのかを把握することに努めた。

1　日本の難病対策のはじまり

（1）スモンの発生と厚生省の対応

スモン（SMON）とは、Subacute（亜急性）-Myelo（脊髄）-Optico（視神経）-Neuropathy（神経障害）の略であり、主な症状として、下肢の痺れや感覚麻痺等がある。重症患者の場合、麻痺による歩行困難や視力障害を伴う（難病情報センター 2024d）。スモンの原因であるキノホルムは、１８９９年にスイスで開発され、アメーバ赤痢に有効な薬剤として報告されている。１９２０年代より整腸剤として内服されるようになるが、１９３５年にアルゼンチンでスモン様の症状が確認され、スイスではキノホルムを劇薬に指定した。当時の日本も同様の対応をとったが、軍隊で使用するため１９３９年に劇薬指定を取り消し生産拡大に切り替えた。戦後においても、衛生環境の悪化による消化器感染が蔓延し、社会情勢も混乱していたことからキノホルムへの危機感はなく、厚生省の薬事審議会で承認、投与量の増加も認められ、キノホルムを含有する市販薬は１８６品目にも及んだ（厚生労働科学研究費補助金（難治性疾患政策研究事業）スモンに関する調査研究班 2024）。

その後、１９５８年に日本で初めてスモンの症例が学会で報告され、１９６３年頃までに日本国内の各所で数十人程度の集団発生が認められた（小長谷 2015）。１９６４年には、埼玉県の戸田地区などで45例のスモン患者が発生したことから、感染説が強くなった。この状況を受け厚生省は、京都大学名誉教授である医学博士の前川孫二郎を班長に、最初のスモン調査研究班（以下、前川班）を設置した。厚生省が動いた背景には、戸田地区が東京オリンピックのボート競技会場になっていたという事情がある。それゆえに、スモンが感染によるものなのかどうか原因を解明し、直ちに対策を講じなければならなかったのである。しかし前川班の発足後、新たな患者の発生はなく、研究費そのものも１９６４年度は30万円、１９６５年度は36万円が厚生科学研究補助金から支出され、１９６６年度は１４０万円が医療研究助成金から支出されるにとどまり、いずれも研究内容に対し低額であったことから、原因は究明できないまま3年間で打ち切りとなった。

だが、1967年頃から岡山県で新たに患者が集団発生し、当該地域の医療機関や行政機関がウイルス説を表明したことで、マスコミもこれらの実態を大きく報道した。地域医療や地域行政、マスコミがこぞってウイルス説を喧伝したことにより、スモンは感染性であるというイメージが拡散し、スモン患者や家族はこのような社会情勢によって精神的に、そして社会的に、孤立へと追いやられることとなった。

この状況を受け厚生省は、1969年5月に厚生省特別研究費から300万円を支出し、ウイルス学者の甲野禮作を班長に、再度、スモン研究班（以下、甲野班）を設置した。これに対し、甲野は研究費の少なさを指摘し、スモン患者たちも「スモン対策推進に関する陳情書」を厚生大臣に提出し、1千万円以上の研究費を出すよう請願した。そして、この状況をマスコミは大きく報道し、患者の訴えを支持した。その結果、厚生省は数カ月で特別研究費を200万円増額し、さらに科学技術庁の特別研究促進調整費約3千万円を追加支出した。そして、同年9月に甲野を会長とするスモン調査研究協議会が発足し、甲野班は発展的解消となった。翌年の1970年には、新潟大学神経学教授の椿忠雄がキノホルム剤との関連を解明し、厚生省が同年9月8日にキノホルム剤の販売停止措置を講じた結果、患者数は激減した（衛藤 1993: 87-91）。

衛藤は、厚生省の一連の動向を、スモンが感染性であると疑われたことや、患者やマスコミ、世論から突き上げがあったことに加え、研究費の配分と日本医師会との関係も影響していたと指摘する。長いが以下に引用する。

厚生省研究補助金の中でも、医学や公衆衛生に関連した研究助成の支給対象者は、主に大学病院や国立病院の医学研究者や臨床医である。こうした勤務医の場合、日本医師会への加入率は低く、開業医に比べ医師会に対する帰属意識は希薄である。そして、開業医が医師会によって利益の保護・拡大を図ろうとするのに対し、彼らはそれを出身大学や所属する病院、あるいは先輩・後輩の繋がりに委ねる傾向にある。しかも、彼らの関心の多くは、医師会が中心課題に据えている医療費や医療体制といった政策・制度の問題よりも研究に向けられている。つまり、国立病院や大学病院の医師と医師会との間には意識のズレがあるということができ、その点で日本医師会は医師の利益集団として一枚岩ではないのである。このことは、健保問題が浮上する度に繰り返される日本医師会の強硬路線を危惧する厚生省にとって、一つの対抗措置になる。なぜなら、研究費を支給して大学病院や国公立系病院の医師の支持を取り付け、彼らと医師会との距離をさらに拡大すれば、医師会の凝集力を弱め、それは組織の弱体化にさえ結びつく。また、医師会とは別に医師集団との強力なパイプを確保することにもなる。しかも、彼らは研究・教育の点で一定の権威をもっている。折しも、メディアや世論が盛り上がり、これに乗じて、研究費の拡大を図ることが可能であった。（衛藤 1993: 91-92）

スモンの原因が究明されないことに対する不安が社会に広まり、その不安が感染説へとつながった。

さらに、その状況についてマスコミが大きく報道を重ねた。その結果、スモン患者や家族は社会から排除されたが、そのスモン患者と家族の原因究明を求める声を掬い上げ、広く社会に伝えたのもマスコミであった。そして世論は、スモン患者の排除から救済へと変容し、その動向を察知した厚生省は、原因究明への予算措置を大きく増額した。しかし、前掲の衛藤の指摘のように、厚生省によるこれらの対応は、世論への対処だけではなく医師会への対抗措置という意図もあったと考えられる。当時の厚生省は、「健保問題が浮上する度に繰り返される日本医師会の強硬路線」への対応に苦慮し、「医師会とは別に医師集団との強力なパイプを確保する」必要があったのであろう。このような両者の関係性のなか、世論が高まるスモン問題は厚生省にとって「研究費を支給して大学病院や国公立系病院の医師の支持を取り付け」るための好材料であったのだ。そして、厚生省と大学病院や国公立系病院の医師との関係はその後の難病施策にも連なっていく（渡部 2016）。

（2）患者運動の広がり

日本では、スモンの症例報告が行われてから10年以上にわたり、その原因が判明しなかったことなどから感染説が主流となっていた。その結果、社会的孤立に追い込まれた患者たちは、各地でスモン患者会を立ち上げていった。特に埼玉県の戸田地区で患者が多発していたことから、当該地域の中島病院のなかにもスモン患者の会が組織された。

中島病院にはスモン患者の診療と研究のために、東京大学医学部附属病院の神経内科医が派遣されており、また、東京大学医学部衛生看護学科出身で保健師である川村佐和子が東京大学医学部保健学科疫学研究室で研究をしつつ、中島病院の健康相談室に非常勤で勤務をしていた。川村は患者からの相談に対応し、１９６７年12月にスモン患者たちが神経内科医の井形昭弘に病気に関する悩みを話す機会を設けた。この取り組みを契機に、中島病院内にスモン患者の会が結成されるに至った。そして、１９６９年６月に小冊子「スモンの広場」を発行した。この冊子がマスコミに取り上げられることとなり、冊子を制作した川村に全国のスモン患者から連絡が入るようになる。これらをきっかけに、同年11月26日に「全国スモンの会」が結成され、会長に当事者である相良よし光、副会長・事務局長に川村が就任した（川村 1979: 41-66; 川村・川口 2008: 171-191）。

全国スモンの会の、当初の最大の目標はスモンの原因解明であった。しかし、その原因究明が進められている間にも、患者の生活は日に日に困窮を増していったことから、全国スモンの会は、１９７０年３月にスモン調査研究協議会に対し「ＳＭＯＮの保健社会研究班（仮称）の設置についての要望書」を提出した。同年５月には衆議院・社会労働委員会に参考人として出席した全国スモンの会会長の相良が、スモン研究における社会学的アプローチの必要性を訴え、同じく参考人で出席していたスモン調査研究協議会会長の甲野もその意見を支持した。その結果、同年６月、スモン調査研究協議会に保健社会部門が加えられ、これまで医学者を中心とした医学研究の場であったところへ、社会科学系の研究者が参画することになった。スモン患者たちの働きかけによって画期的な構成の研究組織が実現したのだった。

一方で、１９７０年３月には、スモンと同様に原因が不明で治療法がなく、就労が困難となり生活に困窮をきたすなど、精神的にも社会的にも孤立が生じるベーチェット病患者を診察し、支援をする医師たちによって、「ベーチェット病患者を救う医師の会」が結成され、国会に対しベーチェット病に関する研究費の獲得や治療費の公費負担を訴えた。また、同年6月には当事者自身の会である、「ベーチェット病友の会」が結成された。さらに、全国スモンの会より6年早く1963年に発足した、「日本筋ジストロフィー協会」も研究費の増額や病床の確保を厚生省や国会に求めていた。

こうしたなか、国会ではこれらの病気を「社会病」と称して盛んに議論されるようになる。まず、スモンとベーチェット病が1970年3月5日に衆議院社会労働委員会で取り上げられ、社会病救済基金制度の提案が行われた。続く3月30日の衆議院予算委員会においてはスモンやベーチェット病、筋ジストロフィー等、原因不明の社会病に対し調査研究だけではない特別対策措置の必要性が議論された。この議論は、1971年7月より1カ月間に20日以上入院をしたスモン患者に限り、研究に関する協力謝金という名目で月額1万円を支給することで決着がついた（衛藤 1993: 103-111）。

（3）「疾患エゴ」を排し薬害から難病対策へ

スモン問題を契機に1970年からベーチェット病、サルコイドーシス、筋ジストロフィー、1971年にはリウマチの問題が国会審議で議論されるようになり、これらの病気は「社会病」と総称された。それが「難病」という表現に切り替わったのは、先述した「ベーチェット病患者を救う医師の会」が1971年2月に「難病救済基本法試案」を作成したことによる。その全文が新聞で掲載されたことから「社会病」に代わって「難病」という表現がマスコミを通じて広まった。また、同会事務局の医師である守屋美喜雄は「難病救済基本法試案」作成に関し、ベーチェット病のみならず広く難病を対象としなくてはならないと述べている（衛藤 1993: 117）。

それは全国スモンの会でも同様の意向であった。全国スモンの会の副会長、後述する日本難病看護学会発足の中心人物でもある川村が、同学会誌に以下の内容で全国スモンの会の当時の方針について述べている。

当時、全国スモンの会の理念や方針については、初代会長故相良よし光氏の方針によって、多くの専門家から意見を聞き、決定するという方針をとった。中でも、筆者が大変印象深く思い起こすことは、東京大学医学部の故白木博次教授が神経病理学の立場から、毎週、全国スモンの会の会長・副会長と討論する時間を作ってくださり、スモン問題とは何ぞやという分析や問題解決のための作戦会議をしたことであった。故白木先生は世界の神経病理学者の中でも5本の指に入ると聞かされていた研究者で、先生の研究室の議論は、医学的内容にとどまらず、弁護士の参加や他の病気療養者や障害を持つ方々が随時加わり、世界の動向を踏まえて大変幅の広い、そして深い真剣な討論が熟成する時間であった。例えば、これまでの療養者の運動のように、疾患エゴ（一つの疾患療養者のみの問題解決を求め、自覚されないままに他疾患療養者の問題解決を抑えているという意味）に陥ってはいけない。それでは、疾患ごとに対策のための法律を作らねばならず、縦割り行政の弊害を重ねてしまう。また、スモンという神経系疾患は脳神経系総体の研究成果につながるところが多く、スモンだけの原因究明や治療法の開発はあり得ない。世界の医学研究者は脳神経系疾患の解明と治療法開発に向かっているが、多額の研究費が必要であり、脳神経系疾患を対象とする医療機関の経営は治療法がないまま、障害の深刻さのために赤字が多く、実際世界で拠点となる病院の閉鎖が相次いでいる。スモン問題の解決は社会的にも克服すべき条件が多いことなどがあった。このような討論の背景をもって、スモン療養者の運動はスモンの根拠資料から（脳神経系）難病問題を浮き彫りにし、対策は「（脳神経系）難病療養者全員に届くように」という理念を持つようになった。（中略）「スモン」対策を「難病」対策として要望し続ける際の課題は他にもあった。難病対策基本法（案）を要望したほうが良いという意見も多くあり、検討課題になった。当時は、公害（水俣病、第二水俣病、四日市ぜんそく、イタイイタイ病）が社会的に問題となり、水俣病はスモンと同じ脳神経系の障害による疾患であり、大規模な裁判中であり、１９６７年に公害対策基本法が制定された。また、サリドマイド問題も１９５０年代からはじまり、世界的に多数の被害者が出て、１９６２年には原因が服用薬の副作用によると解明された。薬害という大きな問題が社会に提起され、薬害対策の法律化が議論されていた。このような中で「難病対策を法律化するのであれば、スモン問題を薬害や公害としてとらえ、これらの対策の中にいれることが良いのではないか」という提案が有力者から持ち込まれた。議論の結果、全国スモンの会はこの提案を受けない、この時点では、法律化を要望しないと結論した。理由は、第1にスモンは未だ原因が判明していないため、原因が判明している水俣病などと同一の対策とは違う問題を持っていること、第2にスモン療養者が同じ境遇にある病棟や外来室で仲間意識を持ってきた、ＡＬＳやパーキンソン、筋ジストロフィー療養者など（神経系難病者）の問題解決に寄与できなくなることであった。その結果、難病対策は難病対策要綱となった。（川村 2021: 207-208）

これにより、全国スモンの会の方針決定の過程に、「世界の神経病理学者の中でも5本の指に入ると聞かされていた研究者」である東京大学医学部の白木博次が深く関わっていたことがわかる。その白木からの影響を受けた全国スモンの会は、スモン問題を「（脳神経系）難病問題を浮き彫りにし」たとし、今後の方針として「「（脳神経系）難病療養者全員に届くように」という理念」に大きく舵を切り替えた。その要因には、白木による助言、すなわち、スモンさえ救済されればいいという「疾患エゴ」を排除すること、それは「スモンという神経系疾患は脳神経系総体の研究成果につながるところが多」いこと、そして、そこには「多額の研究費は必要」という背景を踏まえ、「スモンだけの原因究明や治療法の開発はあり得ない」とした、脳神経系医学者としての視点があった。つまり、原因究明を第一の主な目的として立ち上げられた全国スモンの会は、その運動が展開されるなかでスモンは薬害であることが判明したが、その救済措置をサリドマイドなどの「薬害」ではなく、スモンの主症状である「神経症状」という特質に依拠したのである。「神経症状」という特質に依拠した難病運動は後の難病患者支援にも影響を及ぼす。

一方で、全国スモンの会のこの方針は、厚生省にとっても都合がいいものでもあった。衛藤は以下のように指摘する。

問題の焦点はすでにスモンからベーチェット病を始めとする他の疾患に波及し、それらを一括して難病対策が形づくられようとしている。このように、一定の制度的枠組みの中に収められた今となっては、敢えてスモンをその難病の枠組みから切り離し、別立ての施策を講じるよりも、その中に留めて置くほうが予算的にも、また手続き的にも望ましい。スモン患者の救済は、難病対策の中から実施されることになった。そのため、原因不明を要件とする難病の中に、原因の明らかなスモンが混じることになったのである。（衛藤 1993: 123-124）

このように、スモン患者たちによる患者運動のもと、「疾患エゴ」を排除した難病対策が実施されるようになった。しかしその内実は「原因不明を要件とする難病の中に、原因の明らかなスモンが混じる」ことだった。これらの背景には、衛藤が指摘したように、スモンを難病対策のなかにとどめておくほうが「予算的にも、また手続き的にも」厚生省にとっては都合がよく、患者運動と厚生省の利害が一致するという側面もあったと考えられる。

2　難病医療・看護の変遷

（1）難病対策要綱の3本柱

以上の経緯から、厚生省は1972年10月に、難病対策の総合的な指針として「難病対策要綱」を発表した。要綱では、「（1）調査研究の推進（2）医療施設の整備（3）医療費の自己負担の解消」が、3本柱として進められることになった（厚生省 1983）（図1）。

後述する「（1）調査研究の推進」では、「特定疾患調査研究事業」が創設され、スモンをはじめとする8疾患が調査研究の対象となった★02。また、「（3）医療費の自己負担の解消」では「特定疾患治療研究事業」が創設され、上記8疾患のうちスモンを含む4疾患が、研究への「協力謝金」という名目のもと、医療費助成の対象となった★03（厚生労働省 2014; 辻編 2015）。2つの研究事業の対象疾患は年々増加し、2009年には、「特定疾患調査研究事業」は130疾患、「特定疾患治療研究事業」は56疾患となった。

「（2）医療施設の整備」については、東京都が日本で初めての難病の独立専門施設である、東京都立神経病院と東京都神経科学総合研究所を整備するなど、国の難病対策を先導する形となった。東京都立神経病院は1980年に脳・神経系疾患を中心とした医療機関として設立され、初代院長はスモンの原因を解明した椿が着任した。また、東京都神経科学総合研究所は、1972年に脳・神経系疾患の予防

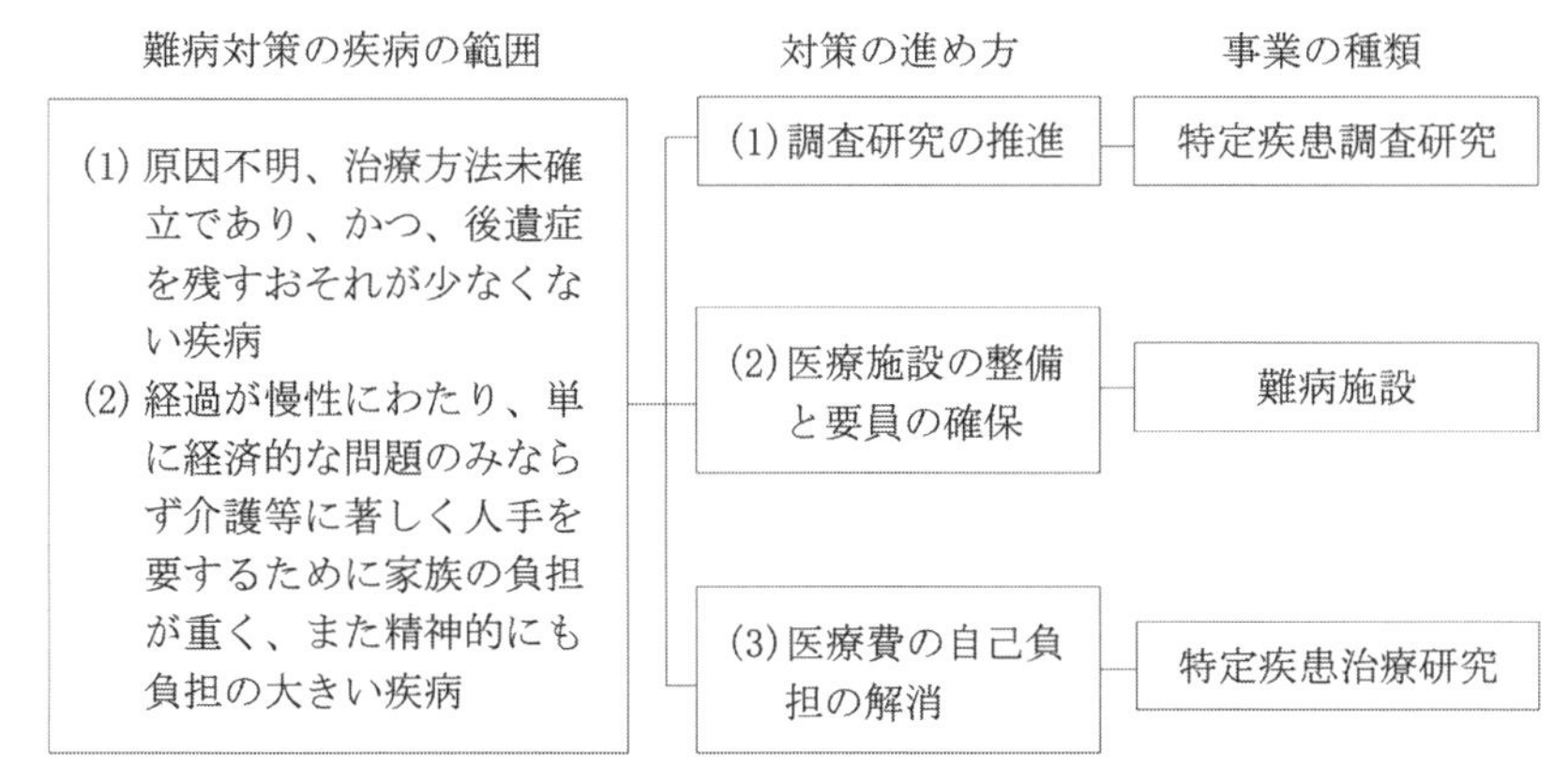

図１　難病対策要綱
厚生白書（昭和58年版）をもとに筆者作成

や治療、看護、地域ケアシステムの構築などを研究する機関として設置され、全国スモンの会の副会長であった川村が研究者として所属していた。そして、これら専門機関の設置の背景には、前に引用した文脈で川村が述べていた、「世界の神経病理学者の中でも５本の指に入ると聞かされていた研究者」である東京大学医学部の白木の存在があった。１９６８年４月、白木は大学教授の職にあったが、都立府中療育センターの院長を兼任、その後１９７０年に院長職は離れたものの、東京都の参与を兼任し、１９７５年３月まで当時の美濃部都政の医療政策を牽引した。そのなかで、東京都立神経病院と東京都神経科学総合研究所が設立されたのである（衛藤 1993: 139-143; 立岩 2018b: 243-258）。

現在、東京都立神経病院は、約３００床の入院専門医療機関となっている（地方独立行政法人東京都立病院機構東京都立神経病院 2024）。また、東京都神経科学総合研究所は、２０１２年４月に東京都精神医学総合研究所・東京都臨床医学総合研究所と統合し、東京都医学総合研究所として発足、さらに、公益財団法人に認定されている。現在、東京都医学総合研究所では、「難病ケア看護ユニット」が、後述する難病看護の中心的研究機関の役割を担っている（公益財団法人東京都医学総合研究所社会健康医学研究センター難病ケア看護ユニット 2024）。

（2）難病患者の療養生活に関する国の調査研究事業

難病対策要綱の3本柱のうち、「（1）調査研究の推進」においては、医学者等専門家によって構成される厚生省特定疾患調査研究班（以下、研究班）が組織され、疾患の診断基準や治療法等の研究が公費によって実施されてきた（渡部 2016）。研究班は、1972年に8研究班で発足し、翌年の1973年には20班、1974年は30班、1975年は40班と増加し続ける。1976年には研究班の大幅な改編が行われ、それまでは疾患別による縦割りの研究班構成のみだったのに対し、各研究班に共通する「テーマ別研究班」、つまり、横断的な視点が加えられることとなった（高瀬ほか 1985）。その「テーマ別研究班」の一つとして、難病患者の療養生活に関する調査研究である「難病の治療・看護に関する研究班」が立ち上げられた。「難病の治療・看護に関する研究班」は、各疾患の診断や治療法等を対象とする医科学的な研究班とは異なり、難病患者の治療、特に看護支援に着目し、研究班の構成員に看護職者たちが初めて参画し研究が行われることとなった。その後、研究班の名称や構成員、主とするテーマによって分岐、また統合を重ね、2024年現在においても難病患者の療養生活を対象にした公費による研究は継続している（厚生労働省難病患者の支援体制に関する研究班 2024）。

ここでは、難病対策要綱策定以降における公費による研究事業のうち、難病患者の療養生活等支援に関する研究がどのように変遷してきたのかを概観する。そのため、通年ごとの研究班動向を詳細に追うのではなく、5年間隔の研究代表者、研究内容等を一覧にまとめた（表1）。

「難病の治療・看護に関する研究班」は、初代班長に国立病院医療センター院長の小山善之が就いている。研究班は約数年単位で見直しが行われており、立ち上げられたばかりの「難病の治療・看護に関する研究班」では、通院や入院など主に医療機関における難病患者の実態調査が行われており、対象は医療費助成の対象疾患患者全般にわたっていた。次いで1980年の研究班では、1976年の研究目的がほぼ踏襲されており、初代班長の所属先と同じく国立病院医療センター院長の松葉卓郎が班長を担っている。1990年の研究班からは、名称が変わって「難病のケア・システム調査研究班」となり、その後も名称等を変更しながら継続され、2005年と2010年では、「重症難病患者の地域医療体制の構築に関する研究」、「特定疾患患者の生活の質（Quality of Life,QOL）の向上に関する研究」、「特定疾患患者の自立支援体制の確立に関する研究」と3つの研究班に分岐している。2015年以降は、再度、1つの研究班にまとめられ、2020年度からは「難病患者の総合的地域支援体制に関する研究」として継続している。

研究内容に関しては、国立静岡病院院長で神経内科医師の宇尾野公義が研究班班長を担うようになった1985年以降は、神経難病、特にALS（筋萎縮性側索硬化症：Amyotrophic Lateral Sclerosis）患者への在宅ケアや長期入院先等が研究の中心となっていく。研究班員も大半が国立病院や国立療養所の神経内科医

表1　難病患者の療養生活等支援に関する研究班の変遷（各年の研究報告書をもとに著者作成）

年	班名	班長	主な研究内容
1976	厚生省特定疾患難病の治療・看護に関する研究班	国立病院医療センター院長 内科医 小山善之	報告書の序では、「難病の診断と治療についてはそれぞれの疾患単位の研究班で独自の研究が進められているので、本研究班では難病の primary care の調査研究、専門診療機関に於ける medical care の研究、一般病院に於ける medical care の研究と療養所に於ける medical care の研究の 4 分科会を設けて調査研究を進める」とし、主に医療機関におけるケア実態について研究が行われている。
1980	厚生省特定疾患難病の治療・看護に関する研究班	国立病院医療センター院長 外科医 松葉卓郎	研究目的には「難病の治療・看護の研究は第 1 次 51-53 年度において、主として難病療養患者治療看護の実態について、特に看護度の検討が行われ、54 年度は在院患者の退院の条件、つまり在宅治療が出来る条件について検討されたが、今年度は 54 年度の研究を更に多数例について調査を続けると共に初診から入院迄と退院後の患者の実態を検討する」としており、在宅支援も視野に入れた研究が行われている。
1985	厚生省特定疾患難病の治療・看護調査研究班	国立静岡病院院長 神経内科医 宇尾野公義	報告書の序では、「本研究班の任務は難病対策の横断テーマとして、最も重要であり、疾患単位の調査研究と並行してさらに、進展、活性化せしめねばならない」と記されており、さらに「難病地域医療のシステム化、難病治療・看護体制の確立、難病のリハビリテーションを含めた包括医療、難病の中間施設および家庭医のあり方などの問題の解決を目ざし」とし、その研究対象は、ALS をはじめとする神経難病患者が大半を占めている。
1990	厚生省特定疾患難病のケア・システム調査研究班	東京都立神経病院副院長 神経内科医 廣瀬和彦	報告書の序では、「現在、高齢化社会への社会的対応は急を告げ、医療・保健・福祉の見直しや補強が実行されつつあります。この状況の中で「難病ケア」も確固たる位置を確保する必要があり、従来の研究班の活動は、そのためにも、役立つと考えました。人工呼吸器患者のための長期療養施設も急務の継続課題です」と記されている。研究内容を確認すると、その内実は、ALS 患者への支援内容が主であり、ここで記されている「難病ケア」は難病患者全般を示しているものではなく、「神経難病患者ケア」を意味している。
1995	厚生省特定疾患難病のケア・システム調査研究班	東京都立府中病院専門参事 神経内科医 廣瀬和彦	報告書のなかで廣瀬は、「特定疾患患者療養生活実態調査を実施することを重点テーマとし、さらにこれまでの研究課題の中で遣り残したものあるいは今後の展望に繋がるもので、とくに重要なものについて次の 6 つの分科会を組織して研究する」とし、(1) 実態調査分科会、(2) プライマリー分科会、(3) 治療・リハビリテーション分科会、(4) 継続看護分科会、(5) 長期療養分科会、(6) 地域ケア分科会、をあげている。これらの研究対象は、ALS をはじめとする神経難病患者である。

年	班名	班長	主な研究内容
2000	厚生科学研究費補助金 特定疾患対策研究事業 特定疾患対策の地域支援ネットワークの構築に関する研究班	国立療養所山形病院 院長 神経内科医 木村格	報告書のなかで木村は、「特定疾患（難病と定義）の中でも最も長期間にわたる専門医療の介在と毎日の生活上での高い介護支援、生活あるいは社会的支援を必要とする筋萎縮性側索硬化症 (ALS) など神経難病を研究対象として、専門医療を効率的に提供するシステムと地域毎の支援ネットワークのありかたについて全国の都道府県で実践的なモデル事業を実施する」とし、班名には、「特定疾患」と記されてはいるが、研究の内実は、ALS 患者を主な対象としている。
2005	厚生労働科学研究費補助金 難治性疾患克服研究事業 重症難病患者の地域医療体制の構築に関する研究班	東北大学大学院 医学系研究科 神経内科教授 神経内科医 糸山泰人	報告書のなかで糸山は、「重度の難病患者が直面している療養上の問題、なかでも医療ネットワークを中心とした医療提供体制を整備し、在宅療養を充実させることが本研究の目的である」とし、「①難病患者の入院確保のためのプロジェクト、②災害時の難病患者に対する支援体制プロジェクト、③難病患者の医療相談に関するプロジェクト、④自動痰吸引器普及ならび在宅療養改善プロジェクト」をあげている。そして、重度の難病患者とは、主に ALS 患者のことを示している。
2005	厚生労働科学研究費補助金 難治性疾患克服研究事業 特定疾患患者の生活の質 (Quality of Life,QOL) の向上に関する研究班	独立行政法人国立病院機構新潟病院 副院長 神経内科医 中島孝	中島は、「根治療法が困難な難病に対しては生活の質（QOL）向上を目的として多専門職種ケア（Multidisciplinary care）についての研究と次に評価をおこなうための QOL 評価法の研究」が必要であるとし、「難病ケアの QOL 評価尺度として、SEIQoL-DW（生活の質ドメインを直接的に重み付けする個人の生活の質評価表）」の研究が行われている。主な研究対象者は、神経難病患者であり、人工呼吸器装着に関する意思決定についても研究が行われている。
2005	厚生労働科学研究費補助金 難治性疾患克服研究事業 特定疾患患者の自立支援体制の確立に関する研究班	独立行政法人 国立病院機構宮城病院 診療部長 神経内科医 今井尚志	研究目的には、「高度の医療処置を受けている特定疾患患者が福祉・保健の連携の下、地域社会の中で、生きがいをもち、普通に生きていくための効率的な自立支援体制をどのように確立すべきかを明らかにする」とし、具体的には「1. 福祉・保健ネットワークの質の向上：介護保険施設の利用を進める、2. コミュニケーション方法の研究推進、3. 難病相談支援センターの役割研究」としている。2. に関しては、難病患者全般のコミュニケーション方法の研究ではなく、ALS 患者を主に対象とする意思伝達装置などの研究が行われている。
2010	厚生労働科学研究費補助金 難治性疾患克服研究事業 重症難病患者の地域医療体制の構築に関する研究班	独立行政法人 国立精神・神経医療研究センター病院 院長 神経内科医 糸山泰人	研究目的は、「重度の難病患者が直面している療養上の問題を明らかにして、医療環境を整備し在宅療養を充実させることが本研究班の目的である」とし、「拠点病院や協力病院における重症患者の長期入院が困難になっている状況では、在宅医療を中心に見すえた新たな視点でのネットワーク作りが必要」と述べられている。ここでいう、重度の難病患者は、主に ALS 患者のことを示している。

年	班名	班長	主な研究内容
2010	厚生労働科学研究費補助金 難治性疾患克服研究事業 特定疾患患者における生活の質（Quality of Life, QOL）の向上に関する研究班	独立行政法人国立病院機構箱根病院 副院長 神経内科医 小森哲夫	報告書のなかで小森は、「特定疾患患者における生活の質を向上させる為の方策は多岐にわたり、多くの専門職が協働しなければ解決法を見いだせない」とし、研究内容は、神経難病のリハビリテーション関する研究、ALS 患者の摂食・嚥下・栄養に関する研究、難病専門看護師育成と制度化に関する研究、ALS 患者への音楽療法に関する研究が行われている。こちらも班名には、「特定疾患」と記されてはいるが、研究の内実は、ALS 患者を主な対象としている。
2010	厚生労働科学研究費補助金 難治性疾患克服研究事業 特定疾患患者の自立支援体制の確立に関する研究班	独立行政法人 国立病院機構宮城病院 診療部長 神経内科医 今井尚志	研究の主な内容は、①難病相談支援センターへの支援方法について、②難病患者の安定した療養環境への整備、③難病患者への就労支援、としている。②療養環境整備は主に ALS 患者を中心にした研究内容であるが、①と③に関しては、難病患者全般に関する検討が行われている。
2015	厚生労働科学研究費補助金 難治性疾患等克服研究事業（難治性疾患等政策研究事業〔難治性疾患政策研究事業〕） 難病患者への支援体制に関する研究班	新潟大学脳研究所 所長・教授 神経内科医 西澤正豊	研究の主な内容は、難病患者への多職種連携のあり方、在宅医療支援体制のあり方、難病患者の災害対策のあり方等であり、多職種連携では、医療・保健・福祉のみならず就労支援機関との体制についても検討が行われている。在宅医療体制に関しては、主に神経難病患者を対象に、レスパイト入院に関する検討が行われている。また、災害支援に関しては、ALS 患者を主な研究対象としており、人工呼吸器装着者への外部バッテリー確保に関する研究が行われている。
2020	厚生労働行政推進調査事業費補助金 難治性疾患政策研究事業 難病患者の総合的地域支援体制に関する研究班	独立行政法人国立病院機構箱根病院 神経筋・難病医療センター院長 神経内科医 小森哲夫	小森は報告書のなかで、「1）難病診療連携拠点病院などで診断を受けた後からの「継続的難病医療の提供」、2）保健所保健師及び難病対策地域協議会と難病相談支援センターや自治体など関係機関がシームレスに協働する「難病の包括的地域支援」、3）多職種の専門性と連携が求められる難病患者支援の質を向上させる「難病従事者の教育・研究」の3つのカテゴリーで患者・家族を多方面から支援する研究を進めた」と記しており、難病患者の就労に関する研究や、難病相談支援センターの標準化に関する研究が行われているが、在宅療養に関する研究は、依然、神経難病を中心としている。

師等によって構成されており、2005年と2010年においては、前述のように3つの研究班に分岐をしているが、研究班構成員の多くは国立病院や国立療養所の神経内科医師が重複していた。2010年以降は、就労支援について疾患群を問わず神経難病以外の患者も検討されるようになってはきたが、依然として研究内容の大半を占めていたのは神経難病患者を中心にした療養生活支援体制であった。

(3) 難病看護と難病看護師

また述の公費による研究班と併存しながら、難病看護に特化した研究も重ねられてきた。その代表的な研究機関として挙げられるのが、1972年に設立された脳・神経系疾患の予防や治療、看護、地域ケアシステムの構築などを研究する機関である、東京都神経科学総合研究所(現、東京都医学総合研究所 社会健康医学センター難病ケア看護ユニット)である。そして、難病看護において中心的な役割を担ってきたのが、全国スモンの会の副会長であった川村である。川村は日本で初めての難病独立専門施設である、東京都神経科学総合研究所にも所属し、1973年には「在宅看護研究会」を立ち上げ、在宅人工呼吸療法を行うALS患者への支援等に関する研究を行う。「在宅看護研究会」設立に関して川村は、自著のなかで以下のように記している。

> 在宅難病患者を訪問援助している者が職種や立場を超えて、集まり、仕事の研鑽をはかり、仕事の体系化をしようという会である。(川村 1979: 121)

当時は、在宅医療や在宅看護、特に在宅人工呼吸療法患者への支援に関する経験や技術は確立されておらず、また、制度も整備されていなかった。ゆえに、個々の事例から「仕事の体系化」を図る必要があった。

その後、1979年に「難病看護研究会」が発足、1995年には「日本難病看護学会」に改編され、学会事務局は、東京都医学総合研究所 社会健康医学センター難病ケア看護ユニットが担ってきている（一般社団法人日本難病看護学会 2024a; 本田彰 2022）。日本難病看護学会への改編以降も、神経難病患者、特にALS患者への在宅看護に関する研究が中心に行われ（牛込 2002）、近年では、人工呼吸器装着に関する意思決定支援への研究関心が高まっている（申ほか 2019; 長谷川 2022）。難病患者たちの福祉に関する研究を行っている堀内啓子は、このような学会の傾向に関して以下のように指摘している。

> 研究の傾向は、神経系疾患患者の看護及び介護に集中している。特に、呼吸障害による人工呼吸器装着患者の居宅長期療養上の支援システム（サービス提供システムやニーズ把握、ネットワークなど）に関する事例研究が多く、しかも年々増える傾向にある。（堀内 2006: 22）

そして、日本難病看護学会は2013年に、「一般社団法人日本難病看護学会認定・難病看護師」（以下、難病看護師）制度を発足させ、難病看護師は以下の役割を果たすことを目指すとしている。

・難病の病態・病期に応じた看護判断に基づき、患者の主体的な療養生活を支援する看護実践ができる
・質の高い療養生活を送ることができるよう、難病患者・家族に対して相談・助言を行うことができる
・難病患者・家族の支援について、看護職員・関係職種の職員に対して連携し、助言・支持ができる
・難病患者・家族の生活の質向上を目指した地域としての取り組みに参画し、社会支援システムの向上・創造に寄与できる　（一般社団法人日本難病看護学会 2024b）

難病看護師の認定を得るには、経験年数等の受験資格をクリアし、年に1回開催される講習と認定試験に合格しなくてはならない。講習のテキストは、『難病看護の基礎と実践』（川村・中山 2014）が用いられている★04。同書は、難病対策の歴史や、医療費助成の対象疾患のなかでも患者数が多い消化器系難病や膠原病系難病にも触れてはいるが、大半のページが、神経難病患者への看護に割かれている。例えば、「皮膚症状への看護」の項目においても、皮膚難病患者へのケアではなく、神経難病患者の長期臥床に伴う褥瘡、いわゆる、床ずれ等への看護に関する内容なのだ。

一方で、巻末の資料で示すように２０１５年の難病法において対象となる疾患が大幅に拡大された（３１１ページ参照）。その多くが希少難病である。このような時代背景を受け、近年の日本難病看護学会誌では、今後の難病看護師の方向性に関する記述が散見されるようになる。東京都医学総合研究所　難病看護ケアユニットリーダーであり、日本難病看護学会理事でもある中山優季は、難病看護師の方向性について次のように述べている。

＃神経難病か難病か？（難病認定看護師の）専門性についての検討開始当初は、「神経難病専門看護師（仮称）」であったが、難病法の制定に伴い、対象疾患が増加することが見込まれている中、難病は神経難病に限らないため、名称を「難病看護師」とすることとした。とはいえ、看護特に、訪問看護を利用する難病患者は、神経系難病が最も多いため、現行の教育内容は、神経難病が主体となっている。難病看護は、日本独自の難病患者を支える仕組みの中で培われてきたものであり、疾患ごとではなく、難病看護としても共通の知として、位置づけられてきた。このことの実証的な取り組みも必要であろう。訪問看護をより多く要するような状態像と、ＡＤＬは自立しており、症状コントロールが必要な状態像への看護では、療養生活支援の専門家としての役割は同じであっても看護提供内容は異なる側面があるといえる。（中山 2022: 41）

また、同じく日本難病看護学会代議員の藤田美江も難病看護師の方向性について以下の課題を記している。

日本難病看護学会は、神経筋疾患患者への看護を中心に発展してきた歴史がある。一方、「難病の患者に対する医療等に関する法律」が施行され、医療費助成対象疾患（指定難病）は３３８疾患に拡大した（２０２１年１月）。（中略）そのため、難病看護師が神経筋疾患だけわかっていて、他の疾患についてはわからないということは好ましくはないだろう。しかし、現実的にすべてを網羅するような教育プログラムを構築することは不可能であり、看護師の専門性を高めようとすれば、ある程度焦点をあてる疾患群を絞らざるを得ない。看護系学会には、日本慢性看護学会があり、慢性疾患を有している患者の看護という点では重複することも多い。イギリスではパーキンソン病（PD）のケアマネジメントの専門家としてPD Nurse Specialistの資格があり、日本でも日本パーキンソン病・運動障害疾患学会（Movement Disorder Society of Japan: MDSJ）が、全国でPDナース研修会を開催するようになった。専門・認定看護師があまりにも細分化しすぎていくと、何を目指せばよいのかわかりにくくなる問題点も生じてくる。また、病棟にしろ、訪問看護ステーションにしろ、特定の疾患患者だけを看護することは考えにくい。われわれは細分化していくことで専門性を高めようとするのか、難病看護ジェネラリストの育成を目指すのか、今後、サブスペシャリティーとしての疾患あるいは疾患群をどのように考えるか、悩ましい課題である。（藤田美 2022: 50）

ここでは、社会的背景から神経難病患者以外の看護についても専門性を広げるべきか「悩ましい課題」として捉えられている。だが、「看護特に、訪問看護を利用する難病患者は、神経系難病が最も多い」や、「看護師の専門性を高め」るためには、「ある程度焦点をあてる疾患群を絞らざるを得ない」等の理由で、現状維持の必要性も語られている。

藤田美が述べていた、「看護師の専門性」について看護学者の永田まなみは、「看護の専門性への一考察──立岩真也の批判をてがかりに──」のなかで、立岩による看護の専門性に関する論考をもとに考察を行っており、以下のように述べている。

部外者でありながら、看護の専門性がすでに確固として存在することを的確に示した立岩が、専門分化は看護全体の底上げに寄与するよりむしろ、細分化することで全体的対応ができずサービスの受け手に不利益を与えると警鐘をならしたことを見過ごしてはなるまい。サービスの受け手の側からみれば、ジェネラリストとスペシャリストが、力を結集すべきことは明らかである。一旦専門性が細分化された今日、看護全体の質の底上げにむけて両者の協働を検証すべき時期にある。（永田 2012: 50）

「難病看護師」も専門性が細分化された資格の一つである。前掲の引用の中で藤田美は、「難病看護ジェネラリストの育成を目指すのか、今後、サブスペシャリティーとしての疾患あるいは疾患群をどのように考えるか」と述べていた。だが、その議論もさることながら、「難病看護師」は、看護全体の質の底上げにどのように寄与できるのか、まずは、この点に関する検討が必要なのではないだろうか。

3　周縁化されたＥＢ患者たち

スモンの発生から難病対策要綱が策定されるまでの経過を概観した結果、１９６０年代は集団発生という疫学的背景があったために感染説が有力視され、スモン患者たちは病状による苦痛のみならず、社会的に排除される環境に追い込まれた。だが、１９７０年代には薬害であることが判明し、その結果、患者の発生が食い止められるなど、劇的な展開でスモン問題は解決に向かった。しかし、すでに薬害によって発症してしまったスモン患者たちや、患者たちを支援してきた医療者は、救済措置として国に対し、「薬害」という枠組みとは別に、スモンの主症状である「神経症状」という特質に依拠し、他の神経症状等を抱えた者たちと共に「難病対策」の必要性を訴えた。その背景には、川村が述べていたように、スモンだけ救済されればよいという「疾患エゴ」を排除し、「病棟や外来室で仲間意識を持ってきた、ＡＬＳやパーキンソン、筋ジストロフィー療養者など（神経系難病者）の問題解決に寄与できなくなること」（川村 2021: 208）を避けるためであった。その結果、難病対策要綱は、スモンのみならず他の疾患を含めた医療費助成支援へと広がりを見せたのである。前述のように、ＥＢは１９８７年に医療費助成の対象疾患に追加されている。その背景には、スモン患者や支援者である医療者たちが、「疾患エゴ」を排除した理念のもと難病対策運動を展開したという経緯があり、そのおかげで医療費に関する支援をＥＢ患者たちも受けられることになったといえる★05。

一方で、厚生省特定疾患調査研究班による難病患者の療養生活支援に関する研究の変遷を概観したところ、各研究班班長の専門領域は、１９８０年度まで内科や外科であったのに対し、１９８５年度の宇尾野公義（宇尾野 1986）から２０２０年度の小森哲夫（小森 2021）に至るまで、約35年間にわたり神経内科医師もしくは医学者であり、ゆえに、研究対象がＡＬＳ患者を主とした神経難病に集中していたことがわかった。前述のようにスモン対策で中心的に関わった医学者としては、１９６０年代に東京都立府中療育センターの初代院長に就き、難病対策が大きく動き出した1970年代に東京都の参与を兼任し当時の美濃部都政の医療政策を牽引した東京大学医学部の神経病理学者の白木や、スモンの原因を解明し日本初の難病専門医療機関である東京都立神経病院の初代院長であった椿があげられる。このように神経内科医師もしくは医学者たちが難病対策の中心となる流れは、難病対策要綱が策定されてからも引き継がれてきた。医療社会学者の渡部沙織は、難病対策要綱体制下における神経内科医師や医学者たちについて、次のように指摘している。

スモン対策で主要な役割を果たした研究医のうち多くを占めたのは、神経内科を専門領域とする専門医であったが、同時期に彼らが医科学研究で取り扱っていた疾患群が難病に包括されていったと考えられる。難病の公費医療では、対象となる疾患リストが研究医の組織によって選定され、選定の境界は医科学研究の対象となるかということに依存する。このような制度は患者の立場からすれば疾患間の不平等を生じるが、難病の公費医療は当初から主に神経内科を専門領域とする研究医という狭いコミュニティの医科学研究の論理によって運用されてきたのであり、患者の利益は政策にとって重要な問題ではあるが必ずしも第一義的な要素ではなかったのである。（渡部 2016: 111）

また、難病患者の療養生活支援に関する研究班班長の所属先は、国立病院や国立療養所の院長等であった。前述のように衛藤が指摘していた点、すなわち、難病対策における「厚生省と大学病院や国公立系病院の医師とのパイプ」は、医科学研究のみならず、難病患者の療養生活支援に関する研究においても根付いていた。

さらに、神経筋疾患に特化した医科学研究の動向は、難病看護学研究でも同様であった。日本難病看護学会の変遷を概観したところ、「難病看護」と表してはいても、実質的には神経難病患者の看護研究を主にしていた。さらに、難病看護師の育成も、「難病の病態・病期に応じた看護判断に基づき、患者の主体的な療養生活を支援する看護実践ができる」等、掲げた役割を実践できるのは、神経難病患者への支援に限られるようなプログラム構成となっていた。当然、神経難病、特にＡＬＳ患者への看護支援に重点が置かれてきた背景には、疾患そのものの重症性がある。患者や家族が抱える課題は重く、かつ多く、それゆえに優先的に検討すべき対象となったのであった（神門ほか 1997; 隅田 2003; 山本か 2006）。だがそれが結果的に、日本における「難病看護」が、「難病患者全般への看護」ではなく、「神経難病患者への看護」という対象の狭い看護を意味することにつながっていった。

これまで、難病対策に関する先行研究において、渡部や衛藤が主に指摘をしてきたのは、医科学研究における研究医の専門領域や所属先であった。だが、本章で明らかになったのは、医科学研究と同様に、難病患者の療養生活に関する研究においても、国立病院や国立療養所に所属する神経内科を専門とする医師たちによって行われていたことであった。さらに、難病看護学研究においても、難病と表しつつも神経難病患者を主に対象とした研究が、現在も進められているということであった。

筆者は博士予備論文★06において、ＥＢの医科学研究の歴史を整理した（戸田 2020）。特に１９８３

年に立ち上げられた「厚生省特定疾患稀少難治性疾患調査研究」から、2018年度の「厚生労働科学研究費補助金難治性疾患等政策研究事業 稀少難治性皮膚疾患に関する調査研究」に着目した。そこでは、1995年の報告書までは、医科学研究が中心であるものの、EB患者のQOL等、療養生活に関する研究も含まれていた。しかし、厚生省特定疾患調査研究事業の見直しにより1996年度以降は、研究員の削減など研究体制が大幅に変更され、その後、EB患者のQOLに関する研究は行われなくなった。だが、前記のようにQOLを含む難病患者の療養生活に関する研究も、神経難病患者を対象としており、難病看護研究においても同様の傾向にあった。前述の中山は、日本難病看護学会誌において、研究班によるこれまでの実績に関して以下のように述べている。

これら政策研究班の中で、看護職の研究者たちは、一例ごとの看護実践からの看護ケア技術（食事、排せつ、気道浄化、多岐にわたる）やよりよく暮らしていくための支援システム（在宅診療・専門医、かかりつけ医、保健師による支援など）の提唱をしてきた。特に、1980年代より試行的に実施されてきた在宅人工呼吸療法の実践例を蓄積し、1990年の診療報酬に貢献したことは、大きな成果といえる。（中山 2022: 37）

研究班構成員のなかには、日本難病看護学会の看護研究者も複数存在した。つまり、研究班の神経内科医師や日本難病看護学会の看護研究者たちは、共に連携を図りながら神経難病患者たちの生活を支えるための看護や支援システムの構築を行った。そして、その研究成果が診療報酬項目の新設に貢献するなど、在宅人工呼吸療法を行う神経難病患者たちの生活に寄り添ってきた。その意義は極めて大きい。一方で、第4章で詳述するがＥＢ患者たちは日本における皮膚ケア環境の過酷さからその改善を求め、街頭での署名活動や厚生労働省への陳情を重ね診療報酬の新設につなげた。その過程には、研究班や難病看護研究者等の協力者はおらず、さらに、ＥＢ患者たちが求めるケア環境は実現できないという医療者まで存在していた。

これらからいえることは、長きにわたり公費によって難病患者の療養生活に関する研究が行われてはきたが、その研究成果は、ＥＢ患者たちをはじめ多くの希少難病患者の日常生活に恩恵をもたらすものではなかったということである★07。

こうしたことから本章では、以下の3点が明らかになった。

1点目は、「疾患エゴ」は排除するというスモン患者たちの理念が難病法における「公平・安定的な医療費助成制度の確立」へと連なり、ＥＢ患者をはじめ多くの難病患者たちの経済的支援につながっていたということである。医療費の公費助成は、生涯にわたり医療を切り離すことができない難病患者たちにとって、重要な位置づけになっていることは言うまでもない。

2点目は、公費による難病患者の療養生活に関する調査研究の歴史を確認したところ、長年にわたり、そして現在においてもなお、神経難病患者を主な研究対象としていた。それは、神経難病偏重の歴史であり、神経難病患者以外の者たちにとっては、公平とは言い難い環境が今も存在しているということを明らかにした。

3点目は、難病看護においても2点目と同様の傾向にあり、日本における「難病看護」は、「神経難病患者への看護」という対象の狭い看護を意味していたということである。

2点目と3点目に関しては、特に日本の難病対策の契機がスモンであったことに大きく影響を受けていた。つまり、スモン問題を薬害ではなく、スモンの主症状である「神経症状」に依拠したため、難病対策に関わる主要な医療者は、神経内科を専門とする医学者たちが占めることになったのである。ゆえに、現在においても、「難病の療養生活支援」は、実質的には「神経難病患者への療養生活支援」を意味している。

これらを総合的に解釈するならば、EB患者をはじめ希少難病患者たちは、難病法のもと医療費助成支援を受けることができていた。だが、病者の問題である「病い」という枠組みでは、彼らの療養生活、すなわち、日常生活における問題は等閑視され、現在においても周縁化されたままであることが明確となった。

註
★01 本書では主にEB当事者のことを、「EB者」と表現をしているが、難病対策や難病看護のなかでは、「難病患者」という表現が使用されているため、本章に限り主に「EB患者」という表現を用いる。
★02 「特定疾患調査研究事業」は、スモン、重症筋無力症、多発性硬化症、難治性肝炎、再生不良性貧血、全身性エリテマトーデス、サルコイドーシス、ベーチェット病の８疾患が対象となった。

★03 「特定疾患治療研究事業」は、スモン、ベーチェット病、重症筋無力症、全身性エリテマトーデスの４疾患が対象となった。

★04 筆者が受験をした２０１４年に使用されていたテキスト。

★05 本章では、スモン問題を難病対策の側面から描いてきた。だが、前述のとおりスモン問題は薬害である。そのことについて医療社会学者の田代志門は、「薬害スモンはサリドマイド事件と並んで日本における薬害の原点であり、その後の薬害訴訟にもスモンの経験がさまざまに引き継がれている。そもそも薬害概念が定着するのもスモン以降であり、その意味で、この事件を契機として「薬害という社会問題」が日本で正式に立ち上がったといえるだろう」と述べている（田代 2023: 95）。

★06 修士論文に相当するもの。

★07 この考察に対し、立岩は以下のように述べている。「戸田の理解は、スモン以降の「難病」の浮上に伴い、その対応策が、拙著でもとりあげた白木博次（1917/10/22 ~ 2004/02/19）、椿忠雄（1921/03/16 ~ 1987/10/20）、井形昭弘（1928/09/16 ~ 2016/08/12）といった神経内科医、そして「難病看護学」の創始に関わった川村佐和子（1938/09/04 ~）らを中心になされ、そのことによって神経難病以外の難病がすみのほうに追いやられたというものだ。私はそれはそれで間違っていないと思う。ただ二つを加える。（中略）一つ、拙著『病者障害者の戦後』に記したのは、それ以前、といっても１９６０年代半ばなのだから、数年前のことだが、酒井も本に記したように、筋ジストロフィー（ともう一つは重症心身障害）の子どもたちを国立療養所が受け入れる、国立療養所の経営にあたっていたのは医師たちであり、その仕事は「本来は」研究であるともされたから、子どもたちを収容しその原因と治療法を解決するのだということにされた。そして、その推移には厚生省が強く関わってもいたから、その予算が研究班の形成に関わり予算の配分に関わった。筋ジストロフィーはこの時にいちはやく制度化されたから、後の難病のなかには入ってはいないが、私はこの時にできた仕組みがこの国の難病政策に関わり、そしてそれは、医療・医療者による包摂、施設収容などよろしくない効果ももたらしたと考える。そのことを述べた（立岩［201812: 84-201］）。このこととスモン以降の動きとがどの程度の割合で効いているのか。これはさらに調査したらよりはっきりしたことが言えるかもしれない。もう一つ、その上で、さきにあげた人たちの位置について。その人たちがどんな人たちであったのかについても拙著でかなりの紙数を費やして記した（立岩［201812: 225-258］）。神経内科が専門の医療者であることによる限界があったというだけのことではないことを述べた。「難病」の人たちにとっても、医療という枠組みでは自分たちの生活は困難なのだから別の、普通の言葉を使えば「福祉」が必要だった。むろんそんなことは誰でも言う。しかしこの時期以降、わずかずつではあるが、「必要なだけ」を要求する動きがあり、それはその神経内科的な人たち、医療者全般の知らないものだった。あまりに象徴的であるためにかえって言うのがためらわれるほどだが、その動きの一つの出発点は「府中療育センター闘争」だったが、白木博次はそのセンターの初代の所長だった。その今から振り返ればなかなか「社会派」であって立派であり、患者や患者会から慕われた人たちだったその人たちと、この頃起こった運動とは長く無関係だったし、それは基本今でも同じだ。さらに「医療的ケア」については、それをあくまでも看護職の仕事としたい人たちと既に行なってきた介助・介護の仕事の人とが対立し、川村は前者の中心人物であってきた。むろんそれでは、「難病」の人たちも含む多くの人たちが生きていけないから、制度を使いそれを大きくしていこういう人たちとの関係が形成され、それが大きくなっていくのはだいぶさきのことになった。このこともまた見ておいてよいと思い、本に書いた」（立岩 2023: 121-122）。

第4章

ケア環境を社会に問い直す

第3章では、難病患者の療養生活に関する公的研究や難病看護学研究を概観してきた。その結果、EB患者たちの療養生活、すなわち、日常生活に関する問題は、今なお等閑視され周縁化されたままであることがわかった。では、EB者たちはこのような医療をはじめとする社会をどのように捉えてきたのだろうか。

本章では、医療や公的制度を受ける患者、いわば受動的な対象者ではなく、これらの環境に疑問を抱き、社会に問い直しを求める運動に至った主体的なEB者たちの存在に着目する。

繰り返しになるが、公費による難病患者の療養生活に関する調査研究や、難病看護学においては、EB者たちの日常生活問題は周縁化されたままであった。研究者や医療者たちがEB者たちのケア環境に疑問を抱き、改善を図るための研究や、政策提言を行う機運などは皆無だったのである。このような背景のなか、2007年にEB者同士の交流や情報交換を主な目的として、当事者である宮本恵子氏（以下、宮本会長）★01を中心に、北海道で友の会が設立された（表皮水疱症友の会事務局 2007）。だが、その1年後に友の会の方針が大きく変動し、ケア環境の改善を求めた署名活動と厚生労働省への陳情に奔走することになる★02。なぜ、EB者同士の交流や情報交換を主な目的として立ち上げられた友の会が、設立後1年でケア環境の改善に動き出したのか。そして、ケア環境になにを求め、どのように活動を行ったのか。本章では宮本会長へのインタビューデータ★03や友の会の会報誌等を中心に、友の会が設立された2007年からケア環境の改善★04を求めて活動を行った2010年までの経過を明らかにする。

1　EB者たちの背景

（1）患者会の必要性

これまでにも述べてきたようにEBは、難病法における指定難病に認定されている。一方で、指定難病に認定されていない疾患を抱えた者たちも多数存在している。病気の進行により多くの関節が癒合するため、全身の可動域が極度に制限される進行性骨化性線維異形成症（Fibrodysplasia Ossificans Progressiva: 以下、FOP）を抱えた者たちものその一例である。

FOPは2015年まで指定難病に認定はされていなかった。そのため、FOP者たちは、インターネットを通じて当事者同士がつながり、病気の認知度の低さや指定難病に認定されていないことに疑問を抱き、２００４年からインターネットでのダウンロード署名を開始する。２００５年には約37万人の署名を集め、これを機に患者会を設立していた（沖・中根 2015）。

このような背景をもつＦＯＰに対してＥＢは、１９８３年に厚生省特定疾患稀少難治性疾患調査研究班が発足し、医学研究や疫学調査が開始された。また、１９８７年には指定難病に追加され、続いて２０１５年に厚生労働省より定められた難病法が定める指定難病にも認定された。医学研究においても１９９０年代には遺伝学的解析が急速に進み、診断の技術や治療研究も進められている。つまり、ＥＢ者は、スモンの患者会が礎を築いた難病対策における指定難病に早期から認定されており、ＦＯＰ者たちのように指定難病の認定を求めるなどの患者会活動を行わなくても、すでに構築された制度の環境内にあり、医療費助成や治療研究推進を求めるための患者会活動を行う必要はなかった。

（2）ガーゼと包帯

一方で、指定難病によりＥＢ治療に関する医学研究が行われているとはいえ、今現在においても治療法のみならず有効な対症療法もなく、ＥＢ者には脆弱な皮膚を抱えた日々が常に目の前に迫っている。これまでの語りにもあったように、毎日繰り返す皮膚ケアは、その時の皮膚病状に応じて軟膏を塗り、ガーゼで覆い、包帯で固定をするというものであった。一般的にはガーゼを包帯ではなくテープで固定をするほうが簡易ではあるが、ＥＢ者の場合、テープを皮膚に貼付すると剥がす際に脆弱な皮膚も一緒に剥がれてしまうため、テープではなく包帯で固定するしか方法はなかった。病状が全身に及んでいる場合は、1回のケアに2~3時間を要し、それが断続的に必要となることからケアを担う家族の負担も大きかった★05。

さらにガーゼでのケアには大きな問題があった。時間が経過すると、皮膚創傷部位とガーゼが乾燥し固着してしまうのである。その結果、皮膚創傷部位と一体化したガーゼを交換するためには、周囲の脆弱な皮膚も共に剥がれてしまい激しい痛みが伴う。そのため、EB者たちは、日々のケアのたびにその激しい痛みに耐えるしかなかった。また、耐えなくてはならないのは痛みだけではなかった。皮膚創傷部位が回復する過程で、今度は激しい痒みが生じる。特に夏場は、ガーゼと包帯で覆われているだけでも暑さで痒みも増す。なおかつ、動くことでガーゼと包帯は容易にずれてしまい、そのたびに包帯を巻き直さなくてはならなかった。ガーゼと包帯でケアを行っていた当時の様子を、宮本会長は次のように振り返る。

「(動くことで)包帯ずれてガーゼもずれて傷が出てて、そこに下着がくっつくんですよ。下着は……また剥がす。だから痛み……その痛みがひどいので(幼少時ケアをする母親に対し)『絶対ずれないようにしてね』っていうと、本当グルグル巻きですよね。ミイラ状態。だからそういうのがずっとありましたよね。夏でもそうやってね、何かこうノースリーブ着て『ああ!』っていう、こういう素肌をさらす感覚の生活感はないので、ほとんど。」【1回目インタビュー】

日常生活で体を動かすことによって、ガーゼと包帯は容易にずれてしまう。それにより創傷部位が露出し、血液や浸出液が漏れ出てしまう。その結果、血液や浸出液は衣類と創傷部位を固着させてしまうのである。このような状況が生じると、身体からその衣類を剥がさなくてはならず、それは強い痛みを生じさせていた。これらを予防するためには、ずれないように、包帯を「グルグル巻き」にし、「ミイラ状態」を選択するしか方法はなかった。このように、EB者たちは防ぎようのない水疱から生じる激しい痛みや痒みの不快感、加えて「ミイラ状態」の閉塞感を全身に纏っていることになる。

(3) 孤立

EBは希少難病であるがゆえに、EB者同士で広く情報交換ができる環境は、友の会が設立されるまでなかった。友の会が設立される以前の生活の様子を、宮本会長は友の会会報誌で次のように語っている。

「『かわいそうに、火傷なの?』『病気がうつるんじゃない?』『気持ち悪い』……子どもの頃から私を見た人が投げかけてくる決まり文句です。いつも包帯をぐるぐる巻き、見た目が異様とは言え、自分は愛されない子なんだと思い込むには、十分な視線と言葉でした。」(宮本編 2014)

多くの皮膚疾患患者を診察する皮膚科専門医ですらEB患者の治療にあたることは稀であり、EB者同士が病院の外来などで知り合うという機会はないに等しかった。ゆえにEB者たちは日々のケア方法、日常生活の工夫などの情報交換や、脆弱な皮膚を抱えた自身の身体に対する思いを他者と共有することはもちろんなかった。繰り返す皮膚病状による苦痛や、包帯に覆われている自身の存在を「自分は愛されない子」として受け入れるしか方法はなかったのである。

2　友の会と新たなケア材料

(1)　友の会発足

友の会設立のきっかけは2006年にさかのぼる。宮本会長は、当時の主治医である北海道大学病院皮膚科教授の清水宏医師（以下、清水医師）から患者会をつくらないかと声をかけられる。清水医師はEB専門医として診療や治療研究を行っていたが、EB専門医ゆえに日々のケアについても相談されることが多かったようである。宮本会長は、清水医師が患者会設立に向けて働きかけていた背景をこう推察する。

「治療以外の、治療研究以外の（日々のケアに関する）相談事が非常に多かったらしい。（外来時などでEB児の）親が聞くのはたいていそういうことでしょう。だから患者さん同士で情報交換したほうがいいっていうのは、はじめから思ってはいたんじゃない。でも結局、自然のなかで（ＥＢ者たちから患者会設立の話）は出てこなかった。生まれなかったんだよね。そいでいろんな人に声をかけたっていうのはあとから聞いた。」【4回目インタビュー】

医師は治療や治療研究などが専門領域である。病状の変化を観察し、病状に応じた軟膏等の処方や医学的な助言、また、皮膚がんをはじめとする合併症の早期発見や早期対応が求められる。しかし、日々の生活ではケアが中心となるＥＢの特質ゆえに、診察場面ではケアに関する相談が寄せられることが多かった。そこで清水医師は、ＥＢ者同士でケアに関する情報交換ができ、交流もできる場として患者会の設立を考えていた。しかしＥＢ者自ら患者会設立への声は上がらなかったため、清水医師は宮本会長に声をかける以前に、数名のＥＢ者や家族に声をかけていたようだ。だが断られていた。清水医師から声をかけられた当時の宮本会長の心情も、乗り気ではなかった。

「（清水医師から患者会をつくらないかと声をかけられた時）『先生がつくろうというなら、いいですけど。でも、何もできませんよ、私は』っていってたぐらいだから。全然やる気なし。」【4回目インタビュー】

「全然やる気なし」ではあったものの、翌年２００７年5月に宮本会長の札幌にある自宅を事務所とし、友の会を設立した。当時発行された友の会会報誌（表皮水疱症友の会事務局 2007）には、「一人でも多くの人たちと仲間のネットワークをひろげ、情報交換と交流を図りながら、難病と向き合う勇気と元気を育んでいきます」と友の会の目標が記されている。宮本会長自身も脆弱な皮膚を一人で抱えた孤立と、情報がほとんどない環境を経験してきた。それらの経験によって、友の会設立時の目標が立てられた。また、友の会設立に際し、清水医師の紹介で宮本会長は地元新聞社の取材に応じている。さらに、北海道大学病院皮膚科のホームページでも友の会参加への呼びかけを行った結果、首都圏在住のＥＢ者とその家族から問いあわせが入るなど徐々に広がりをみせた。

このように、友の会は、清水医師による働きかけが端緒となり宮本会長により設立された。そして、設立後も友の会を広げるために、新聞社の紹介や病院ホームページに友の会の情報を掲載するなど、清水医師が友の会の活動に伴走していた。つまり、清水医師の働きかけがなければ友の会の設立や広がりはなかったということがいえる。

（２）医師も知らなかった新しいケア材料との出会い

友の会結成後、宮本会長は清水医師よりニュージーランド在住の20代男性、栄養障害型ＥＢ当事者のハンフリー・ヘンリー氏（以下、ハンフリー氏）を紹介され、メール交換をするようになる。清水医師とハンフリー氏の出会いは、友の会設立前の２００６年に遡る（皮膚科医 清水宏オフィシャルサイト 2024）。国際的なＥＢ支援団体 DEBRA は、１９７８年にイギリスでＥＢ者の子どもをもつ親のグループによって立ち上げられた。現在は、DEBRA Internationalとして世界50カ国以上が加盟団体として登録されている（DEBRA International 2024）。その DEBRA International から、日本のＥＢ専門医である清水医師に助けを求めるメールが２００６年に入る。このメールの内容は、ガールフレンドに会うために来日したハンフリー氏のことであった。日々のケアに欠かせない大量の特殊なシリコン粘着剤のケア材料を持参したハンフリー氏に対し、成田空港税関職員は商業用に持参している可能性があるとし、日本への持ち込みを許可してくれないということであった。メールを受けた清水医師はすぐに成田空港税関責任者に電話をし、ＥＢ者にとって必要なケア材料であることを説明した結果、翌日には日本への持ち込みが許可された。その後、清水医師はアイルランドで開かれたＥＢ国際シンポジウムで、DEBRA New Zealand 代表のアンナ・ケンブル・ウエルチ氏（以下、アンナ氏）と知り合い、アンナ氏の息子がハンフリー氏であることを知り、清水医師とアンナ氏、ハンフリー氏の親交は深まった。そのハンフリー氏が２００８年春に日本へ留学することとなり、来日にあわせ第1回友の会交流会がハンフリー氏を囲む会として企画された。

札幌の会場で開催された第1回交流会には、すでに登録した会員や友の会のホームページを見て参加したＥＢ者や家族が北海道内にとどまらず千葉県や三重県からも参加し、９家族53名が集まった。清水医師や、清水医師の紹介で地元新聞社も入り、第1回交流会がはじまった。当日はハンフリー氏の母であるアンナ氏も来日しており、DEBRA New Zealand の代表として交流会に参加している。この会は来日したハンフリー氏を囲む会として企画されたが、同時に友の会として初めての交流会であったことから、ＥＢ者同士の交流も主な目的としていた。しかし、参加した日本のＥＢ者や家族が注目し驚いたのは、日本のＥＢ者同士で得られる情報ではなかった。それは、ハンフリー氏の脆弱な皮膚に直接貼られているスウェーデンに本社があるメンリッケヘルスケア社のメピレックスライトの存在であった（メンリッケヘルスケア 2024）。メピレックスライトは創傷被覆材の一種であり、湿潤環境を保ち、傷を治すフォーム材にシリコン粘着剤が一体になった製品である。当時の日本では約30種類の創傷被覆材が医療機器として国内認可を受けていたが、メピレックスライトはまだ日本には導入されていなかった。ハンフリー氏はこのメピレックスライトを使用し、日本のＥＢ者が使用しているガーゼと包帯は使用していなかった。当時の様子を宮本会長はこう語る。

「医療材料が全然違う。それも国からもらってるって。メピレックスライトっていうのをその時こうやって初めて見せてくれて。（清水医師）先生も知らなかった。『えー？　えー？　これ……』。でこれ『確か高いぞ』っていう話になって。『いや先生、高いとか安いとかの問題じゃなくて国からもらえるっていうのがすごい驚きじゃないですか』っていう話になって。『だってこれ（15センチ正方形の大きさ）1枚で5千円だよ。宮本さん5千円だよ』って。だからそういう驚きもみんなのなかにもあって、どよめきますよね、やっぱり。あまりにも違うと。日本と外国と。」【1回目インタビュー】

当時、交流会に参加したＥＢ者や家族は驚きを隠せず会場はどよめいた。これまでガーゼや包帯でのケア方法しか知らなかった日本のEB者たちの注目は、ニュージーランドから来日したハンフリー氏が使用しているメピレックスライトに集まった。この交流会で宮本会長はDEBRA New Zealandからメピレックスライトを数枚譲り受けたが、メピレックスライトを実際に使用するまで時間を要した。当時の心境を宮本会長はこう振り返る。

「生傷に直接貼るわけだから『いいんだろうか?』と。やっぱりね。最初は恐る恐る。でもやるしかない。自分で使ってみてその良さを、やっぱり(友の会で)広めなきゃいけないわけだから、伝えないといけないわけだから、『自分で使うしかない』と思って。日本で使うの私だけ。その時ね(笑)。物(メピレックスライト)はあったけど。『どうしよう……』しばらく悩んでた。やっぱりこれはまずいなと思って1カ月ぐらい迷ってたかもしれないな。ちょっと悩んだっていうよりも、使うのをちょっと……、ためらってた。」【1回目インタビュー】

宮本会長は、メピレックスライトを実際に使用するまで約1カ月の時間を要した。時間を要した背景には、これまでのガーゼと包帯によるケア方法とはまったく異なり、メピレックスライトを「生傷に直接貼る」ことへのためらいがあった。しかし宮本会長を動かしたのは、友の会会長としてメピレックスライトの使用感を確認し、よりよいケア方法を会員に伝えなければならないという思いであった。言い換えれば、EB当事者としてのためらいと、友の会会長としての使命感、双方の思いに挟まれ実際に使用に至るまで約1カ月の時間を要したと思われる。

そして、初めてメピレックスライトを使用した当時の様子を、宮本会長はこう語った。

「使ったらもうやめられませんね、これは。だって、ただ貼るだけでいいんだもん。で、包帯必要ないしテープ必要ないし。（浸出液も吸収するので）お洋服が汚れないっていうのがこれまたね、画期的。（メピレックスライトを剥がす時の痛みは）まったく痛くないってわけじゃないんだけど、私の感覚でいうと90％はまったく痛くない。何ていうのかな薄い……、薄いんですよね。薄いから、例えばこういうふうに夏の薄いもの着ても目立たない。だからおしゃれができる。あと旅行する時に荷物が少なくなったっていうのもある。あとね、ずれない。ガーゼと……、軟膏塗ってガーゼ、包帯と、いくらきつくやっても動くと絶対ずれるの。これが今でも誰でもが言う。だからその煩わしさ、イライラ感。だから精神的なメリットも大きいと思う。私。これは親御さんも言うけれど、ケアする人たちにとっても簡単。」【1回目インタビュー】

実際に使用したところ個人差はあるが多くの利点があることがわかり、宮本会長にとって「もうやめられない」ケア方法となった。まず1点目は、交換時に伴う激しい痛みの大幅な減少である。EB者にとって毎日のガーゼと包帯によるケアは欠かせない日常行為であり、そのつど生じる激しい痛みはEB者にとって避けては通れない苦痛であった。しかし、メピレックスライトはその激しい痛みも大幅に減少させるものであり、ケア時の身体的苦痛を和らげた。2点目は、ケア方法が簡易ということである。ケア時間が短縮されるということは、EB者のみならずケアを担う家族にとっても大きなメリットである。3点目は、浸出液を吸収するため衣類や寝具を汚すことが減ったことである。また4点目として、メピレックスライトは薄手であることから、これまでのガーゼや包帯によるケア方法では楽しむことができなかった、おしゃれが可能になった。さらに5点目として、身体動作でメピレックスライトがずれないということであった。メピレックスライトは体の動きに追従するため、日常生活のなかでずれることが軽減され精神的な負担も減った。

ハンフリー氏との出会いからメピレックスライトの存在を知り、友の会の活動方針がその後大きく動く。当時の様子を宮本会長はこう振り返る。

「あまりにも違うと。日本と外国と。で、EB自体の立ち位置も全然違うと。日本ではね、何も知られていない。(医師である)先生たちにも知られてないの……、『これはやらなきゃいけない』って私も思ったんですよ。」【1回目インタビュー】

友の会がメピレックスライトを知るきっかけとなったのは、ハンフリー氏との出会いであった。さらに、ニュージーランドと日本のEB者とでは、使用できるケア材料の種類や受けられる制度が異なることも知った。宮本会長はこれらの異なりを、「EB自体の立ち位置」が異なると表現している。つまり、ニュージーランドのＥＢケア環境を知ることにより、日本の「ＥＢ自体の立ち位置」が浮き彫りになり、友の会にとってメピレックスライトとの出会いは、これまでの日本のケア環境に対する疑問を抱かせる端緒にもなっていた。さらに、最新のケア材料などの情報は医師をはじめとする医療従事者から得られると考えていた友の会は、医師たちがメピレックスライトの存在を知らなかったことにも疑問を感じていた。清水医師はこれまでハンフリー氏がガーゼや包帯以外のケア材料を使用していることは知っていたが、メピレックスライトの存在及び有用性については認識がなかったと思われる。その背景には、清水医師もＥＢ専門医として脆弱な皮膚を治療するという役割に重点を置き、ＥＢ者たちの診療や医学研究にあたっていたためであると考えられる。加えて、当時、日本で使用されていた創傷被覆材も高額であり、ＥＢ者たちが日常的に使用できるものではないという認識もあったかと思われる。

このように、メピレックスライトの存在を介して、治療を目的とし日常のケアに注視をしてこなかった医師たちと、治療への道を求めてはいるものの目の前の水疱や痛みなどの不快感に対するケアに重点を置いていたＥＢ者たちが、それぞれＥＢのどのようなところに重きを置いているのか双方の違いが明確になった。友の会はこれらの体験から、医師たちからケア材料に関する情報がもたらされるのを待つのではなく、ＥＢ者自らがケア環境改善を求める活動をする必要性を感じ、「これはやらなきゃいけない」という状況に変化した。

（3）個人の努力に委ねられる日本のＥＢケア

2回目の交流会は、各地の参加者も集まりやすいよう２００８年10月に東京で開催された。この交流会では、清水医師の医療講演と、医師とＥＢ者たちによるシンポジウムが開催された。このシンポジウムでは、指定難病によって医療費の一部は公費助成であるが、ＥＢ者たちにとって日々のケアに欠かすことができないガーゼや包帯は自己負担である現状が議論された。当時の皮膚ケア環境に対し、医師とＥＢ者が共に議論し、意見が出されたのはこの交流会が初めてであった。

この交流会の反応を受け、宮本会長は1カ月後の11月に、友の会会員等へ現在使用しているケア材料の種類、購入経路、年間の自己負担額、について現状調査を実施した。その結果、41名のＥＢ者から回答が得られた。

まずケア材料の種類は、多くはガーゼや包帯であったが、メロリンガーゼといった製品も使われていた。メロリンガーゼは、傷に固着しにくい多孔性ポリエステルフィルム、コットンとポリエステル繊維の吸収層、撥水処理ポリエステル不織布の３層でできた製品であったが、ガーゼよりも高額であり価格は当時ガーゼが30センチ×30センチの大きさで1枚約7円に対し、メロリンガーゼは10センチ×20センチの大きさで1枚約60円と10倍近くの金額であった。メロリンガーゼなどの高額なケア材料も消耗品であるため毎日使えるわけではなく、現状調査のコメント欄には、「ここぞ」の皮膚創傷部位にだけ高額なケア材料を限局的に使用している様子が記載されていた。また、経済的な負担から１００円均一の店舗で伸縮性のあるネット包帯を購入し、何度も洗濯をして再利用をしているＥＢ者もいた。一方で、ケア材料を試行錯誤で手作りをしている家族もいた。市販されているケア材料では創傷部位が固着してしまうため、交換時の激しい痛みが改善せず、家族が市販のガーゼをサランラップで包み、その上から針で多数穴を開け、それを創傷部にあてるというケア方法を行っていた。

次に購入経路は大学病院内の売店や、通院先の病院から割安価格で大量購入している者、ガーゼ等の販売元から直接購入を行い市販の流通価格より半額で入手しているＥＢ者もいた。年間の自己負担額で最も高額だったのは10代未満のＥＢ者が72万円であり、平均でも30万円であった。

このように、東京で開催された交流会では、治療を行うことを主な役割とする医師と、治療法がないＥＢ者たちが、初めて治療ではなくケアに関して、共に課題を共有し議論が行われた。それは、友の会が結成されたからこそ実現できたのであった。また、シンポジウム後に実施されたケアに関する現状調査では、自己負担が高額であるという事実が示された。加えて、割安価格で購入できるよう医療機関と関係性を築いていたり、流通価格より低い金額で購入できるよう販売元から直接購入をしていたりと、ＥＢ者それぞれが経済的負担を軽減できるよう入手ルートを開拓していたことが明らかになった。さらに、本来どの患者にも同質の医療が提供されるべきであるのに対し、ＥＢ者の経済的背景によってケア方法が異なることも明らかとなった。これらから日本のＥＢケア環境は個人の努力に委ねられ、個人の経済的背景によってケア環境が異なるという大きな問題点が顕在化された。

3　当事者が声を上げる

(1)すごく謙虚な要望書

交流会の実施やアンケート調査の結果から、友の会は厚生労働省に対しケア環境の改善を求める活動を行うこととなった。友の会では厚生労働省への要望書の内容が検討され、ガーゼと包帯の公費助成と、メピレックスライトの早期国内認可が要望書に記載されることになった。要望書を掲げて活動をはじめた当時の様子を、宮本会長はこう振り返る。

「(メピレックスライトの公費助成を求めない)すごく謙虚な要望書よ。(ガーゼと包帯の公費助成も)到底無理だと。だからガーゼの認可だってできるなんてほんと思ってなかった。100人の(医師)先生がいたら100人ともそんなの無理だって言われてたんだから。(医師より)『宮本さん』って。『ガーゼなんてどこでも買えるでしょ』って。『日本中の人みんなが使えているものが保険適応になったらどうなるの』って。そこまで理論詰めにされて、そうねーって。大変だよねーって。」【4回目インタビュー】

友の会が厚生労働省への要望書にガーゼと包帯の公費助成を盛り込んだことに対し、多くの医師たちは、ガーゼや包帯の保険適用を当時の医療保険制度において求めることは「無理」であると捉えていた。多くのＥＢ者たちにとって、病気に関する主な相談先は医師である。よって医師たちのこの認識は、ＥＢ者たちにも大きく影響していたと考えられる。その結果、ＥＢ者や家族は、自己負担で購入したガーゼと包帯によるケア方法しかないという認識が深く根付き、ケア環境の改善は「無理」であると捉えていた。このような認識が根底にあったがゆえに、前述のように、ＥＢ者自らで患者会を設立するという行動に至らなかったのではないかと考えられる。つまり、友の会設立の端緒と、ＥＢ者自らによって友の会の設立に至らなかった背景への影響は、そのどちらにも医師たちが深く関わっていたといえる。

一方、メピレックスライトについては、厚生労働省への要望書に公費助成を求めてはおらず、早期国内認可を求めるにとどまっている。その理由について宮本会長はこう語る。

「まずは認可ね。それが保険適用っていうには、そうならないっしょ、だって。（日本にまだ）存在さえないのにさ。」【4回目インタビュー】

新たなケア材料であるメピレックスライトは、従来使用されてきたガーゼや包帯と比べて、ＥＢ者たちのＱＯＬを格段に上げられる可能性があると宮本会長は確信していた。しかし、当時メピレックスライトはまだ日本に導入されていなかったことから、公費助成を求めること自体が困難であると判断していた。そのため、友の会は、公費助成ではなく早期国内認可を要望書に記載することにした。

だが、メピレックスライトを見たことがあるＥＢ者は、当時の日本では宮本会長をはじめ数人の会員などにとどまっていた。そこで宮本会長は新たな行動を起こす。２００９年４月に大阪と東京で医師も出席する治療セミナーを開催し、メピレックスライトを会員たちに紹介している。当時、日本で認可を受けた創傷被覆材は、医療機関などで主に熱傷や、長期臥床などによって出現する褥瘡、いわゆる、床ずれなどのケアに使用されていた。だが、これらの多くは粘着力が強くＥＢ者の脆弱な皮膚には適応しなかった。さらに、医療保険制度では、皮膚創傷部の深さによって使える創傷被覆材が決まっており、使用できる日数にも制限があった。また、創傷被覆材を在宅の患者が毎日使用できる仕組みにもなっていなかった。

宮本会長は、各セミナーでメピレックスライトを見たことがないＥＢ者たちへ、譲り受けたメピレックスライトを持参し紹介をしていた。これらのセミナーを経て、会員たちの気持ちを動かしながら、署名活動の準備も同時進行で進めた。

(2)「痛くないガーゼをください」

２００９年６月、友の会は要望書をもとに署名活動を開始した。そのスタートに、北海道大学医学部で清水医師による医療講演会を開催し、参加した医学生たちに署名を求めた。その結果、当日だけで３００筆以上が集まり、この流れは全国の会員にも広がりをみせ、街頭での署名活動につながった。これらの署名活動の様子を、新聞各紙が取り上げ、署名協力はさらに広がりをみせた。これまで自宅のなかで孤軍奮闘をしながら日々のケアを繰り返すしかなかったEB者や家族たちが、自ら署名活動やマスコミの前に立ち活動をはじめた。

署名活動をするなかで周囲からは、「なぜ国はこんなに大変な難病の人たちを助けないのか」といった反響が起こった。これまで繰り返す皮膚病状にEB者や家族でだけで向き合い、ケア環境の改善は到底「無理」だと捉えてきたEB者たちは、周囲から「大変な病気」という反応が返ってきたことを、署名活動をしたことで初めて知ることとなった。また「EBを初めて知った」という反応も多く、自分たちから社会に向けて発信をしていく必要性を感じた。

その後、署名はさらなる広がりをみせ、開始1カ月で当初の目標10万筆を超えた。そして、宮本会長は、次の手段、つまり、厚生労働省への陳情の方法について、情報取集をはじめた。しかし、ここでも手探りの状況であったことを、宮本会長は以下のように振り返った。

「何かそれも誰も教えてくれないのよ。その時に確か難病連★06に相談に行ってるの。『厚労省に行きたいんだけど、どうやったらいい？』とかいろんな人に聞いたんだわ。誰も教えてくれなかった。(中略) これは自分でなんとかせないかんのだと思って、ほんでいろんな人に聞いて回って。(最終的に) 厚労省に直接連絡したのかな。そうそうそう。『どうしたらいいんですか』って。そしたら、第3希望まで日程と誰に会いたいかっていうのと、その、要望の内容によって担当者が違うから、保険局と、そうそう。で、向こうもわかんなくて、かき集めたんでしょいろんな部署から、(厚生労働省担当部署の）若いお兄ちゃんたちを。こっちもわかんないから、どんな人がいいかなんて。ただこういう内容なんですって。ガーゼの認定と保険の請求を……保険を認め……保険適用にしてほしいのと、新しい外国製のガーゼを認可してほしいのと、それだけだったのかな、その時は。」【4回目インタビュー】

このように、厚生労働省への陳情方法も一から手探りで調べ、その後、担当者とのやり取りで、陳情の日程等が決まっていく。そして、友の会は、８月25日に11万５０４５筆の署名と要望書を持参し、厚生労働省へ第1回目の陳情に向かうこととなった。当時の様子を宮本会長は、友の会事業報告（表皮水疱症友の会 DEBRA Japan 2009）に詳細に記載している。

「この日は、患者と家族６名、スタッフ３名とともに、友の会として初めて厚生労働省への陳情という念願の日を迎えました。折りしも、政権交代の真っ只中、午前10：00からの面談は約40分、マスコミによる公式要望書と署名11万５０４５筆の提出を撮影後、患者の症状や治療記録写真を掲載した要望書を見ながら、各関連部署の担当官に患者と家族が抱える日常的困難を極める症状や治療ケアの実情、痛くない治療用材の必要性も訴えました。とくに、特定疾患（指定難病）でありながら、毎日欠かせないガーゼや包帯等の治療用材が平均年間20～30万円もの自己負担となっていること、適切な治療に最適と世界各国で使用されているシリコンドレッシング材（シリコン粘着剤の創傷被覆材）が入手できないこと。さらに、毎日の皮膚処置や生活介助が家族以外に任せられない、という福祉サービスの現状についての問題解決を求めました。」

友の会が厚生労働省へ陳情に向かった日は、「政権交代の真っ只中」でもあった。２００９年７月21日衆議院解散に伴い同年８月18日に公示、８月30日に執行された第45回衆議院議員総選挙中であった。選挙後、政権は民主党となり、友の会が陳情を行った厚生労働省は長妻昭厚生労働大臣（以下、長妻大臣）に代わった。陳情当日、厚生労働省の対応者は、健康局疾病対策課、保険局医療課、医薬食品局審査管理課と３課にわたった。結果、現行の医療保険制度のなかでどのような医療援助が可能か、皮膚科学会の医学的見解や世界的ＥＢ患者支援組織 DEBRA International、メピレックスライトの治験データなどを踏まえ、一日も早く患者と家族が求めるケアが実現できるよう前向きに取組む、という回答であった。

このように、友の会はハンフリー氏との出会いから約1年半年後に、11万を超える署名を集め厚生労働省への陳情を実現した。宮本会長は、第1回目の陳情を患者と家族の要望を伝える第一歩であると友の会事業報告（表皮水疱症友の会 DEBRA Japan 2009）の結びの言葉にしている。

1回目の厚生労働省への陳情後も署名活動は続き、結果、44万７５６筆の署名が集まった。その後、友の会は、長妻大臣へ第1回厚生労働省への陳情以降に集まった署名と、患者の現状を直接届けたいと2回目の陳情を申請していた。その結果、２０１０年2月に民主党本部より宮本会長に連絡が入り、民主党の今野東副幹事長（以下、今野副幹事長）と長浜博行厚生労働副大臣（以下、長浜副大臣）との面会が急きょ実現することとなった。

宮本会長は急ぎ会員へ2回目の陳情同行の連絡を入れ、2月9日に札幌、埼玉、群馬、神戸から駆け付けた会員5家族10名と一緒に、今野副幹事長との面会に臨んだ。宮本会長より、今回の陳情の趣旨と目的が説明され、要望意見書と署名総数44万7５6筆の一部である５０００筆が直接手渡された。また、会員からも表皮水疱症への医療援助の必要性が訴えられた。当日は15分の予定時間を超え、今野副幹事長より「必要な治療ならぜひ早急に対処するよう厚生労働省へも後押しをする」というコメントが得られた（表皮水疱症友の会 DEBRA Japan 2010）。その後、厚生労働省副大臣室へ移動し、長浜副大臣との面会がはじまった。机の上には、第1回厚生労働省への陳情以降集められた署名32万５７１１筆が積まれた。陳情当日、体調が悪化し、出席が叶わなかった小学1年生の女児直筆の手紙を、代わりに出席していた父親が代読した。

「私は毎日の傷のガーゼ交換で3時間かかり、とても痛くて、毎日泣いています。学校は大好きで頑張っているけれど、痛くないガーゼを使えたら、もっと頑張れます。痛くないガーゼをください。お願いします。」（表皮水疱症友の会 DEBRA Japan 2010）

この手紙に書かれている「痛くないガーゼ」とは、メピレックスライトのことを指している。メピレックスライトの説明をシリコン粘着剤の創傷被覆材という言葉では、社会の人々は想像ができない。

ゆえに、署名活動のなかでメピレックスライトを説明するわかりやすい言葉が必要であった。そこで宮本会長が「痛くないガーゼ」という表現を用いることを提案し、その表現は小学1年生のＥＢ者でも伝えやすい言葉となっていた。

手紙以外にも会員の現状調査結果や、会員たちの意見も伝えられた。その結果、長浜副大臣より「皆様のお気持ちに応えられるよう、表皮水疱症患者への治療用材の保険適用が今回の診療報酬改正のなかに盛り込まれ、必要な治療用材が使えるように検討が進められています。みなさんのご要望に少しでも添う形になるものと思います」とのコメントが発せられ、何らかの施策が打ち出されることが示唆された（表皮水疱症友の会 DEBRA Japan 2010）。

友の会による署名活動と2回にわたる厚生労働省への陳情の結果、厚生労働省は２０１０年4月1日より適応される診療報酬の算定方法の一部改正にあわせ、「在宅難治性皮膚疾患処置指導管理料」を新設した（厚生労働省 2010）。

Ｃ１１４　在宅難治性皮膚疾患処置指導管理料

（1）在宅難治性皮膚疾患処置指導管理料は、表皮水疱症患者であって、難治性の皮膚病変に対する特殊な処置が必要なものに対して、水疱、びらん又は潰瘍等の皮膚の状態に応じた薬剤の選択及び被覆材の選択等について療養上の指導を行った場合に、月1回に限り算定する。

（2）特定保険医療材料以外のガーゼ等の衛生材料は当該指導管理料に含まれる。

（3）当該指導管理料を算定している患者に対して行う処置の費用（薬剤及び特定保険医療材料に係る費用を含む。）は別に算定できる。

この在宅難治性皮膚疾患処置指導管理料により、医師がＥＢ者に対し療養上の指導を行った場合、月1回５００点が診療報酬として算定できるようになった。診療報酬の算定は1点10円となっているため、５０００円が診療報酬として医療機関で算定できることとなった。つまり、主治医の判断でガーゼや包帯などの衛生材料は５０００円以内で一定量の支給が実現した。さらに友の会が「痛くないガーゼ」として早期国内認可を求めたメピレックスライトは、２０１０年4月1日時点ではまだ導入はされていなかったが、翌年２０１１年3月に創傷被覆材の1つとして国内認可がおり、特定保険医療材料として在宅難治性皮膚疾患処置指導管理料とは別に必要量をＥＢ者に保険算定で処方できることになった。当時は、熱傷や床ずれ等で創傷被覆材を使用する場合は、傷の深さや使用できる期間に制限が設けられていたが、在宅難治性皮膚疾患処置指導管理料はメピレックスライトに限らず他の創傷被覆材も含め、傷の深さも使用できる期間も規定がない運用となっており、水疱を繰り返すＥＢ者の生活に沿った制度となっていた。その後、在宅難治性皮膚疾患処置指導管理料は２０１２年に５００点から１０００点に増点となり、対象疾患もＥＢだけでなく水疱型先天性魚鱗癬様紅皮症が追加され、さらに充実した制度となった（厚生労働省 2012）。

4 「難病患者」に指定されても

本章では医療や公的制度を受ける患者、いわば受動的な対象者ではなく、医療や公的制度そのものに疑問を抱き、社会に問い直しを求め、その結果、診療報酬の新設につなげた友の会の運動のプロセスを明らかにした。

ＥＢ者や家族にとっては、日々絶え間なく生じる水疱やびらん、それに伴う激しい痛みや痒みなど、常に目の前に迫る苦痛へのケアが最大の課題であった。しかし、主な相談先である医師は、治療を行うことを主な役割としており、ＥＢ者たちへの情報提供は困難であった。また、希少難病ゆえにＥＢ者同士で情報を共有できる機会はないに等しかった。そこで一人のＥＢ専門医が、ＥＢ者や家族同士で情報交換が行える友の会設立への働きかけを行った。

そして、ＥＢ者同士の交流を目的に友の会が設立され、初めて開催された交流会のなかでＥＢ者たちは、海外の質の高いケア環境を知ることになる。このことは、宮本会長が述べていたように、日本の「ＥＢ自体の立ち位置」を浮き彫りにさせ、これまでのケア環境に対する疑問を抱かせる端緒になった。さらに、ＥＢ者たちはこうした情報は医師をはじめとする医療従事者から得られるものだと考えていたが、医師たちも海外の質の高いケア環境の存在を知らなかった。つまり、治療を目的とし日常のケアに注視をしてこなかった医師たちと、治療への道を求めてはいるものの、日々のケアに重点を置かざるを得ないＥＢ者たち、双方の視点の相違が明確となったのである。加えて、友の会設立の同年に開催されたシンポジウムでは、これまで議論されることのなかったケア環境について医師と議論が行われた。医師たちからケアに関する新たな情報を得るのを待つのではなく、ＥＢ者自らがケア環境の改善を求める活動の必要性を感じ、友の会は、医師と協調しつつも独立性をもった存在へと変化していったのである。

その後、ＥＢ者たちはケア環境の改善を求めて街頭に立ち、署名活動を行い、自らの病状やケア環境を語り始めた。これまで希少難病であるＥＢが、社会に認知される機会はないに等しかったが、これらの活動はマスコミを通じて社会に広まり、友の会の活動への理解も広がった。その結果、水疱が絶え間なく続き、激しい痛みと痒みを伴うＥＢの特質に寄り添った制度が設けられることとなった。

第３章でも述べたように、長年、ＥＢ者たちは難病対策における難病患者であった。つまり、医療費助成や、難病患者の療養生活環境に関する公的研究の対象患者でもあった。しかし先述のように、長年、難病対策の対象患者であり医療費助成を享受できる環境であったとしても、ＥＢ者たちのケア環境は、個人の努力に委ねられ、経済的背景によってケアの質が異なるという極めて大きな問題を抱えていた。これらの問題は、難病患者の療養生活環境に関する公的研究や、難病看護の研究者間で把握されることはなかった。つまり、本章で明らかになったことは、長年、難病患者であったとしても、ケア環境を改善するためには、当事者たちが発信し活動をしていかねばならない環境にあるということである。それは、難病法が制定された現在においてさえ、ＥＢ者たちにとっては、スモン患者たちが発信し活動をはじめた１９７０年代と大きくは変わらないということを意味している。

註

★01　宮本会長は、北海道在住の60代女性であり、水疱やびらんが難治性である栄養障害型（山本明 2011）のＥＢ当事者である。生後間もない時期より全身に水疱が出現し、現在は手指が癒着している。口腔や食道粘膜にも水疱を繰り返し、食道を広げる手術やＥＢの合併症である皮膚がんの手術も数回行っている。

★02　日本における患者団体に関して、医療人類学者の浮ケ谷幸代を参考に、牛山は以下のように述べている。「日本において、患者団体が組織されるようになったのは第二次世界大戦以降である。当初これらは、患者の置かれた劣悪な状況の変革や、社会的なスティグマに対する偏見の除去を目指すものだった。しかし、１９６０年代後半から１９７０年代にかけて、問題を共有している患者同士による苦悩の経験を分かち合うという精神的支援や、問題解決のための具体的な情報交換の場として機能するタイプの患者団体が組織されるようになる」（牛山 2015: 127）。このように、牛山が述べた患者団体の主な目的の変遷を、友の会に照らしあわせてみれば、当初の目的は、「患者同士による苦悩の経験を分かち合う」ものであったが、その後、「患者の置かれた劣悪な状況の変革」へと変化する。つまり、友の会の主な目的は、日本における患者団体の歴史を遡る形となっていた。現在の友の会は、主に「患者同士による苦悩の経験を分かち合う」を軸に置いているが、「患者の置かれた劣悪な状況の変革」も視野に入れ活動が続いている。なお、ＥＢに関する患者会では、友の会のほかに、東京に事務局がある「あせび会」がある。「あせび会」は１９７７年11月に設立され、希少ゆえに一疾患単独では患者会をつくることが難しい患者たちの受け皿として設立された。一時期は１００数疾患、約２０００人の会員で構成されていたが、現在では神経線維腫症Ⅰ型（レックリングハウゼン病）およびⅡ型の患者が中心の患者会となっている。ＥＢに関しては、これまで専門医を招いた医療講演会の開催や、相談会も実施されてきた（希少難病者の会社会福祉法人復生あせび会 2024）。

★03　友の会がどのような過程を経て設立に至ったのか、設立後1年でケア環境の改善を求める活動がどのように展開されたのかを捉えるために、宮本会長に半構造的インタビューを２０１８年10月から２０１９年7月にかけて4回実施した。1回目は5時間35分、2回目は2時間20分、3回目は3時間20分、4回目は54分であった。インタビューはいずれも関西で開催される友の会のイベントにあわせて行った。

★04　本章では、ＥＢ者のケア環境に関する用語と表記が多く用いられているため、ここで整理をしておきたい。医療保険制度における診療報酬上で定義される用語として、ガーゼや包帯等の材料は「衛生材料」、厚生労働省の認可を受けた機器や材料は「医療機器」、皮膚創傷部の湿潤環境を維持するなど創傷治癒が望める製品を「創傷被覆材」（なお、創傷被覆材は医療機器に含まれる）、医療機器のなかで保険償還が認められた機器や材料は「特定保険医療材料」と分類される。本章では、衛生材料、医療機器、特定保険医療材料を問わず、ＥＢ者のケアに使われる材料全般を示す場合は「ケア材料」という表現を用いた。引用した語りや、友の会会報誌等で記載されている診療報酬上で定義されていない用語は、そのまま引用した。

★05　ケアに要する時間は、病状のある皮膚へのケアのみならず、ケアの下準備、つまり、身体部位に応じてガーゼ等のカットをしておくことや、洗濯後の包帯をケア時に使用しやすいようにしわを伸ばして巻き直しておくことなども含まれる。また、浸出液や出血によって衣類やシーツ類の洗濯物も増えることから、日々のケアと日常生活行為は区切られることはない。

★06　宮本会長が相談をした「難病連」とは、「一般財団法人北海道難病連」（一般財団法人北海道難病連 2024）を指している。

第3部　ＥＢと生きる

第5章

EB児をめぐる家族と医療者

1 生まれつきの疾患であるがゆえに

医療的ケア児とは、「障害者の日常生活及び社会生活を総合的に支援するための法律及び児童福祉法の一部を改正する法律」では、「人工呼吸器を装着している障害児その他の日常生活を営むために医療を要する状態にある障害児」と示されている（厚生労働省 2020）。医師の中村知夫は具体的な医療的ケアについて、痰の吸引、気管切開部や人工呼吸器の管理、胃や腸にチューブなどを介して栄養を注入する経管栄養などとしている（中村知 2020）。言い換えれば、医療的ケア児とは日常生活を送るためにさまざまな「医療機器」等を必要とする児を指している。

一方で、ＥＢ者たちは、「医療機器」を必要とはしないが日常生活を営むために常に「医療を要する状態」にある。これまでにも述べてきたように、ＥＢは現在も治療法や有効な対症療法もなく、ＥＢ児を抱える家族は、ＥＢ児の皮膚に繰り返し出現する水疱やびらんに対し、保護剤などによるケアを常に欠かすことなく行わなくてはならない。１回のケアに要する時間が、長時間に及ぶことも稀ではない。しかし、皮膚へのケアは「医療機器」を要するわけではなく、大きな枠組みで捉えれば、擦りむいたらガーゼや絆創膏などで保護をするといった誰もが行う一般的なケアの延長線上に位置するものである。ゆえに、これらは「医療的ケア」という枠組みには入りきらない位置に存在しているといえるだろう。ＥＢ児の家族も医療的ケア児を抱える家族と同様に、出生時から現在に至るまで絶え間ないケアと、多様な合併症への予防など、家族の生活は常に緊張状態にある。

しかし、第1章でもみてきたように、多岐にわたる病状を抱えたＥＢ者に対し、日々のケア方法等の検討や、合併症の早期発見など医療介入が極めて乏しいということが明らかになった。その背景には、前述のように、脆弱な皮膚へのケアは、資格を有したものでしか行えない専門的な医療的ケアとはいえず、医療者との関係が薄まる可能性が要因としてあるのではないかと考えられた。では、このような状況は、どのようなプロセスを経てはじまるのだろうか。そして、ＥＢ者や家族たちは、医療との関係をどのように捉え、在宅での生活を構築していくのだろうか。

これまで、出産後から新生児集中治療室（Neonatal Intensive Care Unit: 以下、ＮＩＣＵ）等を経て在宅へ移行する時期の、病気や障害を抱えた子どもたちや家族たちに対する研究のなかには、先天性疾患児等の家族を対象とした質的研究が積み重ねられてきた。これらの研究の多くは、治療法はないが医療的ケアを必要とする児を対象としている（馬場ほか 2013; 新村ほか 2015; 西原ほか 2016）。治療法がない病を抱えた者に対する医療者について立岩は、「直せない部分を抱え込むことは、医療従事者にとっては、自らの無能に直面し、無能さを露呈することになる」と述べている（立岩 1996: 99）。しかし、治療法がなくとも医療的ケアのように医学的な対症療法がある場合、その手技や知識を家族に寄り添いながら指導を行うなど、医療者としての能力は発揮できる。そのことは、根治しない病や障害を抱えた子どもやその家族にとって、医療者との重要なつながりとなる。

その一方で、脳性麻痺など治療法はなくとも医療をほとんど必要とはせず、むしろ福祉を必要とする者たちもいる（熊谷 2009）。ではEB児たちはどちらに位置するのであろうか。その答えはどちらでもなく、それらの中間に位置しているといえるだろう。EBは水疱の出現を軽減させることや、破れた皮膚の痛みを和らげる方法など、医学的な対症療法はない。出現してしまった水疱等に対し、日々繰り返しケアをするしかなく、それらの病状の多くは、今すぐ命に関わるものではない。しかし、これらの病状が積み重なることで生命に関わる合併症、例えば皮膚がんの早期発見など長期的な継続医療を必要とする（山本明 2011）。よって、医療を切り離すことはEB児の生命が大きく左右されることとなり、福祉のみを求めるわけにはいかないのである。

このように、これまでの研究対象の多くは、医療機器を使用しなければ今すぐ命に関わる医療的ケア児やその家族であり、必然的に医療者による支援や指導が必要とされ、家族と医療者の関係は強いものであった。しかし、長期的な継続医療を必要とはするものの、今すぐ命に関わるものではなく、誰もが行える一般的なケアのみを要する病を抱えた子どもとその家族に関しては、徐々に医療者との関わりは薄まっていく。そして、両者の関係が弱まることから、これまで医療者の研究において注目されることはなかったのである。

そこで本章では、EB児の家族の語り★01を中心に、妊娠、出産、NICUへの入院から在宅に移行するまでの時期★02の、家族と医療者の相互関係の過程を描く。そのうえで、治療法がなく対症療法もないEB児を医療者はどのように捉え、そして、家族はどのように在宅へ移行してきたのかを明らかにする。

以下では、家族の一連の体験である、「妊娠と出産」、「NICUへの入院」、「退院そして在宅へ」という3つの節目に分けて記述していく。この分類により、家族と医療者の相互関係における変化のプロセスを段階的に見ることができるだろう。

2 妊娠と出産

(1) EBについて知らなかった妊娠生活

「そこ（産婦人科病院）が、Oホテルと提携してて、よくありがちな、なんか妊婦さんのプールができて、ヨガのレッスン付いて、でO（ホテル）から、ご飯が来るねんね、フランス料理が。もう目が眩むような（産婦人科病院）。」（K氏の母親）

Ｋ氏の母親は、自身の実家近くにある開業医の産婦人科を出産病院として選んでいた。その病院は、母となる女性へのケアに満ちた病院であった。出産後は自身の実家で子どもと一定期間過ごし、父親が住む自宅に戻るという、いわゆる里帰り出産の計画であった。

Ｎ氏の母親も、新婚生活はＰ県に在住していたが、出産は実家のあるＱ県で行い、出産後、一定落ち着けば父親がいるＰ県に戻り育児をする予定であった。そのため、出産後の準備は、Ｐ県の自宅で整えられていた。

「新婚生活、Ｐ県で。でもあの妊娠して、家のＰ県の家全部、赤ちゃんのための準備は全部しておいて、お産のために（実家である）Ｑ県に帰って。」（Ｎ氏の母親）

潜性栄養障害型ＥＢの遺伝形式は潜性遺伝となる。潜性遺伝の場合、父親と母親は疾患遺伝子を保有しているが、両親はその遺伝子を一つずつしかもっていないため発症はしない。しかし、子どもは両親双方からその遺伝子を受け継いだ場合に発症する。両親に疾患遺伝子がなくても、子どもに突然変異が起こることもあるという（山本明 2011）。そのため研究対象者の親たちはＥＢを発症していない。

ＥＢと同じ遺伝性難病に、舞踏運動や精神症状等が主に成人期に発症するハンチントン病（Huntington's Disease: 以下、ＨＤ）がある。遺伝形式は顕性遺伝であるため、両親のどちらかは疾患遺伝子があり、ＨＤを発症する。そのため、ＨＤ患者の家族は遺伝家系であることに囚われ、結婚や出産を否定的に捉えている（野正・横山 2020）。しかし、潜性栄養障害型ＥＢは潜性遺伝のため両親は発症しておらず、Ｋ氏家族やＮ氏家族の場合、血縁者にもＥＢ者はいなかったことから、出産まで病気そのものを事前に知ることや、出産自体を否定的に捉えることはなかった。その後、出産によって家族だけでなく産婦人科の医療者もＥＢと向き合っていくこととなる。

（2）混乱する分娩室

「（出産直後）足の皮膚がないねんね。でもそういう子っていうんだって。皮膚がもともとまだな子。ちょっと未熟児がちで最後に（体重が）ググっときたから、間に合ってないんかな。でも頭とか全然大丈夫やし心拍もあるし『大丈夫じゃない？』って。私ってけっこう平気で『皮膚なかったら皮膚なかったでまた考えます』って言って（笑）。（中略）おっぱいを飲ませないといけないから飲んだのね。口が腫れてきて。ほんで、お腹空いてるからけっこう飲むんよね。初めてやるんやけど、うまくいってるっていう感覚はあって。だけど赤く、なんかどんどんなってきて。そう言っている間に（産婦人科医の）先生は（ＮＩＣＵのある）病院探しはじめて。病院空いてますっていうので、救急車。」（Ｋ氏の母親）

このＫ氏の母親の語りでは、出産直後の子どもの足の皮膚は剥けている状態だったが、一時的な皮膚病状と判断されていた。また、「皮膚なかったら皮膚なかったでまた考えます」というＫ氏の母親の語りから、出産直後は病状について重くは受け止めていなかったことがわかる。しかし、さらなる異変を感じた産婦人科医師は急遽、NICUのある病院へ救急搬送手続きを行っていた。

N氏の母親が産婦人科病院で出産した一人目の子どもも、足の皮膚が剥けている状態であった。出産直後のN氏の母親は、病状があることを医療者からは聞かされず、出産が深夜だったことから救急搬送をされる翌朝になって初めて病状を知らされた。だが、この時も病状のある皮膚は見せてもらえなかった。

「(一人目の子どもが産まれた直後) 顔は全然普通で、『生まれましたよ』って言ってくるんで、『ちょっとショックやろから』言って、朝になってからひと眠りしてから、私が。で、朝になって、実はこうこうで、今から病院に連れて行くから言うて。その時はだから傷の状態とか見せてもらってなくて。五体満足が当たり前と思ってたから、『えーっ』と思ったけど、まあでもいちおうは仕方がないから受け入れて。」(N氏の母親)

一方で、L氏の母親も妊娠期間中に大きな変化はなかったが、「何かあった時のために」という思いで出産病院に総合病院を選んでいた。しかし、出産後は総合病院の産婦人科でさえ同様の状況が生じていた。

「看護師さん走りまくって、いろんな人呼んできて。いろんな人がブワーっと来て、ワーワー言い出して。」(L氏の父親)

「（出生直後の子どもの）この手を握ったらもう皮がズルって（破れてしまった）。柔らかいから。もう子どもも、どこへ連れて行かれるかわからへんけど、『もう（救急車で）連れて行きます』言われて。」（L氏の祖母）

「（ガーゼなどで覆われていた足を）ピロッと見たら真っ赤っかやったんで、なんでこんなに赤いんやろうと思って、『ちょっと調べなあかんから連れて行くわね』とか言うて。（中略）もう、そんなん今の医学で治らんことないやろうと思って。まあちょっと行って調べたらすぐ治るやろうと思って、軽い感じで思ってて。」（L氏の母親）

L氏の父親もL氏の祖母も、詳細にそして敏感に医療者の動きを感じ取っており、子どもに触れただけでも皮膚が破れてしまうという病状を目の当たりにしていた。一方、L氏の母親は病状のある足を「ピロッと」見ていたが、現在の医学で治らない病気はないであろうと考え「軽い感じ」で捉えていた。

これらの語りより、胎児に大きな問題はなかったことから、家族も医療者も周産期医療のなかで特に不安のないまま出産に臨んだことがうかがえる。しかし、生まれてきたEB児たちの病状から、両者ともに混乱が生じていた。産婦人科の医療者は、感染症などの二次リスクや次々に病状が広がる様相だったため、対応に追われていた。また、L氏の母親やN氏の母親の語りにもあるように、医療者は出産直後の母親たちに子どもの病状の開示を積極的には行ってはいなかった。皮膚が剥けて「真っ赤っか」な状態は、痛みを想像し容易に触れられないという印象を抱かせる。よって、それらの病状がある児を、特に出産直後の母親たちに見せて抱かせるという行為は衝撃が強いと医療者が判断し、開示を控えていたと考えられる。

一方で、K氏の母親とL氏の母親は、医療者の配慮から母親たちに与えられた情報は限られてはいたが、「皮膚なかったら皮膚なかったでまた考えます」や、「軽い感じで思ってて」と語っており、出産直後は病状を重く受け止めてはいなかった。皮膚は再生する臓器であることは、誰しも知っている。よって今は皮膚が剥けて「真っ赤っか」な状態であったとしても、適切な医療管理のもと今後は新たに皮膚が再生するであろうと考えていたのではないかと思われる。

このように、医療者は周産期医療から急性期の小児科医療に切り替えた。家族は小児科医療に切り替わったことを受け入れつつも、皮膚は再生し治癒するであろうという思いのもと、医療の必要性を一時的なものとして捉えていた。その後、家族は急性期の小児科医療のなかで模索をはじめる。

3　ＮＩＣＵへの入院

(1)　厳重な医療管理

ＮＩＣＵにＥＢ児たちは救急搬送された。だが、ＥＢは希少難病であることから、医療者はＥＢ児への治療経験がほとんどなかった。NICUに入った当時をL氏の祖母はこう語る。

「もう、泣いたな。『もう一生病院から出られへんわ』言って。(中略) その病院はね、面会が厳しくって、もうお父さんしかだめで、私ら (面会に来ている両親を) 毎日迎えに行くんですけど。40日ほどお世話になったけど1回も (子ども) 見たことなくって。もう明日か、明後日、(診断のために) 大学病院へ移しますいう時に初めて対面できて、窓越しに。ものすごい感動したん覚えていますね。」(L氏の祖母)

救急搬送されたNICUでは、両親しか面会ができないという厳重な医療管理体制であった。子どもの病状からEBの可能性が高いと判断され、入院先のNICUでは確定診断が行えないことから、大学病院へ転院をすることとなった。NICUでの40日間は、唯一面会が許される両親の送迎をL氏の祖母たちは担っていたが、実際に子どもに会うことは許されなかった。そしてL氏の祖母が孫である子どもに対面できたのは、大学病院へ転院する際の「窓越し」であった。これらの環境はL氏の祖母にとって、「一生病院から出」ることはできない病状であるという認識を強く抱かせていた。

(2) 必要な情報がない医療現場

NICUに救急搬送されたK氏は、口の中の粘膜にも病状が出現しており、搾乳された母乳を哺乳瓶から飲むことができなかった。そこで医療者は新たな方法で母乳を飲ませたが、その行為により新たな水疱を引き起こしていた。

「（母乳を入れるチューブを）鼻から最初入れたの、（口の中の粘膜が破れて）飲めないから。ただ（チューブを）テープで留めてるからそこが全部ズル剝けになって。（心拍などを確認するモニターも）そしたら全部ここが剝けるんね。（中略）（皮膚科医師が）それで教科書、もう丸裸で教科書見せてくれて、だから『じゃあどうしたらいいんですか』とかって（聞くと）『どうしようもないねん』って。ここまでしか（教科書も）書いてない（笑）。」（K氏の母親）

産婦人科を退院した母親たちは、NICUへ通いはじめる。しかし、K氏の母親が目にしたのは、医療処置によって新たな皮膚病状が出現している様相であった。K氏の母親は皮膚科医師にどのようにケアをすればいいのか確認をしているが、皮膚科医師は「丸裸で教科書」を提示し、医療者も模索しながら治療にあたっていることを伝えていた。K氏が生まれた当時も、医学研究は進められていた。しかし、皮膚科医師がK氏の母親に提示した教科書には、診断方法などの医学情報は掲載されていたかと思われるが、対症療法である脆弱な皮膚に対する医学的なケア方法の情報などは記載されていなかったと考えられる。

医療者が模索している様子は、L氏の母親の語りからも伝わってくる。

「毎日ガーゼを換えるのをどうしたらできるかなって。その先生（小児科の主治医）もわからへんから。なんか文献調べたりしてもう手探り。（皮膚科医師も）それでええんちゃいますか、みたいな感じで。」（L氏の母親）

母親たちの語りからは、NICUにおいても医療者たちがEB児へのケアに対し模索している様子がうかがえる。EB者の家族のみならず多くの者は、医師は様々な病気についての知識や治療法、有効な対症療法の選択肢をもちあわせていると信じている。だが、その医師たちから「丸裸で教科書を見せて」もらい、治療法だけでなくケア方法についても目の前のEB児に対し、「文献調べたりしてもう手探り」のなかで行われているという状況から、家族たちはEB医療の現実を知っていくこととなる。

一方で、EB児の皮膚にできる限り水疱ができないよう、どのようにケアをすればよいのかという問題が常に目の前に迫っていた。

「服が着れないんですよ。（衣類の）縫い目のこの。せやから紙オムツもね（ギャザーがだめだった）。それがわからへんかったからな。『どうしたらいいんやろう』って言って。服はもうなんか、病院ときはほぼ裸やったな。（中略）みんななんか、家帰ったらどっか（服）にシミできてて、なんやろなこのシミと思って。ほな（ケア時に大量に使う）軟膏やったんです。」（L氏の母親）

研究対象者の子どもたちが生まれた当時は、ガーゼと包帯によるケアが主流だった。第4章で詳述した、皮膚の湿潤環境を保持し交換時に痛みの出現を抑えられる創傷被覆材は、まだ日常的に使用できなかった。よって、ケアの時間は子どもたちにとって痛みが増す時間でしかなく、泣いて激しく動いた。動く子どもに大量の軟膏を使用するケア行為は、当然、家族たちの衣類にも付着し、シミを残していった。L氏の母親の語りから、家族たちは衣類に軟膏が付着しても気が付かない程、ケアに集中していたことがうかがえる。

入院期間中に関するこれらの語りからは、家族も医療者もEB児の身体に次々に出現する病状に翻弄され、対応を模索していたことがわかる。医療者が模索をしていた理由は、治療法がないだけではなく、脆弱な皮膚に対する医学的なケア方法など対症療法に関する情報がないことだった。そのようなEB医療の現状を家族は、医学の教科書にEBは数行しか書かれていないことや、文献を探しながらケアにあたっている医療者の姿から読み取っていた。さらにNICUにおける厳重な面会規則は、子どもたちの現実を家族たちに直視させていた。これらの様子から家族たちは、医療の必要性は一時的なものであると捉えていた出産直後の思いから、今後、我が子のケアは医療の枠組みのなかで医療者が模索しながら行うものだと捉え直していくことになる。

一方で医療者は、医学情報は少ないながらも特異的な病状であることから、文献等の情報をもとにEBである可能性を視野に遺伝子検査等を行い早期に確定診断を行っていた。しかし、診断の目途がついても、医療者はEB児たちに対する有効な治療や対症療法などの選択肢をもってはいなかった。今後、

ＥＢ児にできることは、在宅で家族による脆弱な皮膚への絶え間ないケアだけということが明確となった。それは高度な医療を提供するＮＩＣＵに入院をしている理由がないということである。

診断がついたことによって、当初に対応していた医療者は、家族に、ＥＢ児たちをＮＩＣＵから退室させると伝え、自分たちの行う医療の枠外に置き換えていく。

急性期の小児科医療のなかで家族は、我が子のケアは医療の枠組みのなかで医療者が模索しながら行うものだと期待した。しかし、医療者はＥＢ児をＮＩＣＵでの治療はないとし、ＥＢ児を自分たちの提供する医療の枠外に置き換えるなど、ＥＢ児に対する両者の立ち位置は大きくずれはじめる。それは、確定診断を境に、医療者が行う家族への退院説明から顕著に表れていく。

4　退院そして在宅へ

(1)　医療の枠組みの内と外

日々のケア方法を模索しつつも、診断に関して一定の目途がついたなかでＬ氏の家族は、医療者から退院の話を聞くこととなる。それはＬ氏の家族にとって唐突にも感じられた。

「夏休みが近くなって、病室が忙しくなると帰れって言われて。『こんな服も着てない子をね、どないして連れて帰って（家族だけでケアを）するんですか』言うて、（小児科主治医は）『ほんなら考えま

す』言われたけど、とうとういい案は見つからず。」（L氏の祖母）

「いや、診断書はもらったよ。先生のサイン書いた。それで病名確定して、したけど、別にそれだけやって、その後こうすればいいよって説明何もしてくれへんかって。だから、例えば障害の手帳あるとか、そんなん全然教えてくれへんかったで。」（L氏の父親）

L氏の祖母の語りからは、「服も着てない子」を病院から退院後の在宅でどのように育てていけばよいのか、医療者側からの方向性も示されないまま退院の話をされたことに対し、戸惑いを感じていたことがうかがえる。小児科医師も、「考えます」と返答はしたが、その後も有効な方向性を示す回答は出せぬままだった。また、L氏の父親も日々のケア方法だけではなく、様々な医療や障害福祉制度の情報提供がなかったと語っている。研究対象者の子どもたちが入院していた当時は、退院後の生活などを相談できる地域医療連携室等の窓口はなかった。家族は、退院後の在宅で安定的に生活をするための支援や情報を医療者に求めた。それに対して、医療者はEB児を長く入院させるわけにはいかないと判断し、EB児を自分たちの行う医療の枠外に置き換えるなど、両者の立ち位置の相違が明確となった。さらに医療者は、病室が忙しくなる夏休み前に退院をしてほしいと時間の制限まで加えた。このように家族と医療者、双方のEB児に対する相違が生じているなかで、L氏の家族はどのように在宅へ踏み出したのであろうか。

「ほんで病室がだんだん、主みたいなんがおって、ずっと長く入院されてる。（大部屋である病室を）自分の部屋みたいに、こっちがやったことをもう、新しく来る人にも『この部屋は開けっ放しやからドア閉めんな』とか。（中略）『もう無理やわ』って言って（退院）。」（L氏の母親）

入院が長期化していることによって、別の問題も生じていた。それは同じく入院が長期化している同室家族の言動で、大部屋の管理をするような行動であった。小児科主治医から在宅で安定的な生活を送るための有効な方向性が示されないなかで、これらの関係性にも疲弊したL氏の家族は、在宅へ踏み出すことを決断していた。

ＥＢ児たちの入院期間は、約2～3カ月の期間に及んでいた。それは医療的ケアを伴う児たちと同様であった（木戸ほか 2012）。医療的ケア児を抱える親は、子どもの入院の長期化は医療者からの治療や医療的ケア方法の指導を受け、習得するための時間だと受け止めていた。Ｌ氏の家族も入院が長期化することは、児のために必要であると捉えていた。しかし、医療的ケアに関しては、医療者は家族に指導する方法を行えるだけの手技や知識の蓄積があるのに対し、ＥＢの場合は、脆弱な皮膚に対する医学的なケア方法の情報はほとんどもちあわせていなかった。よって、退院をするまでの過程では、このまま入院を継続しても有効な方向性は示されないだろうという諦めの思いと、退院後の在宅生活について医療の枠組みのなかで共にケアについて考えてもらいたいという期待、双方の思いがあった。このような医療者への相反する思いがL氏の家族のなかで揺れ動いていたと考えられる。

N氏の母親が語る退院後に訪れた病院の外来での様子からも、家族と医療者との間に、EB児への医療に対する明確なずれが生じていたことが確認できる。

「（外来）向こう行っても、その（ガーゼを外し）傷を開くことはないからね。『どうでしたか？』とか言うから、『ずっと一緒です、ここが悪いです、あそこ悪いです』って。（先生は）『ああ、そうですか』言うて。長いこと待たされて、5分ほど話して。でもこっちもだから病院にも期待しなくなるし、先生もどうせこんな病気のこと知らんしなあ、みたいな。」（N氏の母親）

N氏の母親は、日々の子どもの病状を詳細に伝えていたが、主治医は「そうですか」という反応であった。また、主治医は子どもの身体に覆われているガーゼを開かず、病状を観察しようとはしていなかった。これらの診察時間はケア方法の指導や処置も伴わないため、5分ほどで終了するものだった。退院後の外来時における医師の対応も、EB児を医療の枠組みから外したということを暗に行動で表明していたといえる。こういった対応が重なることで、N氏の母親は医師に対し「期待」が薄らいでいく。さらに「どうせこんな病気のこと知らんし」と語っており、医療者たちが治療や対症療法など、選択肢をもって向き合える病気とは異なり、そういった選択肢がないEBを「こんな病気」と位置づけ、EB医療の現状に折り合いをつけていたと考えられる。それは医療者がEB児のケアについて共に模索し、継続医療を提供してくれる存在ではない、いわば医療の枠組みから外されたことを変えがたい現実として再び突き付けられる経験でもあった。

一方で、K氏の家族の医療者は日々のケア方法だけではなく、手探りで退院後の生活を模索し、病状をみながら段階的に退院調整を図っていた。

「(退院に向けて)その抱っこひもとか、ベビーカーをどうするかっていうことも考えてくれはって、どうやって外出るって。『お母さんが退院するにあたって買い物に行く時どうする?』って言って。抱っこひも買ったり。もういろいろ、もう先生たちと練習して。どうやって生活するっていうのがわからへんねん。」(K氏の母親)

K氏の家族の医療者はケアの情報が少ないながらも、医療的な視点で日々の水疱へのケアを模索しながら行っていた。さらに、医療者は退院後の生活を想定し、育児用品の検討もしていた。これらから、K氏の家族の医療者は医療の枠組みのなかでEB児との生活を家族と共に検討をしていたことがうかがえる。K氏の母親は、このような医療者の対応が標準的ではなかったことを、後に、友の会などに参加することで知っていく。

「(医療機関は)本当にこういう巡りあわせでね、ラッキーやったり、アンラッキー。でも、ラッキーとかアンラッキーだけじゃあかんねんね。本当はどこの病院行っても、もうちょっとましな情報がも

らえたら嬉しかったんやけど。」（K氏の母親）

K氏の母親はこれまで友の会などで他の家族の経過を聞いたことにより、医療者によってEB児やその家族への対応が異なることを知った。ゆえにK氏の家族が受けてきたEB医療はどこの病院でも受けられた標準的なサポートではなく、「ラッキー」なだけだったという位置に切り替わった。さらに、K氏の母親は医療者の対応に対し「ラッキー」や「アンラッキー」という確率的なものではなく、どこの医療機関にかかっても標準的なケアが受けられることを求めていた。

K氏の母親の語りからは、医療者が医療の枠組みのなかで退院後の生活が安定して送れるための方法を模索していたことがうかがえる。それに対し、L氏の家族とN氏の家族の医療者は、診断がついたことにより治療法や対症療法である脆弱な皮膚に対する医学的なケア方法がないEB児を、医療の枠外に置き換えた。ではなぜ医療者によってこのような対応の違いが生じたのであろうか。前述のように、現在もEBの治療法はない。しかしこれまでの医学研究の蓄積により、確定診断への手段は確立されてきた。すなわち、診断に関しては「診断基準」があり、3家族のEB児たちは全員、医師から早い段階で診断を受けることができていた。その一方で、脆弱な皮膚に対する「ケアの基準」に関しては、具体的な検討は行われてこなかった。いわば、医療は基準があることに対しては発動され、基準のないことへは発動されづらいということがいえる。

ではなぜ医療の枠内でEBの「ケアの基準」は、検討されてこなかったのだろうか。このような基準は「医療機器などを使用した医療的ケア」の場合、生命維持の視点からすでに医療の枠組みのなかで検討が積み重ねられ一定の基準は設けられている（杉本 2013）。しかしＥＢの場合、主に必要となる皮膚へのケアは、「誰もが行う一般的なケア」の延長線上に位置するものであり、加えて、命に今すぐ関わるものではないことから、「ケアの基準」は医療のなかで検討が行なわれてこなかったと考えられる。さらに患者数が少ないという要因も、検討が行われないという状況を助長してきたといえる★03。「ケアの基準」そのものが確立されてこなかったＥＢにおいては、それらを手探りでも行おうとする医療者に巡り会えるかどうかは、Ｋ氏の母親が端的に指摘していた通り、「ラッキー」と「アンラッキー」という確率的なものであった。

（2）家族総出

退院後の生活を模索するなかで、家族たちは確実に在宅生活で必要となる要因を把握していた。それは「人手」であった。脆弱な皮膚を抱えた子どもとの生活にどれほどの「人手」が必要になるか、現在のＫ氏のケアからみていきたい。そのケアはＫ氏の母親と祖父母のどちらか、また現在は途中で訪問看護師が1時間30分入り、計３名で１日約４時間かけて行われている。

「（訪問看護師が入る）１時間半の後ね、右足だけやりはって、包帯巻くとこまでいかないの。その１時間でやっとできるのが、血を抑えるのと薬塗んのんと水疱を潰すっていうところ、しかも右足だけ。

右足と右手か。右半分を彼女たち（訪問看護師）に任して、左半分を私がして。おばあちゃんは（水疱の中の水を）抜いたりはできない。だからそれこそ、おばあちゃんが、なんか、よく見てるし、そのもう一人の人のこともよく知ってるから、そろそろテープ要るなとか、あと4枚ガーゼが足らんなとかわかるみたいで、うん、で、先々にやってくれてすごい助かるんやけど。」（K氏の母親）

ケアの役割は大きく2つに分けられる。1つ目は直接的ケアである。現在のK氏の病状は全身に及んでおり、水疱を潰し、出血を抑え、軟膏を塗り、包帯等で保護をする過程に、右足だけで1時間以上かかる。それらは全身の皮膚の病状過程に応じて軟膏やガーゼ、創傷被覆材の種類が変わる。また、ガーゼなどは体の動きに追従するよう固定を工夫しなくてはならない。それゆえに多くの時間を要する。2つ目は後方支援である。子どもの身体の左右に分かれてK氏の母親と訪問看護師による直接ケアは同時進行で進められる。ケアがはじまる前に一定の準備はされているが、この両者の進行具合に応じて、間接的ケアの担い手である祖父母たちはテープをカットし、必要なガーゼ等の準備をしていく。さらに、大量の血液などが付着した浴槽の掃除、またタオルや着替えた衣類にも浸出液や血液、軟膏等が付着しているため、手でもみ洗いが必要になり、それらの役割も担う。加えて、軟膏などが水と共に流れ、排水溝がすぐに詰まるため洗面台の掃除も欠かせない。この4時間は皮膚にまつわるケアだけであり、口腔粘膜にも病状があることから、これらの時間以外にも食事をすり潰す等の準備も必要となる。

訪問看護★04の利用などは現在の様子であり、ケアに使用する材料や病状なども在宅移行時と変化はあるが、ケア内容はＮＩＣＵ入院中から現在まで基本的には変わらず、脈々と続けられてきた。入院中はこれらのケアは医師や看護師など複数の医療者で担われてきた。また、浴槽や排水溝の清掃などは、病院スタッフが担っていた。在宅でこれらの体制を維持するためには、家族総出による人手の確保が必要であると家族たちは判断していた。

「絶対これは手助けが必要やしって言って、（夫婦二人で住んでいた）Ｐ県から（夫の実家がある）Ｑ県勤務に変えてくれって主人が会社に頼んで。引越し準備（笑）。ぐわーっと引越し。詰めて。ダッシュで引っ越してきて。どこに住むかっていうんで、とりあえず同居。おばあちゃんに助けてもらわなあかんから。」（Ｎ氏の母親）

「（退院後は）ずっと（Ｌ氏の母親の）実家に。（夫とは）別居でずっと、週末なったら来てくれる感じで。もう幼稚園やから決断せな、どこに住むか。ずっとずっと決断できず。こっち（夫）は出身がＲ県やし、実家もＲ県にあるから、仕事もＲ県やし、長男やし（笑）。こんなとこ（Ｌ氏の母親の実家があるＳ県）に来れるかみたいな。それも何回も揉めて。」（Ｌ氏の母親）

これらの語りから、両親だけでは対応が困難になると判断し、どちらかの実家に協力を求めていたことがわかる。その協力を得るために、父親と母親の二人で生活をしていた環境から、実家に住まいを移すこととなり、さらに父親の職場の異動など大きな生活環境の変化が生じていた。また、L氏の家族の場合は、父親が長男であることから、母親の実家がある県に住まいを変えることに対し、家族内で「何度も揉め」ながら家族総出でケアをするための環境調整を行っていた。このように家族は、EB児を自宅でケアをするためには人手がいることを察知し、環境調整を図っていたことがうかがえる。その一方で、当初は家族内でも温度差があった。

「(父方の祖父母は)病気何べん説明してもわからへんから、ちょっときつく触ったりしたら、こっちイラっとなる。抱っこしたいって言うけど、こっちのじいじ(K氏の母親側の祖父)は(インターネットで(EBについて)めっちゃ調べる……調べてるからふんわり抱いてくれるけど。だけど向こう側(父方祖父母)知らないから、めっちゃソフトに触らなあかんからって言っても、ちょっと荒かったりとか、(父方の祖父)じいじが悪いわけじゃないんやけど、イラってくるんやね。」(K氏の母親)

K氏の母親の語りから、わずかな力加減で水疱が出現してしまうというEB特質の病状から極力水疱をつくらないよう、子どもの抱き方など細心の注意を払っていることがうかがえる。K氏の母親はこれまでの経験から、K氏を抱くためには「めっちゃソフト」な力加減が必要と判断をしていた。しかし、父方祖父はこの力加減を習得することが当初は難しく、K氏の母親はわざとではないことを理解してはいるが、「イラッと」しており、身体感覚で掴むこれらの方法を家族間で統一することに苦慮していた。

これまでの語りから、ＥＢ児の在宅移行にあたり家族たちの生活や父親の勤務先の変更、また父親が長男の場合、母親の実家近くに住まいを移す事への葛藤、さらに新たな水疱出現を防ぐため、ＥＢ児への接し方の共有など、家族内でさまざまな課題が内包されていたことがわかる。

進行性神経難病の筋ジストロフィーは、主に幼少期に発症し徐々に運動機能障害が進行する。よって、家族は子どもの成長と共に障害を受け止めつつ、増加していく介護内容に対応をしている。すなわち、障害の進行に応じて段階的に対応を行っている（三浦・上里 2005）。しかしＥＢの場合、出生直後から病状に応じたケアが必要であった。いわば、家族たちは出生後から在宅に移行するまでの２～３カ月の間に、病気の受け止めやケア方法の模索だけでなく、家族の再編が早急に求められていた。

5 「専門職の知」が存在しない不確実な在宅生活

ＥＢ者と共に生活をする3家族の語りから、妊娠、出産を経てＮＩＣＵへの入院生活から在宅移行までの経過を明らかにした。これらは、ＥＢ児を巡る家族と医療者、両者におけるＥＢ児への医療に対する捉え方が相反するものへと変遷していく過程であった。

「妊娠と出産」では、妊娠から出産時の様子を確認した。妊娠期間中は、胎児に大きな変化はなかったことから、家族と医療者は同じ周産期医療の枠内にいた。潜性栄養障害型ＥＢは潜性遺伝の形式をとるため、両親はＥＢを発症していない。よって、妊娠期間中の家族は、ＥＢについて事前に知ることはなかった。ゆえに家族は、出産後に初めて出会う我が子が脆弱な皮膚をもち、さらに、次々に現れる病状に対し不安を抱いた。しかし、その一方で、皮膚は再生する臓器であるという認識から、病状予後に関しては重く受け止めてはおらず、医療は一時的なものであると捉えていた。これらから出産直後の家族は、病状への不安をもちつつも、いずれ治癒するだろうという感情を抱いていたことが明らかになった。

「NICUへの入院」では、家族と医療者、両者の足並みが大きくずれ始めた様相を指摘した。NICUの医療者は、治療法や脆弱な皮膚に対する医学的なケア方法の情報もなく、EB児を前に日々模索を重ねていた。これらの様子から家族は、EB児へのケアを自分たちだけで行うことはできないと考え、今後、我が子のケアは医療の枠組みのなかで医療者が模索しながら行うものだと期待した。これらから、家族は、医療の必要性は一時的なものであると捉えていた出産直後の思いから、常に医療者によるケアが必要であると捉え直していた。しかし医療者は、診断の目途がつくと、今後EB児に必要なことは脆弱な皮膚への絶え間ないケアだけということが明確となり、それらは今すぐ命に関わるものではないことから、EB児を医療の枠外に置き換えた。

「退院そして在宅へ」では、家族と医療者、両者の足並みが明確にずれた様相と、家族総出による在宅体制の編成過程について示した。家族と医療者の足並みが決定的にずれたのは、医療の枠外に置き換えたEB児を長く入院させるわけにはいかないとし、医療者が退院を促した時だった。しかしなかには、医療の枠組みのなかで、退院後の生活が安定的に送れるための方法について模索する医療者もいた。このように、医療者によって対応が異なった要因については、脆弱な皮膚に対する医学的な「ケアの基準」そのものが、医療のなかで検討されてこなかったことが背景にあると推察された。「ケアの基準」が検討されてこなかった要因には、医療機器などを使用した「医療的ケア」ではなく、皮膚へのケアは「誰もが行う一般的なケア」の延長線上に位置するものと捉えられていたことなどが考えられた。これらから、「ケアの基準」がなくとも手探りで模索する医療者に巡り会えるかどうかは運のようなものであり、どの医療機関でも標準的なＥＢ医療が提供される環境ではなかったということが明らかになった。

このように、医療者は、ＥＢ児の確定診断までは積極的に行っていたが、診断後の日々の皮膚ケアや栄養摂取方法の検討、手指等癒着の予防的医療、皮膚がんの早期発見と迅速な医療処置などの継続的な支援は、医療の問題として扱ってはいなかったといえる。言い換えれば、ＥＢ者や家族たちの問題である「病い」の枠組みのなかに、本来ならば重要な位置づけであるはずの医療専門職の存在は、ＥＢ児の診断後という極めて早い段階から希薄になっていたということである。

これまで社会学領域において指摘されてきた医療化論★05、つまり、医療は社会統制の手段であることへの批判的議論が積み重ねられてきた。しかし、上述のような環境にあるＥＢ児たちは、医療の社会統制や、医師の支配どころか、必要な継続医療ですら受けられる体制ではなかった。つまり、本章では、ＥＢ者たちを巡る医療が、出生後間もない時期より医療化論とは対極的な位置に置かれている実態が明確となった。一方で、医療福祉学者の井上信次は、近代医療の領域拡大により医療化されたとされる発達障害について、患者たちは医師の支配のみを受ける存在なのかという問いのもと、発達障害の親の会の活動から分析を行っている（井上 2005）。そこでは、医師による医学的な「専門職の知」とは異なる、日常的な対応方法など「家族の知」を親の会を運営している家族たちは積み上げていた。これらの「家族の知」は医師による「専門職の知」が土台にあり、双方の知が相互補完的な関係を築いていた。以上の知見を、ＥＢ児を抱えながら在宅へ移行する家族に置き換えてみると、土台となる「専門職の知」としての「ケアの基準」がないなかで、「家族の知」のみを築き上げなくてはならない環境に置かれていたといえる。それは近代医療において「専門職の知」が存在しない不確実な在宅生活のはじまりを意味していたのである。

註

★01 研究対象者は、Ｋ氏の家族（母親）、Ｌ氏の家族（父親・母親・祖母）、Ｎ氏の家族（母親）の３家族あり、ＥＢ者である子どもは、10代から30代であった。３家族のインタビューでは、ＥＢ児の妊娠・出産・ＮＩＣＵへの入院、そして、在宅移行に至る過程が詳細に語られた。また、友の会会員家族とも交流をもつなどさまざまな経験や知識を積み重ねていたことから、本章における研究対象者として適切であると考えた。研究対象者の子どもは全員、水疱やびらんが難治性である潜性栄養障害型であった（山本明 2011）。また、子どもの年代は10代から30代と幅はあるが、前述のように、ＥＢは１９８７年から国による指定難病に認定され医療費の一部は公費助成となっており、医療制度面における背景は全員同様であった。

★02 母子保健法では、新生児とは出生後28日を経過しない乳児とし、乳児とは1歳に満たない者と区分されている。研究対象者の語りは、出生後から1歳に満たない時期の一連の経過であり、本章では詳細な出生後の日数を必要とはしないため、新生児期、乳児期、問わず「児」もしくは「子ども」という表現を用いた。引用した語りもそのまま使用した。また本章では、家族構成員間の続柄をＥＢ児からみた人間関係で記している。

★03　医学的なEBの「ケアの基準」は、第4章で述べた友の会の運動により、さまざまな種類の創傷被覆材が保険適応となった2011年まで、具体的に検討は行われてこなかった。厚生省により1983年に立ち上げられた、「厚生省特定疾患稀少難治性疾患調査研究班」等の各年の研究報告には、診断方法や治療研究以外に、ケアや生活課題について触れられている年もあった。例えば、『厚生省特定疾患稀少難治性疾患調査研究班昭和58年度研究報告集』（笹井 1984）のなかで「表皮水疱症の疫学的研究（第1報）」（北村 1984: 5-15）が掲載されている。そこでは、EBの実態を把握し、治療法の確立を目指すための基礎資料として、医師を対象にアンケート調査を行い、その結果が報告されている。アンケートの配布先は、大学病院の皮膚科94カ所、同小児科99カ所、一般病院の皮膚科451カ所、合計644カ所の医療機関であり、アンケート調査の項目には、病状に関すること以外に、医師及び患者や家族の抱える「現在の問題点」にも触れられている。1980年代の報告書のため、表現の内容に不適切な箇所があるが、「現在の問題点」に関するアンケート結果を、そのまま以下に引用する。「最も件数の多いものは〝有効な治療法がない〟（141件）、ついで〝手足の癒着性病変〟（37件、すべて劣性栄養障害型）、〝治療費支弁困難〟（29件）、〝家庭看護の人手不足〟（20件）の順となる。その他の問題点としてあげられた事項は悪臭、角膜ビラン反復、遠地のための通院困難、尿道狭窄、教育の問題などである。4病型のうち特に劣性栄養障害型の患者の場合、医師は治療に苦渋し、患者とその家族は恵まれない生活を送っている事がわかる」。このように報告書では、EB者たちのケア環境も含めた課題が明らかにされていた。その後の『厚生省特定疾患稀少難治性疾患調査研究班昭和60年度研究報告書』（笹井 1986: 4-5）では、治療指針の作成が行われており、「内用療法」では「現在のところ、表皮水疱症には的確な治療法がない」とし、「外用療法」では抗生物質軟膏やその他の軟膏が示され、「合併症に関する処置」では、「本症における合併症は多種多様であり、また皮膚科の範囲にとどまらない。とくに重要なのは劣性栄養障害型における指趾癒着と食道狭窄である。前者には形成手術、後者にはバルーンを用いての拡張術がおこなわれるが、それにより得られた結果を維持するには家族の協力が絶対に必要である。」とされている。また、「生活上の注意」に関しては、「不必要な外力を避けることは勿論であるが、なかでも重要なのは栄養の問題である。とくに劣性栄養障害型にあっては、歯牙および口腔粘膜の変化のため食物摂取が困難となり、そのため全身的栄養障害に陥っている場合が多い。しかし高カロリー食を与えることにより全身状態が極めて改善され、それにより症状も多少改善することが少なくないので、液状高カロリー食を与えることがすすめられる。」と示している。だが、これらの治療指針は、病状が悪化した場合に病院で行われる外科的治療などであり、日々の在宅生活におけるケア方法については言及されていない。そして、『厚生労働科学研究費補助金難治性皮膚疾患克服研究事業稀少難治性疾患に関する調査研究 平成19年度総括・分担研究報告書』（北島 2008）では、「表皮水疱症診断と治療のガイドライン」（清水宏ほか 2008: 93-103）が掲載されている。そこには、「表皮水疱症は症例数が少なく、大規模コントロール治験が不可能なため、エビデンスレベルの高い治療法は確立されておらず、論文などで有効として報告されている治療法は、少数の症例報告に基づくものがほとんどである」とし、希少難病の課題が示されている。これらの経過を経て、より具体的なケア方法について言及され始めたのは、上述のように、友の会の運動によってさまざまな種類の創傷被覆材が保険適応となった２０１１年になってからである。厚生労働科学研究費補助金難治性疾患克服研究事業稀少難治性皮膚疾患に関する調査研究班による『希少難治性皮膚疾患に関する診療の手引き』の別添資料集には、創傷被覆材の紹介がされ、さらに、浸出液が多い場合など、状況に応じた創傷被覆材の使用事例など2例が記載されている。また、同書には、「稀少難治性皮膚疾患に関する調査研究班による２０１１年最新版 表皮水疱症Ｑ＆Ａ」も記載されており、「どんな軟膏をえらんだらいいでしょうか?」や「ガーゼや包帯でいつも保護した方がいいのでしょうか?」といった質問に対し、「主治医と相談の上、症状にあわせて処置方法を選択してください」等の回答が示されている（山本明 2011: 94-99）。だが、第6章でも詳述するように、研究対象者からは、主治医に相談をしても、ＥＢ者が求める軟膏や創傷被覆材の処方だけに終始している現状などが語られた。一方で、多くの創傷被覆材は保険適応であるにもかかわらず、病院によっては必要量が処方されないという語りも散見された。この点に関しては、今後の研究で明らかにしていきたい。

★04 第7章でも詳述するが、家族による継続的なケアが困難になった場合や、ＥＢ者が一人で在宅生活をすることになった場合、病状のある皮膚へのケアは、訪問看護師の役割となる。本文でも述べたように、Ｋ氏のケアは、毎日、多くの時間と人手を要する。しかし、現在の制度では、ＥＢ者が毎日、訪問看護を利用することは難しい仕組みとなっている。

★05 医療化論については、イヴァン・イリイチ（I. Illich）による『脱病院化社会』（Illich 1976=1979）やアーヴィング・ケネス・ゾラ（I. K. Zola）による「健康主義と人の能力を奪う医療化」（Zola 1978=1984）以外にも、ピーター・コンラッド（P. Conrad）とジョセフ・W・シュナイダー（J. W. Schneider）が、主に医療の拡大について論述している（Conrad and Schneider 1992=2003）。

第6章
生活を規定する要因

第5章では、EB者たちの問題である「病い」の枠組みのなかに、本来ならば重要な位置づけであるはずの医療専門職の存在が、EB児の診断後という極めて早い段階から希薄になっていたということが明らかになった。すなわち、EB者を巡る医療環境は、過剰な医療を指摘してきた医療化論とは対極的な様相であることを指摘した。

本章では、第5章で明らかになった実態も含め、その後のEB者たちの日常生活にはどのような問題があるのか、EB者たちの「病い」の問題を多角的に捉える。特に、「はじめに」でも述べたように、日常生活行動に困難を抱えていても、障害福祉サービスを利用することが困難であるなど、医療のみならず障害福祉制度からも甚大な影響を受けていると推測されたことから、研究対象者全員★01のインタビューデータをもとにこれらの課題を実証的に描き出す。

病や障害を抱えた者たちの日常生活課題に対し、これまでさまざまな調査や研究が行われてきた。例えば、人工呼吸器や経管栄養等医療的ケアを必要する子どもたちや、神経難病であるＡＬＳ患者の、家族介護や医療・福祉等公的サービスの利用状況など多角的な視点からその生活が明らかにされてきた（高橋昭編 2020; 平野 2010）。その一方で、これまでにも述べてきたように希少難病を抱える者たちを対象とした調査研究は、患者数の少なさから注目されることはほとんどなかった。ＥＢ者たちもその一例である。

前述のように、筆者は難病患者への相談支援に従事するなかで、ＥＢ者たちの抱える日常生活について知る機会を得ていた。そして、これまでの知見からＥＢ者たちの日常生活課題は、身体的側面のみならず、家族、経済、医療や福祉などの制度構造が複合的に関連し、これらが影響を及ぼしているのではないかと考えてきた。そこで、身体的課題、家族的課題、経済的課題、制度的課題の４象限に分類したインタビューガイド（３２３・３２４ページ参照）を作成し、半構造化形式でインタビュー調査を実施した。他の病を抱える者たちとＥＢ者とでは、日常生活課題にどのような異なりがあるのか、これらを明確にしなくては、今後、ＥＢ者のみにとどまらず、希少難病を抱える者たちへの支援方法を具体的に検討することはできない。

そこで本章では、身体的、家族的、経済的、障害福祉等制度的側面から分析★02を行い、ＥＢ者たちの日常生活課題を多角的に描き出すことを目的とする。

以下では、身体的課題、家族的課題、経済的課題、制度的課題の４象限、各10項目に沿って、語りを記述していく。なお、主観的項目、例えば、「他者（友人・恋愛等）との関係」という項目などは、ＥＢ

当事者でなければ語ることはできないため、ＥＢ者のみのデータで分析を行った。一方で、客観的項目、例えば、「現在の身体状況」という項目などは、家族もケアなどのサポートで把握をしていることからＥＢ者と家族の語りも分析対象とした。各項目の後に分析対象者を（　）で追記した。

1　身体的課題

Ａ－１：現在の病状（ＥＢ者・家族：14名）

14名全員、皮膚や口腔・食道粘膜が脆弱であり、病状は固定せず常に変動し予測も困難であった。そして、その都度、病状への対応が求められていた。また、14名中12名は皮膚病状からの出血等による貧血や口腔粘膜等の病状による低栄養によって、体力の低下も生じていた。さらに、そうした病状を繰り返した結果、身体の一部に癒着が生じている者が、14名中８名であった。

以下のＭ氏の父親の語りは、Ｍ氏の幼少期の頃を振り返ったものである。それは、Ｍ氏の脆弱な皮膚を「紙」に例えて語られた。

「（乳児のＭ氏を）こう抱っこしてて、で子どもってこう動くじゃないですか。で、はっと思ってこう抑えた時に、この指先のところで、当たった（皮膚の）とこが剥けるんですよね。『おおおー』と思って、『こーれ、どうやって世話したらいいんだろう？』とか思って、ほんとに。（中略）うん。もう本当にあの、濡れたトイレットペーパーを触るみたいに。だから抱き方も指には絶対に力入れずに、こういうふうにこう、腕全体でこう持ち上げる、包むようにして。気をつけながら、気をつけながら、うん（笑）。なんで本当にこう、そーっと、そーっとっていう。まあだんだんやっぱ成長とともに強くはなってきて、まあ濡れた新聞紙ぐらいまでにはなったんですけど（笑）。まあ、あいかわらず弱いのは弱いんで、うん、気をつけながら。」（M氏の父親）

幼少期のM氏の皮膚は、けっして強くはない力加減ですら皮膚が剥けてしまい、「濡れたトイレットペーパーを触るみたいに」と表現された。筆者はインタビューでこの表現を聞いた時に、濡れたティッシュペーパーが手に張り付いて容易にやぶれる様子を思い浮かべ、M氏の幼少期の脆弱な皮膚の様子をリアルに想像することができた。

以下の語りは、皮膚の癒着に関するものである。A氏は、脆弱な皮膚が徐々に癒着していく過程について語った。

「（手指の癒着により棍棒化し）もう左手はほんと、もう何も使えないので。もう全然使いものにならない（笑）。なんか（以前は）、いろいろ持てたんですよ、左手も、今は使い物にならないですけど、うーんと、トランプのカード1枚とかなら持てる……、持てた。こう（指趾間にわずかな）隙間はあったので。それがもう（完全に癒着して）なくなっちゃったっていう感じですね。」（A氏）

以前は、「トランプのカード1枚とかなら持て」るほどの隙間が手指間にはあったが、病状が繰り返すことで左手指は棍棒化し、「今は使い物にならない」と表現された。皮膚の癒着は手指だけにはとどまらない。

以下のN氏の母親の語りは、N氏の頸部の皮膚が癒着している様子についてである。

「傷がずっとあるから今もそうなんですけど、ここ（首）、うちの子、首がなくなっちゃって。ひっついて。（中略）今も飲みもの飲む時でも体ごとこう（傾けないと飲めない）、回んない。左右にも、もうほんとにわずかにしか動かないし、首。」（N氏の母親）

このように、EB者たちの皮膚は非常に脆弱であり、その結果、皮膚が破れてしまったり、水疱が出現したりするなどの状況が生じていた。のみならず、これらの病状が繰り返すことで、皮膚の癒着が生じ、身体動作や日常生活動作に多大な影響を及ぼしていた。

以下では、EBの病状が、日常生活にどのように影響を及ぼしているのか詳細に確認をしていく。

A－2：身体動作への影響（EB者・家族：14名）

14名中7名は、自宅内での歩行等は可能でも、屋外では皮膚病状や体力の低下により車いすを使用していた。また、口腔または食道粘膜の病状は14名全員にあり、食事への多様な対応が求められていた。加えて、入浴やケア時の激痛、皮膚の回復過程で生じる痒み、それらの不快感による集中力の低下や睡眠障害があった。程度の幅はあるが、全員、病状の悪化を防ぐことや、癒着等の機能障害で身体動作に制限がかかっていた。

次の語りはA氏の歩行に関するものである。A氏は歩行が全く不可能なわけではないが、皮膚病状や、それによる体力の低下によって長距離の歩行が困難だとした。

「体力がないので。もう歩けないので、もう長距離歩くってなった時は車いすを借ります。（中略）10分も歩いてられないと思う。」（A氏）

「もう長距離歩くってなった時は車いすを借ります」とインタビューでA氏が語った時、筆者は、「長距離」を30分以上の歩行程度かと勝手にイメージをしていた。しかし、その後の語りでA氏は「10分も歩いてられない」とし、筆者がイメージした時間よりもはるかに少ない時間であったことに対し、インタビューをしながら驚いた。

また、これまでにも述べてきたように、ＥＢの病状は口腔や食道粘膜にも及ぶ。それは、食事を摂取するという動作にダイレクトに影響を及ぼす。以下の語りは、C氏の食事に関するものである。

「パンはひっかかる感じがするのと、あとちょっと大きめの錠剤とかは、玉の薬は飲めないので、薬は全部ほとんど、溶けるやつ以外は粉で飲んでたり。あとまあコロッケだったり、あと千切りキャベツだったり生のものは、口の中が剥けてしまうので食べることができない。」（C氏）

C氏の場合、コロッケや生のキャベツなどは、「口の中が剥けてしま」い、食べることが避けられていた。このように、無理なく食べられる、もしくは、避けられる食材や形態などは、個人差が大きく、それぞれ、これまでの経験から選別されてきたといえる。

一方で、皮膚の病状と同様に、口腔や食道粘膜にも病状が繰り返し生じることで、口を大きく開けることが困難となる開口障害や、食道が狭くなる食道狭窄が生じる。その結果、日々の口腔ケアや歯科受診の際に支障が生じる。また、固形物を飲み込むことが困難となり、食事摂取そのものに課題が生じてくる。I氏の母親は、I氏が徐々に固形物の食事が摂取できなくなる過程について、次のように語った。

「（徐々に固形の食事が）食べれなくなって。（医師である）先生にその前に『（栄養補助剤である）エンシュア飲めるほうがいいよ』って言われてたんで、ミルクはエンシュアに切り替えてたから、エンシュアでずーっとだらだらと生き延びてて（笑）。調子良くなったり悪くなったりをずっと繰り返してたんですけど。」（I氏の母親）

次の語りは、第1部第2章でも詳述した、「痛み・痒み」についてである。これらの不快感は、EB者たちの身体動作を制限させる要因として大きな影響を及ぼしていた。M氏の父親は、M氏の痛みが伴う入浴時の様子を振り返り、E氏は、痛みと痒みが混在する身体について語った。そして、C氏は痛みと痒みによって生じる日常生活への影響を語った。

「痛いです。かなりもう大騒ぎして。うーん。それでもなんとかなだめつつ、なだめつつ。なんでお風呂もやっぱり、うーん、1時間半、下手すると2時間ぐらいかかって、うん、なだめながら、なだめながら。それでもやっぱりあの、もう何つうんだろな、パニックになっちゃうんですよね、もう痛みで。うん。だから最初本当に小さい頃は、お風呂のこう入れる準備をすると、遊んでても泣き出すんです、それ見て。そういうのがやっぱつらかったですね。」（M氏の父親）

「（痒みを）一日24時間のうちの23時間我慢できとっても、一瞬、1回でももうちょっと掻いた時に、1回でちょっと（皮膚が）ずるっといったらもうそんで終わりなんで。（中略）痛みって結局まあ痛いか痛くないかだけじゃないですか。我慢できるかできんかだけで。でも、痒みって結局こう動作につながっちゃうんで、なんかわかってるんですけどこうやめれんっていうか。我慢しとってもついの1回でなってしまうので、そっちのほうがすっごいストレスなんですよね。『もうあとちょっとで治るとこだったのに、またか』みたいなのとか、で、がっかりしたりとかするもんで。」（E氏）

「普通に夜眠れないんですよね、痒みとか痛みとかで。どんだけ早くに布団についてても夜眠れなくって、慢性的に睡眠不足なので、まあ集中力に欠けるというか。で、まあもちろん睡眠不足もあって体力も落ちてしまってっていうのもあるので。」（C氏）

このように、EBによる身体動作への影響は、歩行などの行動制限のみならず、食事を摂取することや、痛みや痒みによって十分な睡眠を得ること、また、集中力にも甚大な影響を及ぼしていたといえる。

A－3：生活動作への影響（EB者・家族：14名）

幼児以外の13名のうち、買い物や調理、清掃などの生活行為を自身で行うことが困難な者は9名であった。さらに、体力の低下で、長時間の外出等が制限されていた。

「（病状が悪化すると）掃除もできなくって。立つことができないと、本当に何もできなくって。座ったまま掃除機かけるときもあるけど。それでも体力がないときは、（部屋が汚れていても）もう目つぶってます。」（F氏）

「（一人暮らしの時は）自炊、作るのは意外とあの、できたんですよ。水を触るだけだったらちょっとしみるだけなので、野菜洗ったりとかはできたんですけど、片付けが、洗剤とか、あとゴム手袋を履いてもなんか、そのゴム手袋が擦れたり。（中略）お風呂とかはもう（病状の皮膚へのケアのために）毎日浴槽に浸からないとだめだったので、上がったらすぐシュッシュッシュッシュッってあの泡して、ちょっと多めにして水圧で流す感じ、手ではこすらないようにしてましたね。」（C氏）

F氏とC氏の語りから、病状により掃除や調理などの生活動作に制限が生じていることがわかる。また、病状があっても「座ったまま掃除機かける」など、できる範囲で工夫が行われていた。しかし、C氏の語りのようにゴム手袋を着用し、水や洗剤が病状のある手指に触れないように工夫をしていてもゴム手袋そのものによって皮膚が擦れてしまい、結果、病状の悪化につながるという状態が生じていた。

A-4：他者（友人・恋愛・性生活）との関係（EB者：8名）

他者との関係は第1部第2章で詳細に述べたので、ここでは、特に恋愛に関する語りを確認する。8名中7名は病状を理解してくれる友人の存在があった。一方で恋愛は、病状を徐々に伝えるなど相手の様子を見ながら進められていたが、病状の変化によって関係性に影響を及ぼすこともあった。性行為に関しては、EBの身体に与える影響など正確な情報がなく、また、相談できる環境もないまま、多大な不安と葛藤を個人で抱えていた。

「(付き合っていた方との性行為について) けっこう抵抗しましたね。けっこう抵抗があって、やっぱり最初は。もうそれこそ何年越しで抵抗しましたね。なかなかこう (病状のある身体) 全部をさらけ出すっていうのは、ちょっと時間がかかりましたね。(中略) (性器の皮膚粘膜も) 傷つくんじゃないかとか。それこそ、そうなんです。まあそれこそ、けっこうあれですけど、『入るのか』とかも、うん。」(D氏)

「(20代のころ男性と) 付き合ってるのがわかってから、(受診に) 母がついてきて、先生にいきなり『結婚してね、性生活になったら、この子は (性行為は) できますでしょうか?』って言ったらね、『無理です』ってはっきり言われた (笑)。(中略) あの、『皮が剥けてしまう。(膣) 中で皮が剥けたりしたら、どうしようもないですよ』って言われて。もうそこで母はもう。『(男性とお付き合いするのは) だめ』って言われて。」(G氏)

D氏の語りでは、2つの「抵抗」があった。1つは、恋人に病状のある身体「全部をさらけ出す」ことへの「抵抗」であった。2つ目は、性行為そのものによって生起することが考えられる膣粘膜損傷への懸念であった。また、G氏の語りでは、その懸念を医師に確認をしていた。だが、その答えは、医師によって異なる★03。そして、医師にその質問をしていたのは、G氏自身ではなく、出生時より病状があるG氏のケアを主に担ってきた母親であった。これらの語りから、恋愛や結婚生活に伴う性行為への不安感はEB当事者だけではなく、家族にも及んでいたことがうかがえる。

A－5：社会（学校・仕事）との関係（EB者・家族：14名）

学校生活では、14名中、10代以上の13名が、体力の低下や入院による休学、体育等の見学など、病状の程度によっては十分な学習環境ではなかった。また、進学に関しても身体的側面などから、さまざまな問題を抱えていた。仕事では、福祉的就労を含む就労経験のある8名のうち6名が病状の悪化により休職や退職を経験していた。

「高校1年生の時はがんばって通ってましたけど、週に1回休むくらいのペースでがんばってましたけど、やっぱだんだんつらくなってきて。もう1週間休むっていうこともありました。（中略）（自宅でする）課題もあんまりやれてなかったです。」（A氏）

A氏は、高校1年生までは通学することはできたが、EBによる体力の低下により、徐々に休む日が増えていった。また、学校から出された課題を自宅で行うという行為も、病状から「あんまりやれてなかった」と振り返っていた。

一方で、進学をすることそのものに関してもさまざまな課題があった。以下のK氏の母親の語りは、K氏の高校進学に関する内容である。

「（高校）今探してるけどな、どっこもやっぱりちょっと皆。『話できて、なんか車いすです』ぐらいまでは、皆『うちおいで』って言ってくれるけど、実際Kちゃん見るともう『えーっ』って、『それで（高校生活）できるの？』とか、もう怖くなるんよね。なんかぶつかったらあかんとか。もう手かかるなってわかるから、けっこう断られるっていうか、もう逃げ腰。」（K氏の母親）

第3部第5章でも詳述したように、K氏の皮膚病状は全身に生じており、そのケアはK氏の母親たち3名で、1日約4時間かけて行われている。このような病状からK氏は学校生活で車いすを使用しており、K氏の母親は、進学を希望する高校へ車いす等の配慮が必要なことを電話で事前に連絡をしていた。近年の学校はバリアフリー化が進められており、K氏の母親の電話を受けた高校の担当者たちは、車いすでも学校生活が送れるとし、「皆『うちおいで』」と返答をしていた。しかし、実際に、K氏やK氏の母親が高校へ見学に出向くと、K氏の創傷被覆材等で覆われた身体の様子を見た学校担当者たちは、「『それで（高校生活）できるの？』とか、もう怖く」なり、当初は、受け入れができることを伝えていたが、一転、「逃げ腰」となり、断っていた。

以下の語りは、G氏による就労に関する語りである。入社当時は、車いすの必要はなかったが、病状の悪化に伴い車いすが必要となった。G氏は継続就労を希望し、職場担当者とも相談を重ねたが、結果的には、職場内での対応が困難であるとし、退職に至っていた。

「（病状により車いすが必要となったが、会社に）設備がないっていうのも一番あったんですけど。まあ最初ね、『家でできることをやらしてくれる』みたいな感じで話があったんですけど、やっぱりその、あの、なかなか難しいっていうことで、結局は退職。」（G氏）

このようにEB者たちは、学校で勉強を継続すること、職場で安定的に働くことに困難をきたしていたことがわかる。のみならず、学校や就職先を選択することも容易ではなかった。

A-6：病状による心身への影響（EB者：8名）

前述のような身体症状によって、8名全員、個人差はあったが心身に影響を及ぼしていた。以下のC氏の語りは、第2部第2章でも引用したが、再度、引用する。

「（学生時代）例えばこう掃除の時とかに机を運んだりとかして、『うわ、俺の机触られた』とか。あとごみ箱をこう戻したりとかした時に、『あいつ今ごみ箱触ったから、今あのごみ箱に触ったらうつる』とか、『皮膚がんになる』とか、なんかそういうのは嫌だったなあって。もちろん病気のせいで学校にこう体調悪くって行けなかったのもあるんですけど、今こう思い返してみると、心もちょっと弱ってたなあっていうふうに思ったり。」（C氏）

C氏の語りでは、同級生達の否定的な言動により「心もちょっと弱ってた」とし、病状による体調の悪化のそのうえに、心的負担が上乗せされていたことがわかる。
以下の、E氏の語りでは、病状の悪化に伴い、人に会うことや外出することへの意欲が喪失し、「完全に鬱」になったと表現された。

「(20代頃までは) 元気だったんですけど。もうあとは首肩やこのへん (の病状が悪化し) おかしくなってきてからは人にも会いたくないですし、もう外にも出たくないですし。まあやっぱもう完全に鬱になりましたね。」(E氏)

A-7:現在の生活の質 (EB者:8名)

病状による日常生活の制限はあるものの、その範囲内で生活の質は安定していると語った者もいた。一方で、病状が不安定になると日常生活制限も広がり、生活の質は低下していると語ったEB者もいた。つまり、EBの病状の変動によって、生活の質も変動し、それは予測がつかないものでもあった。

「(病状が悪化し) 働けない、出かけて友だちにも会えないとなると、本当に気持ちがまいってしまって。うーん、どうしたらいいのか。」(F氏)

「中途半端なんですよ。こう、いい時もあれば悪い時もあるんで。で今どっちか言うとずっと悪い時が続いてるんで、やっぱこうだんだんできなくなってくることが多いんですね。だからやっぱどうしても気持ち的に落ちたり、こうつまらんくなってくるんで、『もういいわ』ってなってくるんですよね、気持ちが。」（E氏）

病状の悪化によって、これまでは可能だった就労や友人との外出が困難となり、そのような状況に対し、F氏は「気持ちがまいってしまって」と語った。また、E氏はこのようなEBの身体を「中途半端」と表現していた。つまり、完全に身体機能が全廃するわけではなく、かといって、完全に治癒するわけではないという病状の不確実さが伝わる。そして、この「中途半端」な状況は、EB者たちの生活の質を左右させていた。

A-8：現在の身体について（EB者：8名）

先天性疾患であり仕方がないと思いつつも、病状によってはEBを抱えて生きることの辛さから短命を求める語りもあった。

「自殺願望はないですけど、まあなんか早く楽になれんかなっていう。」（E氏）

「もう本当に、『人間辞めてもいいんだけど』って思う。（中略）寿命はまっとうしたいけど、短命で

あってほしいと願うっていう感じかな。」（F氏）

現在の身体に関して、E氏は「早く楽に」なりたいとし、また、F氏は「人間辞めてもいい」と表現をしていた。これらの語りから、重層的な病状による心身の苦痛が、日常生活の大半を占めてしまっているといえる。

A－9：生活のなかで医療が必要とされる程度（EB者・家族：14名）

皮膚病状へのケアと、ケアを行うための準備（病状にあわせた保護剤等のカットなど）の必要性については、全員の語りにみられた。ケアやその準備に1時間以上費やす者は、14名中11名であった。また、皮膚科だけではなく粘膜にも病状が及ぶことから、歯科など複数の診療科を受診せねばならず、通院に伴う負担もあった。

「Mが朝起きてきたらこう、やっぱり（ガーゼや包帯が）ぐちゃぐちゃになってるんで、それを直してっていうので、だから2時間ぐらいそこで取られて、また夜5、6時間かかってっていうので。うん。起きてる時間の半分くらいは、だからMの処置にかかるような感じですね。」（M氏の父親）

「被覆材をもらう（皮膚科の）日は必ず月の頭なんだけど、それ以外（の呼吸器内科や口腔外科）は

第3週に全部集中させて、みたいな感じなんです。車いすでガーッて回るんですよ（笑）。（車いすを操作することで手の皮膚が）『痛ーっ』て思う時あるけど、一応まだ水膨れできてないけど。だからまあこれ以上乗ると水膨れできるだろうなって思って。」（F氏）

EB者たちの病状は皮膚へのケアなど医療的なケアを毎日欠かすことはできない。のみならず、そのケアに欠かせない創傷被覆材等の処方を得るためには、外来受診も定期的に必要となり、多大な時間と手間が求められる。つまり、生活のなかで医療が必要とされる程度は、当然、病状によって変動はするものの、EB者やEB者家族の生活の中心に据えられているということがいえる。

A-10：医療との関係（EB者・家族：14名）

14名全員が医療との関係に問題を抱えていた。

「（病気の）原因がわからないから、お医者さんだってわからないことがあるのは理解してるんですけど、（受診に）行くたんびに（病状の）相談しても、行くたんびに『様子見だね』で、変わらなくって。」（C氏）

「診察は、パッて座るじゃないですか、『変わりないですか？』って、『あ、大丈夫です』『あ、薬出しときます。さよなら』、これぐらい。（中略）『こんな治療がありますよ』ってそんなことも教えてもらってないし、その病院からのアプローチっていうなものはまったくないし。だからもうほんとに座って、『1分も座ってへんのちゃうか？』っていうぐらい、先生もなんか当たり前のように。脚を診るでなく、手を診るでなく。もう『あ、はあ？』みたいな感じで。まあそれでも（難病医療費助成）制度があってね、お薬がもらえるから『まあいっかあ』みたいな感じで行ってただけなんですよ。」（G氏）

「（幼少期に食道狭窄の有無を）大学病院で一回診てもらったら『きれいや。何ともない』って言われて、『それ以来検査しとらんがやけど。でも、もうこんなにごはん食べれんてやっぱりおかしいって』って、『だからせっかくさあ、そのV（地域）の大っきい病院まで来とって、（EB専門の）先生もおられんがやから、ちょっと診てよ』って言ったんですよ、私が（笑）。（中略）で、小っちゃいファイバースコープで、その鎮静かけて上から覗いてもらったんだけど、『暴れて診れん』だって。J怖がって。意識あるから、鎮静かけても。『怖くて診れん』だって。だから、（EB専門医は）『心理的なものじゃないですか？食べるのが怖いと思うあまり、食べれないんじゃないですか？心理学の先生に診てもらったらどうですか？』って。ちょっと私も納得できなかったんだけど、『診れなかったんでしょ？』って、『原因わからないっていうのは、何もないってことじゃない』って。『異常がないっていうことと、わからないっていうのは別もんだよ』って言ったけど、思ったけど、思ったけど、その偉い先生たちに囲まれて、『検査したのに、これ以上何しろって言うがよ』みたいな雰囲気を先生た

ちから感じて。（中略）それ以上言えんかったけど」（J氏の母親）

これらの語りからは、第3部第5章で詳述した、EB児たちに対する医療者の消極的な姿勢が、その後も継続しているということがわかる。C氏は受診をしても、「行くたんびに『様子見だね』」が繰り返される現状を語った。EBをはじめとする希少難病は、専門医が少なく、地域によっては医療者からの適切な助言が得られず、その結果、受診が遠のいていたEB者もいた。G氏も医療者の消極的な姿勢を語り、受診は医療者からの助言や指導が得られるものではなく、「お薬がもらえるから『まあいっかあ』みたいな感じで行ってただけ」とし、ケア材料の処方をしてもらうことが主になっていた。

一方で、J氏の母親は、J氏の食事量が徐々に低下していくことへ不安を抱き、さまざまな食事内容や食事形態を工夫していたが、一向に改善せず、低栄養により皮膚病状も当然悪化してきたことから、EB専門医に相談をしていた。その結果、医師はファイバースコープという内視鏡を用いて食道内部を観察しようとしたが、これらの検査はJ氏にとっては不安が強く、「暴れて」しまった。J氏の場合、暴れてしまうことで、身体を診察台などにぶつけたり、医療者によって抑制されたりすることで、皮膚や食道粘膜に新たな水疱が生じてしまう危険性があった。ゆえに、医師は「『怖くて診れん』」とJ氏の母親に伝えた。さらに医師は、別様の検査方法を提示することはなく、食事摂取が困難となっている要因を、食道粘膜の癒着による器質的な問題ではなく、「『心理的なものじゃないですか？』」と判断し、J氏の母親に「『心理学の先生に診てもらったらどうですか？』」と診療科を変更する旨を伝えていた。それに対し、J氏の母親は納得することは到底できなかったが、「偉い先生たちに囲まれて、『検査したのに、これ以上何しろって言うがよ』みたいな雰囲気を先生たちから感じて」、さらなる検査を求めることができなかったのである。

2 家族的課題

B－1：現在の家族構成（EB者・家族：14名）

1人暮らしをしていたのは1名で、13名は両親もしくは配偶者との同居であった。また、同居はしていなくても、EB者の祖父母が自宅近くに在住しており、EB者の両親と一緒に孫であるEB者のケアに携わっていた。のみならず、病院受診時には、大量に処方される創傷被覆材の運搬や、きょうだい児の参観日などで親が外出しなくてはならない日などは、自宅でEB者の見守りを祖父母たちが対応をしていた。

B－2：家族の健康状態（EB者・家族：14名）

家族は全員、健康に大きな問題はなかった。だが、持病を抱えている家族もおり、通院等で病状管理を行いつつ、EB者へのケア等の合間の時間で対応をしていた。また、家族を支える家族（EB者たちにとっては祖父母等）の高齢化があった。

「たまにおばあちゃんたちも調子悪くなって（K氏のケアに入ることが）ダメとかなった時に、（訪問）看護師さんもすごい『えー、どうする？』とかなんねんけど、この『どうする』が、たまたまおばあちゃんが膝が悪くて水抜きに行くからいない、一日やったらがんばろうとかっていうて、めっちゃ気合入れてがんばってるけど、これからもうほんとにね、膝がね、ずっと悪くなったりとか、もう、ほんま歳やもんね」（K氏の母親）

B-3：家族との関係（EB者：8名）

8名全員、家族関係は良好であった。だが、その一方で家族への遠慮なども語られた。

「母が例えば私の（病気の）ことであの、まあ義母からいろいろ言われたりとかもやっぱあったんですよね。直接聞いたわけじゃないけど、やっぱそれでちょっとこう怒ってたりとか。あとはこう、たぶん周りの人とかからこの、なんていうのかな、やり取りっていうか、こうちょっと垣間見てて、なんかちょっと泣いてるのとかも見てて、で、『ああ、なんか（病気に関することは母に）言っちゃいけないのかな』ってなんとなくこう悟ってた感じはありますね。（中略）たぶん反抗期とかもなかったので、わりと。ただこう立場っていうか、まあもちろん親っていうのもあるんですけど、結局けっこうこう依存、依存度はやっぱりほかの子に比べて高いので、そういう意味で逆らいづらいっていうのは、たぶんあったと思います、今、考えると」（D氏）

「私はでもあんまりこう、母に反抗はできない……、かったかなあってことが多いですねー。（中略）できるだけお母さんの機嫌をとることが多かったですねえ。申し訳ないけど、お父さん言ってること正し……、なんか両親のけんかがけっこう多くって、お父さんとお母さんの。なんかそのけんかの理由が自分の病気のこととかってなるとすごい、あの、それもけっこうつらかったなって思うんですけど。うーん、でもやっぱ母、強いほうについてたから（笑）、あんまりこうお母さんの反感を買うことを怖かったし、ちょっとよけい家庭の雰囲気が悪くなるのわかってたので、できるだけこうなだめる方向でいましたね」（C氏）

D氏とC氏は、家族関係は良好であるとしたうえで、家族、特に母親に対し、「逆らいづらい」や「反抗はできない」と語った。その背景には、日々の日常生活援助のみならず、母親による絶え間ないケアによって生命や生活が維持されてきたことから、「依存度はやっぱり他の子に比べて高い」という親子関係が存在していたためであった。

一方で、家族の話題になると遺伝に関する語りもあった。医師からの遺伝に関する説明も断片的なものが多く、遺伝カウンセリング等の支援を受けた者はいなかった。また、遺伝に関する悩みは家族間で共有されることは少なく、個人によって抱えられる傾向にあった。

「(医師から)若い時に聞いとったんは、実子には遺伝はせんと。ただ因子はあるから、その(E氏にとって孫にあたる)次の代で出る可能性は高くなるって聞いてたんで。(中略)なんか10代の後半か20代の前半かな、ぐらいの時に一回聞いたんですよ。『子どもに遺伝ってするんですか?』って聞いたら、なんかそんな説明だったと思うんです、そんとき。なんか『子どもに出んのだったらいいかな』と思ってた時期もあったんですけど、『でもその次に出たら、なんかそっちの方が迷惑かな』とか思ったりとかもしたもんで。うん。それになんかあんま気は進まんかったですよね。」(E氏)

「最初はなんか(自分の子どもに)『遺伝しちゃったら』っていう思いもあったんですけど、やっぱりその、ま、要は自分みたいにっていうか大変な、やっぱ思いはあんまり、できたらさせたくないっていう思いもありましたし。まあ、ただ、まあ、できたらできたで、もし同じ子が生まれてきちゃったとしても、まあ多少は逆に自分の経験を少し返せる、返せるっていうか活かせるかなっていう思いもちょっとありましたし。うんうん。まあただ、できたらやっぱり遺伝はしないでほしいなっていう思いのほうが強かったですね。」(D氏)

E氏は、若い頃に医師から聞いた遺伝の説明を思い出し、将来生まれてくるであろう子どもたちに「遺伝はしないでほしい」という思いを抱いていた。その背景には、EBが遺伝することは「迷惑」であると捉えていたからであった。一方でD氏は、子どもがD氏自身と同様にEBを抱えていたとしても、なっていう思いのほうが強かった」とも語った。

次の語りは、EB者ではないが、L氏の母親によるものである。

「でも遺伝の話は先天性やから、(医師から親族にEB者は)『ずっといてないですか』みたいなこと聞かれたけど、誰もいてないし、これは突然になる型やからっていう話やったと思います。でもこう『2人目とかなったら、また同じ子が出てくるんですか』みたいなこと聞いたら、『4分1の確率や』って言われて。それけっこう高いじゃないですか。ああ、そうなんやと思って。私が悪いん? とかいろいろ、私が何かもってるん? とか、なんかすごい(L氏の父親と)お互いたぶん思ったと思うんですけど、なんか訳わからんまま、なんでこんなことなるんやろなあっていう感じで。」(L氏の母親)

遺伝に関することは、EB者だけではなく、当然、家族にも影響を及ぼしていた。L氏の母親は、2人目の子どもへの遺伝に関して、医師に相談をした結果、「『4分の1の確率や』って言われ」たとし、その確率を「けっこう高い」と捉えていた。さらに、L氏の母親は、遺伝に関して「私が悪いん?」や「私が何かもってるん?」と自問自答をしていたことを語った。また、その思いは、L氏の父親も「お互いたぶん思ったと思う」とし、お互いに共有することはなかった。

B－4：病状に対する家族の理解（EB者：8名）

8名全員、家族は病気への理解があった。

「（両親から）大事に大事にしてもらったと思ってます。」（E氏）

「（母親は）治療とか小さい頃はもうずーっとやってくれていたので。まあ放任してくれながらも、体のことはやっぱり気にして、『これはやめなさい』とか『これは本当にやめといたほうがいいよ』とか止めたりとか。（学生の頃は）まあ一人暮らしの時とかもすごいけんかしたり、心配してくれてたからこそなんですけど。まあ今回結婚するのも、私が家事できないことが多いから、なんか『お前に娘はやれん！』じゃなくて、『これでいいの？』みたいな、『ほんとに？』って、『この子何もできないよ』みたいな感じの、感じだったんですよね。だからなんか『子どもできた』とか『子ども欲しい』って言った時の母の反応はすごく怖いなって。」（C氏）

EBは遺伝性疾患であることから、出生時より病状が出現している。そのため、EB者家族は、EB者たちの病状管理と育児を両立させながら成長を見守ってきていた。ゆえに、C氏の母親はC氏の身体への負担を考慮し、先手で「『これはやめなさい』とか『これは本当にやめといたほうがいいよ』とか止めたり」していた。それは、結婚後も同様のようであり、C氏は「『子どもできた』とか『子ども欲しい』って言った時の母の反応はすごく怖いなって。」と母親の反応を予測していた。

B－5：病状から家族関係に影響を及ぼす要因（EB者：8名）

8名中、皮膚等へのケアや生活のサポートを、一部もしくは全面的に必要とするのは5名であった。その5名は、病状が家族関係に影響を及ぼす要因があると語った。その要因とは、ケアや生活へのサポートによる家族の負担であり、その結果、家族との関係性が悪化してしまうことを危惧していた。

「気持ちとかに余裕なかったりとか、傷も悪い時とかに、例えば今こう私お風呂入ってる間（入浴後にケアをしてくれる夫は）ゲームして、『上がったよ、治療して』って言って、『うん、ちょっと待って』って言ってセーブして、『よし』って、まあそんなに時間かかんないで（夫はケアを）やってくれてるんですけど、すごくこう余裕ない時とかにその対応されて、『こっちはもうめちゃめちゃ痛いのに、早くしてよ』とか言って、なんか、何だろう、言ってしまわないかな、とか。うーん」（C氏）

これまでにも述べてきたように、EBの皮膚病状は日々変化することから、C氏も「気持ちとかに余裕なかったりとか、傷も悪い時とか」には、「もうめちゃめちゃ痛い」という感覚が増す。そのためC氏は、そのような状態の時に、普段なら入浴後にケアをしてくれる夫に対して抱かない「早くしてよ」という言葉を言ってしまいそうになり、その結果、夫との関係が悪化するのではないかと懸念をしていた。

B－6：今後、病状から家族関係に影響を及ぼす要因（EB者：8名）

EBの病状悪化によるケア方法の変更やケアに要する時間の増加、さらに、家族の高齢化に伴うケア負担などが、今後、家族関係に影響を及ぼす要因として語られた。

「だけどやっぱお母さんもだんだん（年齢的にケアなど）大変になってきて。お母さんも大変そうだし。（中略）お母さんのほうが（年齢的に）先にいなくなる。そこが不安。うーん、やっぱ考えるのも、あんまり、嫌。『お母さんがいなくなったら』とかって考えるのがもう、嫌。」（A氏）

A氏の病状は全身に至っており、さらに、手指の癒着もあったため、日々のケアのみならず、日常生活すべてにおいて母親の支援が必要であった。例えば、A氏の入浴は、全身に皮膚病状があるがゆえに、入浴時には痛みが増強する。そのため、病院で処方された500mlの生理食塩水のボトル約10本を浴槽のお湯で温め、その温められた生理食塩水で洗髪や洗体をA氏の母親が行っていた★04。母親は、入浴後も創傷被覆材を身体部位に合わせてカットし、身体の動きによってずれないように微調整をしながら貼付していた。これらのケアは当然、2時間以上要するものであった。また、これらのケアを実施するためには、病院から処方された大量の生理食塩水のボトルや創傷被覆材等を、病院から自宅へ運び在庫管理も行うという役割も担っている。当然、使用後の生理食塩水のボトルや創傷被覆材をはがした後のフィルムシートや包装紙の破棄、浴槽の掃除もである。これらを担う母親は年齢を重ね、年々、その負担は増す。インタビュー時、A氏は前記を語るまでに時間を要した。そして、言葉を選びながら「お母さんもだんだん（年齢的にケアなど）大変になってきて」と語り、今の関係性が安定的に継続することは難しいと考え、現在の、そして、今後さらに増す母親の負担を懸念していた。その一方で、「お母さんのほうが（年齢的に）先にいなくなる。そこが不安。」と語り、母親によるケアが受けられなくなることへの不安も語られた。さらに、「『お母さんがいなくなったら』とかって考えるのがもう、嫌。」と、今後の生活を考えることそのものが「嫌」だとはっきりとした口調で語った。

B－7：家族によるケアや日常生活へのサポート（EB者・家族：14名）

家族による皮膚等へのケアや生活へのサポートを、一部もしくは全面的に必要とするEB者は5名、EB者家族とともに暮らしているEB者6名、計11名であった。

「日常のご飯、（母である）おばあちゃんつくる。（中略）包帯してるからよく物を落とす。握力がないから、爪がないから、握力ないので物を落とすし、落ちると『ギャア』と言うし。台所に立てば『ギャア』と言っている、みたいな。この間も、カットバンをしてたらカットバン滑るんですよね。水で濡れてたから、滑って味噌汁こぼすし（笑）。」（F氏）

「（家族がいないと）何もできないので。ごはん食べるのとかもできないので。ごはんの準備ができな

いっていう。」（A氏）

「処置するのも大変なんですけど、処置をするための準備がやっぱり1時間2時間かかって。まぁほぼ、私なんかは仕事と、Mの処置と、寝るのと、3パターンでしたね、1日が（笑）。」（M氏の父親）

病状によって、家族による皮膚等へのケアや生活へのサポートの内実は異なる。前述の語りのF氏は、日々のケアは、ほぼF氏自身で行っているが、食事の準備や買い物など生活へのサポートは家族が行っていた。F氏は家族の負担を減らそうと、食事を運ぶなどを行ってはいたが、「カットバン」等をしていることで持ったものが滑りやすく、さらに、病状によって握力が低下していること、また、爪がないことで、「味噌汁こぼす」などにつながり、行為そのものが全くできないわけではないが、多様な要因で遂行することが困難であることが語られた。また、A氏は手指の癒着があり、A氏の家族は食事の介助も行っていた。M氏も病状が全身にあることから、M氏の父親は、「仕事と、Mの処置と、寝るのと、3パターン」という生活実態が語られた。

B－8：家族のサポートについて（EB者：8名）

8名全員が家族のサポートについて感謝をしていた。また、全面的な支援を受けている者は家族の負担を考慮していたが、家族以外の支援は考えられないという語りもあった。

「他の人に（ケア等を）やってもらうってこと自体が、自分のなかですごい『怖い』っていう感じなんですよ。もう『お母さんじゃなきゃだめ』って感じなんで。」（A氏）

M氏は、先述の「B－6：今後、病状から家族関係に影響を及ぼす要因」でも、「お母さんのほうが（年齢的に）先にいなくなる。そこが不安。」と語り、母親によるケアが受けられなくなることへの不安を語っていた。A氏の上記の語りの背景には、入院時における看護師たちによる皮膚ケアの体験があった。A氏のケアは、出生時から現在に至るまで、母親がA氏に痛みや痒みの状況を確認しつつ、皮膚病状のある身体部位を一カ所ずつ順番にケアを行っていた。一方で、入院中のケアは、A氏に痛みや痒みの状況を確認しないまま、３名の看護師が一斉に浸出液や血液が付着したガーゼや創傷被覆材を剥がし、新たな創傷被覆材を貼付していくケアであったという。そこには、病棟の時間的な制限があったかと思われるが、母親によるA氏の個別性を重要視したケアと比較した結果、母親以外のケアは、「怖い」という認識につながっていた。

B－9：家族が不在になった場合に考えられる課題（EB者：8名）

8名中、ケアや生活へのサポートを、一部もしくは全面的に必要とする5名は、家族が不在になった場合、現在の生活は継続が難しいと語った。

「（家族の支援がなくなり）例えば私が寝たきりになって、で、例えばもう家から出られなくなったらゴミ屋敷になってしまう、とかって思う。（中略）私らのあの、（ケアに使用したガーゼや創傷被覆材等）出るゴミって大量じゃないですか。毎日毎日。」（F氏）

前述のように、F氏は、日々のケアをほぼF氏自身で行えている。だが現在も、日常生活は家族のサポートが必要であり、今後、病状が悪化することで自宅から出ることすらも困難になった場合、「ゴミ屋敷」になると語った。さらに、手指の癒着等により自分自身で皮膚病状へのケアが行えないEB当事者の場合、生命そのものに影響を及ぼすことは明らかである。

B－10：家族以外のサポート体制の有無（EB者・家族：14名）

14名全員が家族以外のサポート体制はなかった。14名中4名は訪問看護を利用していたが、ケアの一部や、家族の相談への対応など、部分的な支援にとどまっていた。また、今後に備え家族以外のサポート体制として訪問看護を検討する者もいたが、ケア方法は個別性が高く、家族以外の者が行うことは難しいとされ、導入されることはなく現在に至っていた。

「家族がいなくなってからのことが一番ですかね、やっぱね。いる間は何とかなりますけど、いなくなったらどうやって生活していくんだろうなっていうのは。うん、そうですね、まあやっぱそこは共

通認識で。『いなくなってからが大変だね』っていう。」（M氏の父親）

「（M氏のケア等は）時間がかかるんで、何するにしても。うん。だから訪問看護だとやっぱり時間が圧倒的に足りないのと、あとケアのやり方もやっぱり難しすぎる。覚えらんない。」（M氏の父親）

現在、M氏の皮膚等へのケアや生活支援は家族が全面的に行っている。M氏の父親は、家族が「いる間は何とかなりますけど」とし、今後、家族が不在になった場合に関しては、「いなくなってからが大変」という思いを抱いていた。一方で、今後、家族が不在になった場合に備え、家族が担っているケアを訪問看護師に委ねることに関しては、「訪問看護だとやっぱり時間が圧倒的に足りないのと、あとケアのやり方もやっぱり難しすぎる。覚えらんない。」とし、たとえ専門職であっても家族以外の者には委ねきれない現状を語った。

3　経済的課題

C－1：主な収入源（EB者・家族：14名）

14名中、EB者自身の収入が1名、父親もしくは夫の収入が8名、障害年金4名、傷病手当受給中が1名であった。

C－2：収入の安定度（EB者・家族：14名）

自身の収入がある1名、父親もしくは夫の収入がある8名は安定していた。障害年金の4名と傷病手当受給中の1名は、それら年金や公的手当以外に、自身のパート就労や家族の収入もあったが、病状により就労が困難になった場合や、家族の高齢化に伴い収入が得られなくなった場合、生活保護を検討しなくてはならなくなるだろうという者もいた。

「私が死んだあとでもあの、年金、個人年金みたいなのかけてあるんで、私が死んだらMんところにお金が入るっていうやつも準備してあるんで。まあそこらへんはなんとか、そういうのとこう（障害）年金ともらってやってけば、うん、生活する分には問題なくいけるかなとは思って。」（M氏の父親）

M氏の父親は、「親亡き後」のM氏の生活を考え、すでに個人年金等の準備を行っていた。そして、今後、申請を行う予定の障害年金と併せれば、「親亡き後」であっても「生活する分には問題なくいける」と語っていた。この語りからM氏の生活は、現在も、そして今後も、家族による経済的支援が計画的に行われているということがうかがえる。

一方で、次の語りは、60代のH氏のものである。

「年金不足を補う世帯主の給料がなければ生活保護になるかもしれません。」（H氏

H氏は、同年代の夫との二人暮らしであり、年金を受給している。しかし、年金だけでは経済的に不足してしまうことから、現在の夫の就労による収入が今後見込めなくなった場合、「生活保護」を検討しなくてはならないと語った。

C-3：病状に対する支出と収入のバランス（EB者・家族：14名）

病状が悪化しないよう、素材を厳選した衣類などの日常用品や、病院で処方されるケア材料だけでは足りず、自費で購入している者などが多かった。また、通院にかかる移動費用、特にEBの場合、希少難病ゆえに専門医がいる病院が他府県になる場合が多く、新幹線などを利用している者もいた。

「(Nが学生の頃、家族による学校への送迎もしていたが）教室の端から端まで行くだけで、もう疲れきって。まず登校の時点で疲れきってた。（中略）教科書も2セット買って、教室に置けるのは置いとき、とか言って。」（N氏の母親）

N氏の病状は、「教室の端から端まで行くだけで、もう疲れきって」しまっていた。それに対しN氏の母親は、その負担を少しでも軽減できるように、学校に置いておく用の教科書と、自宅に置いておく用の教科書、2セットを購入していた。

C－4：今後、経済的に不安になる要素（EB者：8名）

病状が悪化した場合の退職や、家族の高齢化等による収入の減少などがあげられていた。

「(今後、病状的に就労が難しく、障害年金も受給できなかった場合)『収入をどうするか？』ってい う気持ちはあります。治療費だとか、要は生命保険代まぁ含めて、あと携帯代とか。(中略) 自分のた めに必要な費用を払わないといけないっていうのがまずありますし。」(F氏)

F氏はこれまで病状を抱えながらも、家族の協力や、F氏自身によるさまざまな工夫で就労を継続してきた。しかし、数年前から病状が変化し、就労継続ができなくなっていた。家族と同居中であり、生活費に関しては家族が担ってくれてはいたが、F氏自身がこれまで支払ってきたEBの治療費や生命保険代、携帯代などは、今後どうすればいいか不透明であることが語られた。

C－5：公的な経済支援（障害年金・生活保護）の検討（EB者・家族：14名）

障害年金をすでに受給している者は4名で、他の10名は、2名が障害年金を検討中、8名は該当しないだろうと自己判断をしている者や、20歳未満のためまだわからない、などであった。

「(障害年金の検討は) あります、あります。(中略) まあ、(EBは障害年金の) 対象外ですからね。

まあそれこそ（身体障害者）手帳の対象になれば該当もしてくるようにはなるかもしんないですけど。手帳の該当とかにならんので。受けれるサービスはもうほとんどないに等しいので。」（E氏）

上記の語りのように、E氏は障害年金の申請を検討していると語った。このインタビューの後、E氏から著者に障害年金の申請結果についてメール連絡が入った。

「（障害年金の申請）結果は不認定でした。理由は『五体満足なので座位でのデスクワーク等は可能と考えられるため』といったものでした。日によって体調が安定せず、起きたり、座って長時間過ごすことができないくらいの身体の痛み（創傷部）や倦怠感があるといったことも書いたのですが、その辺は配慮してもらえなかったようです。夏場は広範囲に傷が広がった部位では汗腺が死んでいるため発汗がうまくできず熱がこもって調子を崩したり、身体の熱がうまく放散できず、体温が上がった結果、創傷部にはかゆみが増し、かいてしまって結果、傷が悪化するなどの悪循環もあったりと、具体的なことも結構書いたのですが残念です。長くなりましたが、伝えたいことは、『障害年金申請は通らなかった』ことです。」（E氏）

E氏は、障害年金の申請書類に「日によって体調が安定せず、起きたり、座って長時間過ごすことができないくらいの身体の痛み（創傷部）や倦怠感がある」と具体的に記していた。だが、その内実は

「配慮してもらえなかった」とし、結果、障害年の申請は不認定であったということと、それに対する「残念」という思いも一緒に、メールの本文に綴られていた。

C-6：経済的な理由で差し控えている医療（EB者・家族：14名）

全員、医療費助成を受給していた。ゆえに、経済的な理由で差し控えている医療はないと語った者が多かった。だが、第3部第5章の註★03でも触れたように、多くの創傷被覆材は保険適応であるにもかかわらず、病院によっては必要量が処方されないという語りが散見された。創傷被覆材は高額であることから、自費購入をすれば、大きな経済的負担となる。そのため、足りない分はガーゼなどで代用をしていた。F氏もその一人であった。

「メピレックス（の処方量は）足りないんです。うん。メピレックスは1日1枚大判をもらうだけなので、肩に使うだけでもうなくなるので。肩と背中側で使うだけで、もうなくなります。（筆者：医師に足りないと伝えても？）そこはね、先生ノータッチなんです。うちの病院、あの、床ずれ、要は床ずれができる人の対応する看護師さんみたいなんが見に来て判断するんですけど、もう増やせれない感じです。（筆者：理由は？）（メピレックスは）高いから。『ガーゼとかだったら増やしてあげれる可能性はあるけど、これはちょっとね』って言われます。」（F氏）

本来、医師がＥＢの病状を観察したうえで、必要な創傷被覆材の種類や量を判断し、処方をする。だが、Ｆ氏の語りでは、「先生ノータッチ」であり、代わりに、「床ずれができる人の対応する看護師さんみたいなんが見に来て」、Ｆ氏の創傷被覆材の量を判断していた。さらに、創傷被覆材の一つであるメピレックスは、「高い」ため、「もう増やせれない感じ」であった。つまり、メピレックスをはじめとする保険適応の創傷被覆材は、高額という理由で病院が必要量を処方していないのではないか、という語りであった。この状況に対し、Ｆ氏は以下のように語った。

「（病院に対し）遠慮しちゃうんだな。遠慮しちゃうんだな。（メピレックスの）値段も知ってるから言えないみたいな。その、もらうまでに苦労したので、『もう今もらえてるだけで、ありがたい』みたいな感じで。これ以上増やすって、『いや、ないよ』って言われたら困るし。（中略）（病院には）言いづらい雰囲気。」（Ｆ氏）

Ｆ氏の病状は、病院が処方する創傷被覆材の量では足りないことは明らかであった。しかし、必要量を処方してほしいとは「（病院には）言いづらい雰囲気。」であると語った。

Ｃ－７：経済的な理由で差し控えている生活行為（ＥＢ者・家族：14名）

差し控えている生活行為はなかったが、節約を心掛ける語りがあった。それは、病状により就労継続が困難になった場合、特に意識されていた。

「まあ無駄遣いはしなくなりましたね、はい。それくらいです。まあ、無駄な本とか。」（E氏）

C‐8：就労をしている場合、働き方に満足をしているか（EB者：8名）

8名のうち、インタビュー時にフルタイム就労をしていたのは1名にとどまった。ほかのEB者たちは、病状により就労が困難な者が2名、病状による休職中が1名、また、パート就労等が4名であった。フルタイムで就労をしている1名以外は、現在の働き方に満足はしていなかった。満足していない理由として、病状により安定的に働くことができず、十分な収入が得られないことであった。

「（当時、就職の）面接もすごくスムーズにいって、最後の面接で、何かこう、上の人が来たんですよ。その時に初めて（癒着した）手を見て、はっ、と思ったんですね、向こうが。（中略）（面接官より）『無理ですよね。』って言われて。あからさまには言われなかったんだけど。その場では断られはしなかったんだけど、まあ『だめだな』と思ってたら、やっぱりだめでしたね。そういうの何回かありますね。」（H氏）

「（仕事内容の一部が）重労働の時に自分の皮膚が負けてしまうようになってきたんですね、だんだん。でそれでちょっと、これじゃあちょっとやっとれんなあと思って、まあ休みがちになったりとか辞め

たり……」（E氏）

「（病状が悪化した時、職場から）『異動させる』って言われて。で、私はもう、（痛みがあり）駐車場から歩くことができなかったんで、異動先が駐車場から歩かないといけなかった。で、そこはズボン履いて制服を着ないといけなかったし、ズボンもね、こういう締付けがあると履けなくって、傷になるから。で、傷も悪化するし、足も悪化するし、駐車場歩くだけで。『だめだ』と思って。『給料も変わらないしいいだろう。条件も変わらないから』って言われたんだけど、制服がある、駐車場遠い、だけでもう、アウトみたいな感じになって、『もう辞めます』って言って辞めました。」（F氏）

H氏の語りは、面接で何度も断られるというものであり、E氏とF氏の語りは、就職をすることはできても、安定的に就労が継続できないというものであった。それは、病状の悪化により「重労働の時に自分の皮膚が負けてしまうようになってきた」や、「駐車場から歩くことができな」くなったり、制服の着用によって「傷になる」状況が生じ、結果、退職に至っていた。

C－9：就労をしている場合、収入は経済的に自立できるものか（EB者：8名）

経済的に自立できる収入がある者は、フルタイムで就労をしている1名のみだった。

「ほとんど夫の収入で、私の仕事してると言っても週に2、3回、まあ4時間とかなので、なんか生活できる金額ではないんですよね。まあ4万円ぐらいかなって、月に。で、まあ足しにはなるかなと思うんですけど。まあ実家にいた時も父の扶養内でしたし。こう例えばまあ事務員とか、作業的にはきっとできると思うんですよね。ただまあ週、月曜日から金曜日までとか、月曜日から土曜日までって仕事をずっと続けるのは（病状的に）たぶん難しいなって自分で感じてて。」（C氏）

C氏は現在の病状から、「週に2、3回、まあ4時間」であれば、身体の負担が最小限に抑えられ、病状管理と就労の両立が可能であった。しかし、その働き方は、自立して「生活できる金額ではない」とし、それは、病状から「たぶん難しいなって自分で感じてて」と語った。

C-10：就労をしていない場合、今後、就労を希望するか（EB者：8名）

現在就労をしていない2名は、就労を希望しても現在の病状では困難であると判断していた。

「今までその場所に（足底部に病状が）できなかったからよかった。仕事ができてた。歩くことができてた。でもそこにできると歩くことができないので、立つこともできないので、本当に何もできない。でも最低限トイレとお風呂には自分で行かないといけないから、そのために、歩かない。もう家、日中もう部屋にずっといる。（中略）気持ちはやっぱり『仕事していると一人前』じゃないけどそんな感じ、

まあ『こんな体だけど働けてる』っていう気持ちがあるんだけど、(今の病状では)働けない。」(F氏)

F氏は、今後も就労を希望していたが、足底部にも病状が出現し歩行が困難になったことにより、「(今の病状では)働けない。」と捉えていた。また、F氏にとって仕事は、経済的なものだけではなく「『こんな体だけど働けてる』っていう気持ちがあ」ったとし、自分自身を肯定するものでもあった。

4 制度的課題

D-1:障害福祉等支援情報の入手方法(EB者・家族:14名)

福祉等支援を必要としていない4名以外の10名は、必要に迫られた時に手探りで調べていた。

「(公的支援制度について)だからいろいろ聞いて。友だちで、ちょうどママ友の子で、1人障害もってる子がいるんで、『どうやってお金払ってんの?』っていって聞いたら、『小児慢性とかあるよ』とか。あと、うん、なんか『こういうのもやってる』っていうのもその子から聞いたりとか。」(I氏の母親)

「(公的支援制度について)全然わからへんかって。ある時、薬局で薬いつももらってる所の人が、『お母さん、これ、いろいろ手当てあるの知ってる?』って言って。『何があるんですか?』みたいな。

『病気についてのいろいろあるんよ』って男の若い人に言われて。『こんなんいろいろもらっとかな損やで』って、『区役所で1回聞いてこなあかんのちゃう』って言われて、その人に言われて、薬局のお兄さんに言われて、はい。『誰も教えてくれないんですけど』って言って。ほんで役所に聞きに行ったら、こんなんもありますよって。それも担当の人に当たって、いい人に当たったら重ねていっぱい教えてくれるけど、全然その担当者によって聞いたことしか言ってくれない。ほんじゃ特定疾患（難病の医療費助成）の申請もできるし、障害者の手帳もできるし、その福祉手当とか介護手当とか子どもの手当て、福祉の手当て、お金がこんだけもらえるとか、毎月こんだけもらえるんよとか。（情報を得られたのは支援対象の）もっとあとやったかもしれへんな。」（L氏の母親）

I氏の母親は、病院でも医療者に相談をしていたが、実際に医療費助成などの情報を得たのは、障害児を育てている「ママ友」であった。L氏の母親は、「薬局のお兄さん」から、「『こんなんいろいろもらっとかな損やで』って、『区役所で1回聞いてこなあかんのちゃう』って言われて」、そこから公的支援制度に繋がっていった。EBは、指定難病であることから、本来であれば、病院の医療者や行政保健師などから適切な公的支援制度に関する情報を得ているはずだが、両者の語りはそうではなかった。

D－2：障害福祉等支援情報の得られやすさ（EB者・家族：14名）

上述の10名は、得られにくいとしていた。公的機関に相談をしても、支援制度の対象外と言われたり、目的の情報を得られるまでに複数の機関を紹介されたりと、時間を要していた。

「(身体障害者手帳の相談をした行政職員は)『皮膚が剥けるだけ』っていう、何て言うんだろうな、そういう認識しかないんで。もう痛みであったり、そのあとの拘縮したり全身状態が悪くなるとかっていうのの認識がないんですよね。『どうせ治るじゃん』っていう。」(M氏の父親)

M氏の父親から相談を受けた行政職員は、希少難病であるEBについての情報はなかったと思われ、皮膚疾患ゆえに「『どうせ治るじゃん』っていう」認識でしかなかったかのようにみえた。以下の、F氏の語りは、相談をしても次々に新たな相談先を紹介されるというものである。

「(障害年金について相談をしても)市役所はあまり説明してくれないんですよ。説明してくれないし、『これでいいですか?』とかって言っても、いいとも悪いとも言われない。で、その『難病センターに相談してみたら』ってある人が言われて。看護師さんかな、看護師さんが言われて。で相談をしに電話したら、『それは社労士さんに相談……、社会保険事務所で相談したほうがいいよ』って言われて、『じゃあ社会保険事務所に行って相談しましょう』って思って。(中略)結局、具体的にわからなくって、で、社会保険事務所に……、『そういう内容だったら社会保険事務所に相談したらどうですか?』って言って、それももう電話番号も聞きまくって聞きまくって、やっと、やっと社会保険事務所につながっ

たみたいな感じで。」（F氏）

障害年金という具体的な相談内容であっても、「市役所」から「難病センター」、「社会保険事務所」と多機関を渡り歩かねばならず、その間も「聞きまくって聞きまくって」、「やっと社会保険事務所につながった」というものであった。このような相談をする場合、ＥＢ当事者であれば、病状が不安定であったり、悪化していることが予測される。また、ＥＢ者家族の場合であっても、ＥＢ者のケアの合間をぬって行われる可能性が高い。上記のＦ氏のような行動は、心身に多大な負担がかかっていることは明らかであろう。

Ｄ－３：障害福祉等支援は生活に結び付けて考えられるか（ＥＢ者・家族：14名）

上述の10名は、どのような支援があるのか、また利用できるのかがわからず、障害福祉等公的支援をＥＢ者たちの生活に結びつけることはできていなかった。

「ヘルパーの使い方がちょっといまいちわかってないから。でも（家族による全面的なサポートを必要とするＫ氏が）おっきくなったら使わないと、もし独立するんやったらね。でも（ＥＢ者は）使えないんだよ。ヘルパーって使えるんかな。」（Ｋ氏の母親）

第3部第5章でも述べたように、K氏の病状は全身に生じており、ケアだけでも多大な時間を要する。現在は、家族が全面的にケアや生活支援を行っているが、今後、K氏が成人を迎えた場合、「ヘルパーって使えるんかな。」と疑問を抱いていた。

D-4：身体障害者手帳の有無（EB者・家族：14名）

14名中8名が身体障害者手帳を取得していた。等級は、1級が2名、2級が4名、3級が1名、不明が1名であった。

D-5：身体障害者手帳の取得経緯と取得した身体部位（EB者・家族：14名）

上述の8名のうち、3名は日常生活制限が多くなり公的機関もしくは主治医に相談、4名は手指の癒着等病状が悪化してから医師から案内、1名は家族が対応をしていたためわからない、であった。取得した身体部位は、癒着等による「肢体不自由」であった。

「（皮膚科医師は、身体障害者手帳の診断書を記入できる「指定医師」（厚生労働省 2009）ではないことが多い★05。そのため、主治医である皮膚科医師より、指定医師である小児外科の医師を紹介され、その医師から、）『Jくんは病気であって、障害じゃないんだよ』って言われて、（申請に必要な書類を書いてもらえず）『おやおやおや？』って。（紹介してくれた皮膚科医師も）うーん、まあ皮膚科の先生もあんまりよくわかってなかった（笑）。いい人ではあるんだけど、いまいちわかってなかったらしくて。だからその障害者手帳の認定が下りるまでは、ほんとに大変でした。『え、だめなんだー』って言って、そのまんまがんばって（その後、身体障害者手帳が取得でき特別児童扶養手当が得られるまで）自分の貯金減らし続けましたよ。うん。で、（その時は）まあその障害者手帳がないから、その、福祉サービスが一切受けられないんですね。だからその、家で赤ちゃんを育ててるっていうだけのサービスしか受けられないので、ろくなサービスもなくて。もうあの時はほんとにもう追い詰められましたね。」（J氏の母親）

J氏の母親は、J氏の身体状況から身体障害者手帳が取得できるのではないかと考え、主治医である皮膚科医師に相談をしたが、申請に関して「皮膚科の先生もあんまりよくわかってなかった」とし、皮膚科医師に紹介された小児科医師へ相談をしていた。しかし、小児科医師からは、「『Jくんは病気であって、障害じゃないんだよ』って言われ」ていた。その結果、J氏の母親は「福祉サービスが一切受けられない」状況の中で、J氏のケアや育児を行い、その生活は「追い詰められ」ていた。

D－6：身体障害者手帳を取得していない理由（EB者・家族：14名）

14名中6名が身体障害者手帳を持っていなかった。4名は必要がない、1名は必要だが皮膚障害では取れないと自己判断、1名は幼児なのでまだ考えていないであった。

「その（役所で申請に関する）資料をもらった内容がね、要は（皮膚病状で歩行が困難でも）当てはまる内容がないんですね、私の状態に。例えば（関節の）可動域だとか、（中略）手が癒着しているわけではないので、当てはまるものがなかったんです。なので、『ああ、だめだ』って思って。」（F氏）

F氏は、身体障害者手帳の取得を考え、申請書類を行政窓口に取りに行っていた。しかし、その書類には、「例えば（関節の）可動域」などの項目になっており、EBの病状に「当てはまるものがなかった」た。そのため、F氏は申請そのものを医師に相談をする前に、「『ああ、だめだ』って思って。」諦めていた。

D-7：障害福祉等支援の利用状況（EB者・家族：14名）

訪問看護の利用は14名中、4名であった。しかし、訪問看護がケアに介入していたのは2名で、他の2名は家族の相談等に応じるなど実質的なケアには介入していなかった。障害福祉サービスは1名だけであり、週に1回、放課後等デイサービス★06を利用していた。

「（訪問看護の利用は）やっぱり初めは抵抗ありました。（I氏の）持ち方とかも気になるし、何もかもが。『いや、もうそんなとこ、さわらんといて』『そんな強く持たんといて！』とも思ったし。初めも、だから訪問看護の人たちも慣れるために何人かとか、どういう状態かっていうので何人か来てくれはったんですけど、慣れないのもあったり。一番初めに腕持った人が（I氏の）肘をずるっと剥けてしまって。『ああ、やっぱりなったか』と思ったら、もうその人がもうショックすぎてとか。ずるっと剥けた感触と、剥けたことにもうショックすぎて『うわあー』ってなってしまって。もうその人は（それ以降、訪問看護に）来れなかったです、次からは。すごいショックやったって、やっぱり。『こんな簡単に剥けるの?』って言うて、『怖くて怖くて、触れない』とかいう方もやっぱりいましたね。で（現在、支援に入っている訪問看護師は）そのなかから生き残った2人なんです、今残ってる（笑）。」（I氏の母親）

これまでI氏へのケアは、両親の二人体制で行われており、それは、父親が仕事から帰宅する18時から開始されていた。しかし、入浴を含むケアは約2時間を要するため、入浴後の食事や就寝時間が20時以降にずれ込んでいた。このような状況は、I氏の生活リズムのみならず家族の負担も大きく、I氏の母親は、日中の時間に入浴を含めたケアを行わなくてはならないと感じていた。また、地区担当の行政保健師から、家族のみのケア体制は不安定であることから、訪問看護の導入を勧められていた。このような背景からI氏の母親は、訪問看護の導入に踏み切っていたが、I氏の母親の思い、そして、訪問看護の実際に課題があった。まず、I氏の母親の思いとしては、当然、I氏の母親はこれまでの経験から、I氏の病状や身体的特徴を熟知しており、ケア方法も試行錯誤の中で構築してきた。そのため、訪問看護師の、「（I氏の）持ち方とかも気になるし、何もかもが。『いや、もうそんなとこ、さわらんといて』『そんな強く持たんといて！』とも思った」とし、ケア以前に、訪問看護師がI氏に触れることすらも抵抗感が強いものとなっていた。また、訪問看護側の課題としては、EBは希少難病ゆえにケア経験はなかった。ゆえに、慎重に行われていたかと考えられるが、それでも「一番初めに腕持った人が（I氏の）肘をずるっと剥けて」しまい、結果、訪問看護師の中にはI氏へのケアを「『怖くて怖くて、触れない』とかいう方」が存在することとなり、現在、I氏への訪問看護は「そのなかから生き残った2人」という状況となっていた。

D-8：必要と考えるが現行の障害福祉等支援にないもの（EB者・家族：14名）

EB者たちの多くはどのような支援があるのかわからないとし、家族は、受け入れてくれる施設がない、訪問看護の時間が足りない、ケアの個別性が高く家族だけで抱えるしかない、などが語られた。

（J氏は胃ろうをつけており）今は、胃ろうをしてると医療的ケア児っていうんですかね、あの、医療的行為が放課後デイではできないって言われて。今もう放課後デイ、施設いっぱいあるけど、あくまでその、発達障害の子がメインなので、その身体障害とか医療的ケアが必要って言われると、『いや、うちちょっとみれんから』って言われて断られるケースがすごく多くて、行ける施設がないんですよね。（J氏の母親が）いくつか見学に行った時には、胃ろうもやけどその、『友だちとちょっとぶつかったりしてけがした時にどうする？』医療的行為ってその、ばんそうこう貼ったり包帯巻いたり、そういう水疱症のケアもできないって言われて。」（J氏の母親）

Ｊ氏の病状は全身に至っており、なおかつ、口腔や食道粘膜の癒着等により、経口で食事摂取をすることが困難となり、インタビュー当時、胃ろうをつけていた。そのため、放課後等デイサービスの利用を検討しても、多くの施設が利用者数の多い「発達障害の子がメイン」だとし、「身体障害とか医療的ケアが必要って言われると、『いや、うちちょっとみれんから』って言われて断られる」ことが多く、利用することが困難であると語った。

Ｄ－９：障害福祉等支援に対する抵抗感（ＥＢ者・家族：14名）

多くの者が抵抗はないと語った。

Ｄ－10：障害福祉等支援に関する相談者の有無（ＥＢ者・家族：14名）

障害福祉等公的支援を必要としていない４名以外の10名のうち、９名が支援に関する相談者がいないと語った。１名は、現在、保健師に相談をしていた。

「（以前、当時の地区担当の行政保健師から、Ｋ氏は）ヘルパーを使えないから、で、凄い莫大な『○さん（有償でヘルパー派遣をしている会社）とかでそんな毎日頼んどったら（経済的な負担が）すごいことになるよ』とか言われた。」（Ｋ氏の母親）

「（障害福祉サービスについて）政治家に相談する？　え、制度を変えな無理なんかなぁ。でも、やっぱだって（医療）機械を入れてないと（EB者は障害福祉サービスの利用は）ダメとかなかなか難しいこと言ってる。」（K氏の母親）

K氏の母親は、以前、地区担当の行政保健師にヘルパー利用の相談をしていた。だが、当時の行政保健師は、障害福祉サービスによる公的なヘルパー利用の説明ではなく、全額自己負担となる有償ヘルパーの説明をK氏の母親に行っていた。のみならず、有償ヘルパーを利用した場合「『毎日頼んどったら（経済的な負担が）すごいことになるよ』とか言」っており、K氏の母親は、その情報からヘルパー利用は困難と捉えていた。そして、今後、利用するためには、「制度を変えな無理」と捉えていたのである。そのため、今後の支援体制を構築するためには、地域の障害福祉等の身近な支援者ではなく、「政治家に相談する？」と、語った。

一方、以下のL氏の母親の語りは、行政保健師に相談をしても、EB者の家族の生活実態を正確に把握されないというものであった。

「保健師さん、その時の保健師さんは全然でした。もうあとから聞いたら、今、訪問看護に来てくれる人に聞いたら、もうあの時の資料見たら、お母さんは引きこもりでもう全然外に出ないタイプって書いてたよって言って。（引きこもりって）言われるぐらい伝わってないんですね。だから（日々のケ

ア で）大変やから（外にも）出られへんって言ってるのに。（精神的に）出られへんみたいな感じに伝わってたみたいな。あとから聞いて、いーってなって。」（L氏の母親）

L氏の母親は、行政保健師に「（日々のケアで）大変やから（外にも）出られへん」と伝えていたが、その相談を聞いた行政保健師は、「お母さんは引きこもりでもう全然外に出ないタイプ」と捉えていたのである。

5　なにがEB者を縛っているのか

本章では、身体的課題、家族的課題、経済的課題、制度的課題の4象限からEB者たちの生活の実態を明らかにした。その結果、身体的課題からは「重層的な身体制限と消極的な医療」、家族的課題からは「濃厚な家族支援」、経済的課題では「不安定な就労環境」、制度的課題では「皮膚障害を軽視する制度構造」、というカテゴリーが見いだされた。

ここでは、これらのカテゴリーがどのように関連し補強しあいながら、EB者たちを規定していくのかについて考察する。特に制度的課題がEB者たちに及ぼす影響について詳細に考察したい。

（1）重層的な身体制限と消極的な医療

身体的課題では、ＥＢ者たちは出生後から現在に至るまで、脆弱な皮膚が極力破れないよう細心の注意が求められるなど常に緊張感が存在していた。また、破れてしまった皮膚からは、血液や体液が漏れ出てしまい、その結果、貧血や低栄養となり全身の体力低下を招いていた。さらに、それらを改善するための食事摂取も機能的に制限がかかり、加えて、皮膚の癒着や、強い痛みと激しい痒みの二重の不快感など、「重層的な身体制限」を強いられていた。

一方で、ＥＢ者に対する医療は、受診時に病状の相談をしても「様子見」が繰り返されるなど、創傷被覆剤など決まりきった医療資材が処方されるだけの受診、言い換えれば、「問屋」のような状態であった。さらに、日常生活における病状を伝えても、心理的な問題として扱われてもいた。つまり、第3部第5章で明らかにした、ＥＢ児の診断後という極めて早い段階から希薄になった医療の様相は、成長とともに「重層的な身体制限」が生じていても、「消極的な医療」として存在し続けていたということが明確となった。

（2）濃厚な家族支援

家族的課題では、上述のような医療の姿勢は、家族関係にも影響を及ぼしていた。日々変化し、強い痛みや激しい痒みを伴うＥＢケアは個別性が高く、その日常生活はＥＢケアを織り込んだ形でＥＢ者と家族により連綿と築き上げられてきた。それは、親子関係において特に強く、Ｂ－10のＭ氏の父親の語りにあったように、M氏へのケアはたとえ医療者が行ったとしても「難しすぎる。覚えらんない」ものとなり、「濃厚な家族支援」が構築されていた。

社会学者の中根成寿は、「障害者家族の親は、障害をもつ子どもの出産によって、多くの役割を社会から期待される。扶養義務者、悲劇の存在、献身的なケアの担い手、子どもの代弁・権利擁護者などの役割である」と指摘する（中根 2006: 107）。なかでもEB者家族に特に強く求められてきたのは、「献身的なケアの担い手」という役割だろう★07。このことはEBに対し医療が常に消極的な姿勢であったことにより必然的に生じた。つまり、必要なケアが医療あるいは福祉サービスとして提供されてこなかったため、生活を共にする家族が膨大な時間を費やして欠落を埋めるしか生きる術はなかったということだ。そして、医療から「わからない」とされた病を、家族だけで対処するしかないという姿勢が根付き、それはEB者たちにも引き継がれていた。

そうした「濃厚な家族支援」があっても、遺伝に関する問題が家族間で共有されることは少なく、個人で抱えられる傾向にあった。研究対象者中一人も、遺伝に関するケア、いわゆる遺伝カウンセリング（千代 2008; 福嶋・櫻井 2016）などの支援を受けている者はおらず、「消極的な医療」は、遺伝にまつわる支援に関してもあてはまるといえる。

（3）不安定な就労環境

経済的課題では、研究対象者の多くは家族（父親等）の収入が安定しており、EB者自身や他の家族員（母親等）によってケアや生活支援が行われるなど、安定した収入とケアのバランスがあった。一方で、ＥＢ者たちの多くは病状悪化による、休職や退職を経験するなど「不安定な就労環境」のなかにいた。さらに、病状悪化を防ぐための日用品等、ＥＢの特質に伴う支出もあり経済的な環境も重層的な課題を抱えているといえる。このようにＥＢ者が「不安定な就労環境」に置かれていると、家族が安定収入を得られなくなった場合に、ケア体制や生活基盤が大きく揺らぐこととなる。つまり、ＥＢ者家族は「扶養義務者」としての役割も社会から求められているといえる。

（4）皮膚障害を軽視する制度構造

制度的課題に関しては、以下の2点が明らかになった。

1点目は、身体障害者手帳取得を巡る不利益である。Ｄ－６のＦ氏の語りにもあるように、ＥＢから生起する「重層的な身体制限」は「皮膚障害」ともいえるが、巻末の資料で示すように、「皮膚障害」は身体障害者手帳の申請対象障害には入ってはいない。ＥＢによって生じる「皮膚障害」で日常生活に困難をきたしていても、身体障害者手帳が取得できる基準値に合致しないとみなされてしまう現実があった。医師の水落和也らによる「身体障害者手帳診断書作成についてのアンケート調査結果報告」では、身体障害者手帳診断書の記入の際に、「客観的な検査データとＡＤＬの活動程度とが一致しない場合，どちらを重視しますか」という質問に対し、約６割の医師がＡＤＬ活動程度を重視すると回答をしている（水落ほか 2013）。この結果をＥＢ者たちにあてはめた場合、関節可動域や筋力等の基準値など客観的なデータだけでは身体障害者手帳取得の基準値には至らない可能性が非常に高くなる。しかし、記入する医師が「皮膚障害」による生活実態を把握したうえで「動作・活動」にある、ADL活動程度を診断書の備考欄などに記入をすれば、ＥＢ者は身体障害者手帳を取得する可能性があるといえる。すなわち、ＥＢ者が身体障害者手帳を申請した場合、一定の基準で判断されているわけではなく、記入する医師の裁量によって身体障害者手帳を取得できるかどうかが左右されるのである。

2点目は、医師との関係である。現在、身体障害者手帳の判定は行政機関で行われているが、その判断にあたっては医師による診断書が重要視され、医学的知見に傾斜した仕組みとなっている。つまり、身体障害者手帳の取得には、医師というゲートキーパーを通過しなくてはならないのである。D－5のJ氏の母親の語りにもあったように、皮膚科医師は身体障害者手帳の診断書を記入できる指定医師ではないことが多く、ＥＢ者が診断書を得るには初めて出会う医師に、「皮膚障害」による日常生活課題を伝えなくてはならなかった。「消極的な医療」という現状においては、主治医である皮膚科医師が「指定医師」であったとしても、ＥＢ者たちの日常生活課題を把握しているとは限らない。すなわち、「消極的な医療」のもとＥＢ者たちの日常生活課題を看過してきた医療が障害福祉制度のゲートキーパーであるがゆえに、ＥＢ者たちは必要とする福祉支援等を得ることに困難をきたしていたといえる★08。単純にいえば、ＥＢ者たちを巡る医療は、ＥＢに関する継続医療など真に必要とされる時には発動されず、障害福祉制度の利用時など必要ではない時に発動されるという、このねじれがＥＢ者の「病い」の問題に深く関与していたといえる。これらの背景から、ＥＢ者たちは「重層的な身体制限」を抱えていても、障害福祉等公的支援に関する相談支援体制がないに等しく、障害福祉等公的制度そのものから取り残された環境に置かれているといえる。

これまで障害に対する考え方として、障害は個人の身体的機能や構造そのものが問題であるとする「医学モデル」から、障害は個人に帰属するものではなく社会的障壁によって生じるものであるとする「社会モデル」が提唱されてきた（石川・倉本編 2002）。上述のように、身体部位のミクロな数値が判定基準となる診断書や、現在の障害福祉制度における医師の位置づけなど現在の障害福祉制度は、医学に傾斜した構造、いわば、「医学モデル」的な価値体系にある。このような構造は、医療保健福祉支援者たちの「皮膚障害」に対するまなざしにも影響を及ぼしていた。D－2のM氏の父親の語りにあった行政職員の「どうせ治る」という認識、すなわち、皮膚は再生する臓器という「皮膚機能」のみに着目し、皮膚障害による「重層的な身体制限」を軽視する眼差しを生みだしてきた。このように、既存の障害福祉制度には、「皮膚障害を軽視する制度構造」が存在していたのである。

6 「濃厚な家族支援」を引き寄せる医療と福祉

これらのことを総合的に解釈するならば、「重層的な身体制限」や「不安定な就労環境」による「濃厚な家族支援」という課題は、これまで調査研究が行われてきた医療的ケア児や、ＡＬＳ患者たちにも同様のことが指摘されてきた。だが、障害福祉等サービスの利用状況をみると、医療的ケア児は、「計画相談支援」が51・8％と半数を超えており（高橋昭編 2020:3 5）、ＡＬＳ患者の場合でも、「訪問看護」が92・1％、「訪問介護」が92・8％と（平野 2010: 301）、相談支援体制のもとその数値は高い。

一方で、ＥＢ者の場合、先述したとおり、医療との関係に課題を抱えていたのは14名全員、また、相談支援体制があったのは1名のみにとどまり、さらに、障害福祉サービスを利用していたのは1名だけであった。すなわち、ＥＢ者たちはさまざまな課題を抱えていても相談支援体制がなく、障害福祉等公的サービスの利用に至ることが圧倒的に少ない環境のなかで生活をしていることがわかる。

医療的ケア児等、他の病を抱えた者たちとは、疾患やケア内容等が異なるため単純に比較することはできない。だが、「消極的な医療」と「皮膚障害を軽視する制度構造」は、「重層的な身体制限」、「不安定な就労環境」を抱えるＥＢ者たちに対し、他の病を抱える者たち以上に「濃厚な家族支援」を引き寄せさせていたといえる。

7　孤立し見えないＥＢ者たちの困難

本章ではＥＢ者たちの「病い」の実態を、身体的課題、家族的課題、経済的課題、制度的課題の4象限から描き出した。その結果、身体的課題からは「重層的な身体制限と消極的な医療」、家族的課題からは「濃厚な家族支援」、経済的課題では「不安定な就労環境」、制度的課題では「皮膚障害を軽視する制度構造」、というカテゴリーが見いだされた。特に、制度的課題では、ＥＢ者たちを巡る医療には二重のねじれが生じていることが明らかになった。第5章で明らかになったように、ＥＢ者たちを巡る医療は、出生後間もない時期より医療化論が指摘してきた、医療による社会統制や、過剰な医療とは対極的な環境だった。そして、成長とともに「重層的な身体制限」が生じていても、「消極的な医療」として存在し続けていた。

一方、本章では上述の医療の様相とは異なる側面を浮き彫りにした。つまり、現在の障害福祉制度は、身体部位のミクロな数値が判定基準となる診断書や、その診断書の作成は医師のみに定められているなど、医学に傾斜した構造、いわば、医療の社会統制が強い構造となっている。そのため、ＥＢ者たちは公的な社会福祉支援を求めても、「重層的な身体制限」を看過してきた医療の支配を受け、必要な支援を得ることに困難をきたしていた。

これらの背景から、医療との関係に課題を抱えていたのは14名全員、障害福祉等相談支援体制があったのは1名のみ、さらに、障害福祉サービス利用は1名と、「病気」や「障害」に関する相談支援体制がなく、障害福祉等公的サービス利用の著しい少なさがあった。これらは、他の病を抱えた者たちにはみられないＥＢ者特有の特徴であった。

本書の対象は、友の会に所属し、多くの者が家族の理解があり支援を受けていた者に限定されていた。しかし、友の会に参加することができず、「濃厚な家族支援」もなく、「消極的な医療」と「皮膚障害を軽視する制度構造」ゆえに、障害福祉等相談支援を得ることすらできない、極めて困難で孤立した生活環境に置かれているＥＢ者も存在するということを、本章は逆説的に浮き彫りにしたとも考えられる。

註

★01 ＥＢは出生直後より病状が出現していることから、家族によるケアや生活支援が欠かせない。よって、本章ではＥＢ者だけではなく、家族も研究対象者とし、ＥＢ者８名、ＥＢ者と共に生活をしている６家族８名の全員を対象とした。

★02 分析過程では、インタビューデータから語りの文脈を損なわないように、身体的課題、家族的課題、経済的課題、制度的課題の各10項目、合計40項目に分類した。１項目ずつに全員の語りを表に整理し、全体の内容をまとめた。そのうえで、１象限の10項目から全体の意味を解釈し、カテゴリーを抽出した。

★03 ＥＢ者の性行為に関する医学的な情報は、管見の限り見当たらない。また、研究対象者の語りでは、多くの者が性行為に関する不安を一人で抱え、暗中模索のなか性行為を行う、もしくは、諦めていた。また、医師に相談をしていても説明内容は統一されてはいなかった。例えば、Ｇ氏が相談した医師は、性行為は膣粘膜の損傷が考えられるため不可能だと回答したのに対し、Ｄ氏は、性行為ではないが、出産に関して医師に相談をした様子を以下のように語った。「私のまわりに出産の経験者がいなかったです、同じ病気で。いてもすごい（病状が）軽い人とかはいたんですけど、なんか『普通に産んだよ』って言って終わったんで、ほんとかなあと思って。で、えっと、その時にちょうどＴ会の交流会があって、で、（ＥＢ専門医である）Ｕ先生がおみえになってたので、Ｕ先生に聞いたら、なんか驚くほどあっけなく、『大丈夫、大丈夫』って。で、剥離って言ったら、『あの、私たちはどちらかというと、癒着のほうが』、あの、『あ、そんなに』って、『どっちかっていえば胎盤の癒着の可能性のほうがあるよ』って。まあだけど、あの、そもそも、その子宮とか膣は、あの７型コラーゲンの関与じゃなくて細胞が別だから、細胞？　うん、別だから大丈夫って。『まあ妊娠リスクはほかの妊婦さんと変わらないから』って言って。まあそこでちょっとほっとして」とし、性行為や出産も問題はないと助言を受け安心感を得られていた。これらの語りからもわかるように、相談した医師によって助言内容が異なるということは、その後のＥＢ者の恋愛や結婚、出産にも多大な影響を及ぼすことがわかる。また、最近ではＥＢ当事者によるＳＮＳでの発信もあり、ＳＮＳサイト『病気と一緒に生きる　こむぎのキロク』では、「性事情と恋愛について」というテーマで話されている（こむぎのキロク 2021）。

★04 Ａ氏の場合、病院から処方をされた生理食塩水を入浴時に利用していたが、その他の研究対象者の中には、生理食塩水と同程度の濃度となる塩を浴槽のお湯に溶かせて使用をしていた。生理食塩水を入浴時に使用する目的は、痛みの軽減である。身体の塩分濃度と近い生理食塩水であれば、水道水を使用するよりも皮膚への馴染みがよく、苦痛が緩和されるのである。

★05　例えば、大阪府のホームページでは「大阪府身体障害者手帳 指定医師検索システム」が掲載されている。そこでは、「市町村」、「障がい分野」、「診療科目名」を入力すると、該当する医療機関名と指定医師名が表示される。そこで、すべての「市町村」と「障がい分野」では「肢体不自由」、「診療科目名」では「皮膚科」を入力したところ、該当する指定医師は0件の結果であった（大阪府 2024）。

★06　放課後等デイサービスとは、厚生労働省ホームページに掲載されている「障害福祉サービスの利用について」のパンフレットにおいて、「学校就学中の障害児に対して、放課後や夏休み等の長期休暇中において、生活能力向上のための訓練等を継続的に提供します。学校教育と相まって障害児の自立を促進するとともに、放課後等の居場所づくりを推進します。」と記されている（厚生労働省 2018a）。

★07　研究対象者のなかには、幼少期ではない子どもの入浴介助なども家族（親）が行っていた。異性介助を行っている家族からは、異性介助にまつわる困難性などは語られなかったが、社会学者の土屋葉は、家族による異性介助について以下のように述べている。「身辺介助は、子どもがごく幼い頃には当然のものとして行われる。衣服着脱、排泄、入浴など、どれも育児に関するケアに含まれている。しかし、子どもが成長するにつれ親子の間にも「身体規則」（自然に感じられるように身体化された、身体距離や身体接触に関する規範）が出現し、「感情規範」（その場の社会的状況において、経験すべき感情状態を社会的に規定する規範）に抵触するようになる。具体的には、父親／母親による入浴介助に子どもが羞恥、不快、嫌悪感を抱くようになり、母親／父親の介助を拒否しだすなどが新たに問題として現れてくる」と指摘している（土屋 2001: 115）。本研究では、家族による異性介助を受けているEB者にインタビューはできていないため、その実情について言及することはできない。だが、考えられる点として、EB者の場合、日々、絶え間ない皮膚ケアを必要とすることから、「家族がEB者の皮膚の一部となっている」という状況がある。そのため、土屋が指摘した「身体接触に関する規範」は、他の疾患や障害のある者と比べ、EB者の場合は低くなる可能性が考えられる。この点に関しては、今後の研究課題としたい。なお、「家族がEB者の皮膚の一部となっている」という指摘は、本書籍の元となっている博士論文の審査者の一人である、大阪大学大学院人間科学研究科教授で、精神分析学・現象学者の村上靖彦氏によるものである。

★08　難病当事者である大野更紗は、身体障害者手帳を申請する際の状況と心境を、社会政策学者の猪飼周平との対談のなかで以下のように語っている。「そもそも日本では、医師は生活環境から遠い存在なのでＱＯＬの統括者・決定者にはなり得ない。これはまさしく今、在宅に移行する患者が直面している問題です。日本のＡＤＬ（日常生活動作）偏重型の手帳制度の欠陥と限界に立ち向かう際の、一つの指針にもなり得ます。私は難病患者ですが、身体障害者手帳を申請する際に主治医がどうするかというと、ぎゅうぎゅうぎゅうぎゅう私の体を押してメジャーとか分度器とかで測るわけですね。数値によってしか医師は測れない。あらかじめ規定された制度の枠組みと数値によって、紙＝診断書となるわけです。これはなかなか、日常的に医療と密接なかかわりを持っている人にしかわかってもらえない、まさに臨床の体感です。診察室の中で医師と患者が一対一になった時の、診断書が持つ『権威性』の緊張感。患者が医療に対して抱く恐怖の源泉でもあります。現在の障害者福祉制度に参入するときには、手帳の発行権、手帳の障害登記の決定権が医師にしかない。ＱＯＬの決定権を分散できていない。『過剰な権限』の付与と呼んでもいいかもしれない。ＱＯＬ情報の集約点は医師ではないのだから、そもそも本来は担いきれないのに、日本の特殊な文脈によって彼らに『過剰な権限』が付与されてしまっている。この構造によってもちろん患者は苦しみます。さらに、医師の側も追いつめられ窮地に立たされていると最近は思いはじめていました」（猪飼・大野 2012: 146-147）。大野の語りにもあるように、身体障害者手帳の申請の際には、医師に付与された「過剰な権限」により、患者は医師が記載する診断書に対し「『権威性』の緊張感」を抱いていたことがわかる。一方で、ＥＢ者たちはその緊張感に加え、主治医ではない医師に相談をしなくてはならないという別様の緊張感も抱えているということになる。

第7章

「病い」を再考する

治療法が確立していないだけではなく、患者数が少ないという特質を抱えた希少難病者たちは、社会のなかでこれまでどのように生活をしてきたのだろうか、そして、医療や福祉をはじめとする社会はどのように彼らを位置づけてきたのだろうか。本書では、希少難病の一つであるＥＢを抱えた当事者やその家族たちへのインタビュー、また、難病対策や難病看護の歴史的背景をとおして、これらの問いに迫ってきた。本章では、全体の考察を加え、ＥＢ者の「病い」について再考する。そして最後に、ＥＢ者たちの生活が、今後、社会に開かれるためにはどのような仕組みが必要なのか、具体的な社会的実装への提言を行ったうえで本書を閉じたい。

1　「病い」から見るEB者の現状

（1）難病法に包摂されてもなお

治療法が確立していないだけではなく、患者数が少ないという特質を抱えた希少難病者であるEB者たちは、特に第1部や第3部で詳細に明らかにしたように、繰り返す水疱やびらん、それに伴う皮膚の癒着や皮膚がんの併発、また、口腔や食道粘膜の病状によって食事摂取が困難となり体力の低下が生じていた。そして、強い痛みと激しい痒みの二重の不快感など「重層的な身体制限」を抱えていた。

病状だけではない。第1部第2章でも詳述したように、病状のある皮膚は他者から目視され、EB者たちは社会のなかで強いスティグマ付与を受けてきた。そして、これらの多様な「病い」の問題は、希少難病ゆえに、身近に他者と共有することもできず、結果、孤立する環境のなかで生活をしてきた。

それに対しEB者たちを巡る医療は、出生後間もない時期より消極的となり、安定的な継続医療を十分に提供してきたとは言い難いものとなっていた。さらに、障害福祉制度は、身体部位のミクロな数値が判定基準となる診断書や、その診断書の作成は医師のみに委ねられているなど、医学に傾斜した構造、いわば、医療の社会統制が強い構造となっていた。そのため、EB者たちが公的な障害福祉支援等を求めても、「重層的な身体制限」を看過してきた医療の支配を受け、必要な障害福祉支援等を得ることにも困難をきたしていた。つまり、疾患そのものによる多様な問題★01を抱え、さらに医療や福祉からの孤立という問題が上乗せされていた。

しかし、このような実態はEB者だけではなく、多くの慢性疾患を抱える者たちにも共通する。患者や家族と医療との関係を、クラインマンは、「説明モデル（explanatory model）」を用いて分析を行っている。「説明モデル」とは、「患者や家族が治療者が、ある特定の病のエピソードについていだく考えのことである。病とはいったい何なのかということについてのこうした非公式な説明には、臨床上きわめて大きな意味があるため、それを無視することは致命的になることがある。」としている（Kleinman 1988=1996: 157-158）。クラインマンは、その「説明モデル」が患者や家族と医療者との関係に及ぼす影響について、次のように述べている。

患者や家族の説明モデルをひき出すことによって、治療者は、その患者の視点を真剣に受け取るようになり、臨床的ケアのための治療戦略をたてる際にそれを取り入れるようになる。一方、治療者が自分の説明モデルを効果的に伝えることによって、患者や家族は、いつ治療を受けることにするか、どの治療者に、どんな治療を受けて、費用と効果の比はどれくらいかといったことについて、いっそう役に立つ判断をすることができるようになる。おたがいの説明モデルのあいだの際立った対立に関して、患者と治療者のあいだで取り決めが交わされれば、効果的なケアの妨げになる重大な障害を取り除くことができ、ほとんどの場合、より共感的で心のこもった治療を進めることができる。反対に、治療者が、患者や家族の説明モデルに注意を向けないとしたら、相手に対する敬意を欠き、代わりの視点に直面して傲慢に見下し、ケアの心理・社会的局面を当面の問題に関係のあるものと考えることができなかったことのしるしになるかもしれない。そうしたはなはだしい軽視は、治療関係を妨げ、ケアを行う際のコミュニケーションの土台を掘り崩すものである。（Kleinman 1988=1996: 158-159）

右記のクラインマンの指摘に従えば、ＥＢ者たちの「説明モデル」は、医療者に届かない、もしくは、「注意を向け」られないことが多く、それゆえに、「共感的で心のこもった治療」を受けることができるのは、専門医がいる一部の地域に限られていた。

このように、ＥＢ者をはじめ、慢性疾患を抱える者たちは、病気の困難さだけではなく、治療関係の不確かさも抱えているといえる。加えて、「論争中の病（contested illnesses）」を抱える者たちも、ＥＢ者たちの状況と同様の生活をしてきたと考えられる。「論争中の病」について医療社会学者の野島那津子は次のように述べている。

論争中の病をここで簡単に述べておくならば、それは、（生物）医学的に認められていない病のことを言う。具体的には、腰痛やストレスや軽い落ち込みなどの比較的曖昧な状態から、筋痛性脳脊髄炎／慢性疲労症候群、線維筋痛症、化学物質過敏症など比較的整理された概念で呼ばれるものがあり、いずれも生物医学的な病態や原因が不明であるとして、医学的には「疾患」ではなく、「症候群」として扱われる傾向がある。多くの場合、病者の訴える症状以外に明白な「証拠」がないため、こうした病はつねに「論争を呼ぶ状態（contentious conditions）」にある。（中略）論争中の病は、（生物）医学的に説明されないため、患う人々にとって、病名診断を受けることは困難を極める。実際に、痛みや感覚過敏だけで何らかの病名をもらうことは難しいし、上記の「整理された概念」を疾患として認めない医師は、精神疾患の病名を与えたり、診断拒否をしたりすることがまれではない。（野島 2021: 3）

このような「論争中の病」を抱えた者たちは、患っていても診断が困難であるために、現代医療のなかでは認められず、治療法もなければ、病気の存在そのものに疑義が呈される。さらに野島は、代表的な「論争中の病」であり、深刻な疲労や激しい疼痛等を主症状とする筋痛性脳脊髄炎（Myalgic Encephalomyelitis: 以下、ＭＥ）や、慢性疲労症候群（Chronic Fatigue Syndrome: 以下、ＣＦＳ）、既出のＦＭ（線維筋痛症）を抱えた者たちの聞き取り調査から、日常生活における問題を次のように指摘している。

ＭＥ／ＣＦＳやＦＭを患う人びとは、一見すると健康そうに見えるうえに、疾患としての地位が確立していないため、患いを容易に矮小化されたりその存在を否定されたりする危機に晒されている。（中略）ＭＥ／ＣＦＳやＦＭと診断された病者は、その病態や治療法は解明していないのであるからして、医療のみで生活を良くすることはできない。それゆえ、彼らは必要な支援をめぐって、彼らの患いが転倒なく制度化されること――手帳や年金の申請をする条件として手帳を取得していることを要求されたり、症状を呈しているにもかかわらずニーズが無効化されたりすることなく、手帳を取得したり年金を受給できたりするよう、制度上において疾患の地位を認められること――を望んでいるのは言うまでもいない。（野島 2021: 156-157）

また、第2章でも引用した「論争中の病」の一つであるＣＲＰＳを抱えた患者の体験を分析した大野も、次のように指摘している。

> 患者の苦しみは、〈社会によって生み出された苦しみ〉と〈病いそのものから生じる個人の苦しみ〉という二重構造を持っており、前者の苦しみが後者の苦しみに強い影響を及ぼしている。（大野 2011: 179）

「論争中の病」を抱える者たちは、野島が指摘したように「疾患としての地位が確立していない」ことを根底に、「患いを容易に矮小化されたりその存在を否定されたりする危機に晒されてい」る。それゆえに、身体障害者手帳の取得や障害年金を受給することに困難をきたし、病状だけではなく、社会支援からも孤立するなど二重の困難を抱えていた。つまり、ＥＢ者と「論争中の病」を抱える者たちは、大野が指摘したように、苦しみの「二重構造」のなかに置かれているといえる。

しかし、ＥＢ者の場合、「論争中の病」を抱えた者たちと同様に「二重構造」の苦しみを抱えていても、「疾患の地位」という側面では、長年、難病対策のなかに位置づけられており、「確固たる疾患の地位」に存在している。だが、「確固たる疾患の地位」にあっても、第3部第6章で引用したJ氏の母親の語りにあったように、経口での食事摂取ができないEB児であるJ氏に対し医師は、「心理的なものじゃないですか？　食べるのが怖いと思うあまり食べれないんじゃないですか？　心理学の先生に診てもらったらどうですか？」と、患いそのものを矮小化し否定していた。また、M氏の父親の語りでも、身体障害者手帳の相談を行政窓口でしたところ、担当の行政職員は、「『皮膚が剥けるだけ』っていう、何て言うんだろうな、そういう認識しかないんで。もう痛みであったり、そのあとの拘縮したり全身状態が悪くなるとかっていうのの認識がないんですよね。『どうせ治るじゃん』っていう。」といったように、EB者たちの日常生活問題に対するニーズを無効化していた。

EBは医学的に診断基準もあり、難病法に包摂された疾患でもある。野島が示していたように、「病気の存在そのものに疑義が呈される」という「論争中の病」を抱えた者たちとの医学的な背景は大きく異なるため、同様に捉えることはできない。だが、長年、「確固たる疾患の地位」にあるEBにおいてさえも、「二重構造」の苦しみのなかに存在しているということは看過できない。

一方で、「確固たる疾患の地位」にあり、かつEB者や「論争中の病」を抱えた者たちとは異なり、医療や福祉などの社会支援が届きやすい環境になりつつあるのは、ALSをはじめとする神経難病を抱えた者たちであるだろう。このような環境があるのは、繰り返し述べてきたように、長年、神経内科を専門とする医学者や医師による療養生活に関する公的研究や、神経難病患者を中心とした難病看護学研究の蓄積、そして、これらの研究成果をもとに政策提言を行ってきた結果である。

難病法は施行後も、指定難病を多数追加してきている（312ページ参照）。それは、2015年に国連サミットで採択された目標、つまり、「誰一人取り残さない」社会に向けた取り組みを行ってきているといえるだろう★02。EB者たちは、その難病方のもとで神経難病患者の療養生活を中心に整備されてきた難病対策の流れの影響を如実に受け、その結果、彼らの「病い」の問題は取り残されていたのである。だが、EBという疾患は、難病法という制度的枠組みに包摂されていることから、一見、支援が行き届いているかのように見えるため、取り残された問題が不可視化されてきてしまった。ゆえに、第2部第4章で述べたように、長年、難病対策の対象患者であっても、日常生活問題を改善するためには、当事者たち自らが発信し活動をしていかなくてはならなかったのである。

加えて、これまで難病患者の療養生活に関する公的研究の代表者や、難病看護学の研究者などによって次のような言説が繰り返されてきた。

> 在宅人工呼吸器管理下のALS患者に対する医療や介護は最も人的および物的資源を必要とするものであるので、これらのシステムは他の難病に対しても十分対応していけるものと考えられる。（糸山 2011b: 96-97）

> 私を難病看護や難病看護研究に惹きつける2つの言葉があります。1つは「難病は治らない、だからキュアよりもケア」です。（中略）もう1つは「筋萎縮性側索硬化症（ALS）のケアができればど

んな病気のケアもできる」です。このことは、いかにALSの看護は難しいかということに違いないですが、それができればどんな病気の看護ができるようになるということにとても魅力を感じた自分がいました。（牛久保 2022: 8）

つまり、「ALS患者への支援ができれば、他の難病患者への支援もできる」といった言説である。糸山も述べているように、ALS患者への支援は、医療のみならず福祉をはじめさまざまな制度を駆使し、多職種による支援体制が必要となる。また、牛久保が述べているように、難病のなかでもより難しいALSという疾患を抱えた患者への看護ができればその他の難病患者への支援にも通ずるというものである。だが、本当にそうなのだろうか。摂食障害を抱える者たちの回復をめぐる語りを分析した社会学者の中村英代は、摂食障害に関する言説について以下のように指摘している。

摂食障害は精神医学や心理学の言葉でばかり語られてきたが、そうした言葉の範囲内で、過食や嘔吐といった行為を語ることの限界を、本書の随所で示してきた。本書の知見から、摂食障害という現象を解消するための社会学的な実践として、現状の摂食障害言説の書き換えという方向性を導くことができる。摂食障害の予防や回復を社会的規模で実践していくためには、人々を摂食障害に追いやる「個人的信念」、そうした個人的信念を生む「社会的通念」、さらには、専門家たちが摂食障害を解釈してきた、「摂食障害解釈」、すなわち、これらの摂食障害をめぐるストーリーを書き換えていくことが、非常に重要となる。（中略）社会学的な視座からは、社会的に普及している物語を相対化したり、物語のバリエーションを増やすなどの実践が可能だろう。（中村英 2011: 257-258）

本書においても、ＥＢ者たちの語りから「ＡＬＳ患者への支援ができれば、他の難病患者への支援もできる」といった言説では収まらない実態を明らかにしてきた。つまり、これまで語られてきたこの言説が隘路となり、さまざまな難病者の「物語のバリエーション」を探求する必要性を無意識に低減させてきたのではないだろうか。ＡＬＳ患者への支援において、療養生活に関する研究班の医師たちや日本難病看護学会が果たしてきた役割は極めて大きい。だが、今後、これまで蓄積されてきた神経難病者のストーリーだけではなく、まだ明らかにされていない希少難病者をめぐるストーリーを書き足していくことが求められているといえよう。それこそが、「誰一人取り残さない」社会につながるのではないだろうか。

（2）障害福祉制度から排除される「完全に欠損しない身体」

これまでの難病対策は、主に医療の問題として語られてきた。当然、治療法の開発など医療的側面が、希少難病者たちの生命において重要であることは自明のことである。しかし、治療法が未だに見つからない現実において、医学だけでは解決できない「病い」の問題が多様に存在していることは、これまでのＥＢ者たちの語りからも明らかである。

第3部第6章で明らかにしたように、生活を支援するための障害福祉制度は、希少難病者の多様な「病い」から生じる生活問題を掬い取ることができない構造であった。身体障害者手帳の交付対象者の要件には、その障害が「一定以上で永続すること」とされている（厚生労働省 2024a）。例えば、四肢欠損による肢体不自由などは、その度合いを医学的な数値で抽出しやすい。つまり、これまでにも述べてきたように、現行の障害福祉制度は、医学に傾斜した構造であり、それゆえに、四肢欠損など医学的数値を抽出しやすい身体障害を得意とする制度設計★03になっている。だが、ＥＢ者たちの皮膚や粘膜は、完全に欠損しているわけではなく、存在してはいるものの水疱やびらんが「一定以上で永続」し、日常生活に多大な影響を及ぼしていた。のみならず、完全に欠損はしてはいない状態で存在しているがゆえに、常時ケアを行わなくてはならず、それは、多大な労力として生活の大部分を圧迫していた。つまり、完全に欠損しないことで生じる身体障害や、完全に欠損してはいないがゆえに生じる日常生活問題は医学的に数値化できず、結果、障害福祉制度はＥＢ者たちを排除してきたのである。

そして、このような身体や日常生活問題は、第3部第6章で示したように「濃厚な家族支援」、つまり、ＥＢ者たち個人の問題として押しとどめられ、障害学はこのような問題に対し、十分な関心を払ってはこなかった。デビット・ジョンストン（D. Johnstone）は、障害学における医学モデルと社会モデルについて以下のように述べている。

医学モデルは、障害をその人個人の悲劇だとする、安易な考え方を助長している。まさに障害者は

「ニーズ」があると見なされ、自分自身もそうだと思いこむようになるのである。障害の解釈における社会モデルの挑戦と強みは、原因を強調する考え方をひっくり返す力にある。それは、個人の責任からはなれて共有の責任へと移行する考え方である。これは、障害者の抑制と排除を保持し続けているのは社会だということが前提となっている。したがって、責任の負荷は、インペアメントまたはディスアビリティのある個人から、社会的・物理的環境と施設や組織の態度によってもたらされた制限に移行する。障害の医学モデルと社会モデルの間にある本質的な違いは、どこに力点を置いて説明・解釈するかということである。医学モデルと違い、社会モデルは社会によって作られた構造的、個人的障壁を認識している。また、障害者が意思決定に加わる必要性や、専門家の技能には限界があることも認めている。(Johnstone 2001=2008: 38)

また、社会学者の星加良司は、社会モデルに対し、以下のように述べている。

ここでいうディスアビリティとは、主にイギリスの障害学分野で用いられている概念で、個体の機能的特質に関わる劣性を表現するインペアメント impairment と区別して、社会的活動に関わる不利や困難を表現するものとされる（佐藤 1992）。（中略）ディスアビリティについての社会学的探究は、まだ始まったばかりであるといえるが、それでも、ディスアビリティの社会構築性を指摘した「ディスアビリティ社会モデル social model of disability」は、障害当事者の生の肯定に大きな役割を果たして

いる。（星加 2007: 22）

このように、障害学では、障害を「個人の責任からはなれて共有の責任へと移行する考え方」である「社会モデル」概念を示してきた。それは、「障害当事者の生の肯定に大きな役割を果たしてい」るものでもあった。だが、ＥＢ者たちの完全に欠損しないことで生じる皮膚障害や、完全に欠損していないがゆえに生じるケア負担などの日常生活問題は、個人の問題、つまり「医学モデル」の流れに位置しており、未だに「社会モデル」概念による生の肯定につながっているとはいえない。

一方で、完全に欠損していないがゆえに生じる日常生活問題、すなわち、ケア負担を、障害福祉制度等の利用により他者に委ねることができれば、その問題は解決できるのだろうか。知的障害者家族の問題を分析した中根は、三好を参考にしつつ「ケアの社会的分有」を提示している。

「ケアの社会化」といった時の「ケア」を単純な労働と同じように、担い手を代替することで家族の外へ移動することが可能なのだろうか、という疑問である。三好（一九九九）は、ケアにおいて社会化（外部化）できるのは「労働」という狭い意味での「介護力」であり、「ケアへ向かう力」（介護関係）を社会化することは困難であると指摘する。社会化しえぬものを無理に社会化しようとする時、それは上記のような親の声、つまり「社会化への違和感」を引き出すのではないだろうか。ここで、筆者は「ケアの社会化」とは別に「ケアの社会的分有」という用語を提示する。「ケアの社会化」

とはケア行為のすべてを外部に委託することであり、現実的には社会化しえぬものも含んでいる。一方「ケアの社会的分有」とは、ケアを外部化できるものとそうではないものに分け、家族も含めた多元的なケアの担い手により分け有することである。三好のいう「介護力」と「介護関係」との関連でいえば、ケアの社会化は、介護力と介護関係を包括的に家族の外へ出すことであり、ケアの社会的分有とは、介護力と介護関係の区分に配慮し、それぞれを家族を含めた多元的な担い手により支えることである。（中根 2006: 147）

右の中根の指摘を踏まえ、第3部第6章のEB者家族の語りを振り返ると、I氏の母親は「（訪問看護の利用は）やっぱり初めは抵抗ありました。（I氏の）持ち方とかも気になるし、何もかもが。『いや、もうそんなとこ、さわらんといて』『そんな強く持たんといて！』とも思った」と語り、また、M氏の父親も「（M氏のケア等は）時間がかかるんで、何するにしても。うん。だから訪問看護だとやっぱり時間が圧倒的に足りないのと、あとケアのやり方もやっぱり難しすぎる。覚えらんない。」といったように、他者へケアを委ねることに対する困難さが語られた。

つまり、EB者たちのケアも、中根が指摘したように「単純な労働と同じように、担い手を代替すること」でEB者たちのケア負担が解消されるわけではないということがわかる。「消極的な医療」という環境のなかで、EB者家族やEB者たちは、出生時より出現している病状に対し、個別性の高いケア方法を連綿と築き上げてきた。だからこそ、EB者たちの生命が守られ生活が継続できてきたともいえる。

だが、前述のように、ＥＢ者たちは「家族も含めた多元的なケアの担い手により分け有すること」以前に、「担い手を代替」する手段すらも容易に得られる環境ではない。つまり、「担い手を代替」できるための環境を整え、そのうえで、「多元的なケアの担い手により分け有すること」へとつなげなければ、第３部第６章でＭ氏の父親が語った「（家族が）いなくなったら（Ｍは）どうやって生活していくんだろう」という問いに対応することはできない。医学モデル的な価値体系にある障害福祉制度構造からの脱構築を図り、医療と福祉が連動する制度を再構築しなくては、今後も、希少難病者たちの「病い」の問題は、個人のもとに押しとどめられたままとなり、「社会的分有」されることはないということである。

（3）ＱＯＬの鍵はチーム医療

これまで本章において述べてきたような社会につなげるためには、現行の難病法や、障害福祉制度の問い直しが求められるだろう。それは、希少難病者たちの「病い」の問題の低減、つまり、ＱＯＬの改善へと連なる。そこで、最後に、希少難病者のＱＯＬについて考えたい。

社会政策学者の猪飼周平は、治療医学の進歩により、医療に対する社会の期待が高まった結果、医療供給システムに強い規律が与えられた20世紀を「病院の世紀」と定義した。そして、21世紀を迎えた現在、「病院の世紀」は過去のものとなり終焉に向かっていると指摘する。つまり、20世紀の治療医学は、さまざまな疾病を治療する方向で発展してきたが、同時に、医学上は治癒したとしても健康にはなれない、もしくは障害が残るといった状態が生じるなど、我々は「「治療」と「健康」の連絡に深い断絶があるということを発見」(猪飼 2010: 7) していく。その結果、21世紀においては、生活の質、つまり、QOLという概念が医療の表舞台に登場する。猪飼は、QOLという概念が医療現場にもたらす影響を以下のように指摘している。

> QOLが医療にとっての目標となるということは、医療にとっては、他の生活支援の手段よりも医学が有利であるとはいえないこと、および客観的に測定可能でない目標を、従来の客観的な目標である治療に置き換えることを認めるということを意味するからである。そして、そこでは、医師は、医学的知識と違って、患者のQOLに関する情報の集積点でもなければ、それを理解することができる存在でもなくなるのである。(猪飼 2010: 9)

第2部第3章で示したように、1972年に発表された「難病対策要綱」は、「調査研究の推進」「医療施設の整備」「医療費の自己負担の解消」が、施策の3本柱として打ち出された。その後、1997年には、上記の3本柱に、「地域の保健医療福祉の充実」「患者のQOL向上に向けた福祉施策の推進」が加わる(難病法制研究会 2015)。それは、1970年代の難病対策は医療が中心の施策、つまり猪飼が示した「病院の世紀」であったのに対し、21世紀を迎える手前の1997年において、「病院の世紀」は終焉に向かいつつあることを示すかように、「地域の保健医療福祉」と「患者のQOL」が前面に登場することになったのである。すなわち、難病対策は、現在の医学でも治療法が確立できないという難病の疾患特性を踏まえ、「病院の世紀」の終焉を他の治療医学より早期に察知し、医療・保健・福祉と連携をした「ＱＯＬ」概念を目標に追加したということである。そうであるならば、希少難病をはじめ各疾患の患者のＱＯＬに着目した公的研究を図る必要性は、１９９０年代には十分に認識されていたはずである。先述したように、難病法が掲げている「療養生活環境整備事業の実施等の措置」を、今後、希少難病を抱えている者たちの「病い」の問題に接近させるためには、従来の公的研究の体制や医学に傾斜した障害福祉体制等を問い直さなくてはならないことは、これまでのＥＢ者たちの語りからも明らかであろう。

一方で、今を生きる希少難病者たちのＱＯＬの維持および向上を図るためには、ミクロな側面、つまり、日々、日常生活で生じている問題に焦点をあてなければならない。

社会学者の細田満和子は、１９７０年代から現在に至るまで、非常に強い関心が寄せられてきた「チーム医療」★04について、詳細な論考を行っている（細田 2012）。チーム医療とは、さまざまな職能団体によって細かな定義は異なるが、総じていえば、一人の患者に多様な医療従事者等が関わり、その生命やＱＯＬを維持していこうとするものである。このチーム医療に関して、異議を唱える者は少なく、さまざまな医療従事者などから重要性は繰り返し訴えられてはいる。だが、細田は、実際にはうまく機能していない現状があるとし、チーム医療を、以下の４つの志向に分類し分析を行っている。

１つ目が「専門性志向」である。これは、チーム医療の実践のなかで、「各職種が固有の専門性を備えていること、専門性が他職種からも認められること、各職種の専門性が発揮されること」としている。つまり、「それぞれ得意な専門領域がある」ということである（細田 2012: 205）。だが、「専門性志向」が優位になると、「自分の専門的技術を生かしたい、あるいは専門的な仕事だけをやりたい、という要求も滑り込んでいる」ことになり、このような態度が強まれば、「本当に患者の利益になっているのかどうか吟味する視点は抜け落ちやすくなる」と指摘している（細田 2012: 209）。

２つ目が「患者志向」である。これは、字のとおり、従来のパターナリズム的な医師中心主義から、患者を中心に据えた医療のことを指す。例えば、「脳梗塞患者だったら、脳梗塞という疾患に対する医師の医学的な治療も重要だが、患者にとって最大の関心ごとが麻痺や失語の残る状態でどのように生活してゆくかということであったなら、医師だけでなく看護婦や理学療法士や作業療法士や社会福祉士の仕事も、医師の仕事と等しく、あるいはより以上に重要なことになる。そうなれば、医師の治療が自動的に最優先されることはなく、状況に応じて看護婦やその他の医療従事者による患者への働きかけが優先されることになる」としている。つまり、「患者やその問題を中心とする志向」ということである（細田 2012: 206）。一方で、「患者志向」が強まった場合、「（「患者志向」は、）患者の気持ちを汲み取ったり患者の主張を優先した医療を目指したりすることだが、それがただ患者の要求を代弁するだけのものに止まるのであれば、患者の医療上のニーズへの配慮不足にも繋がるという。それは、医療従事者としての専門性の在り方を見失っていることである」とし、専門性をもった病気の治療やケアなどが追及されないことになると述べている（細田 2012: 209）。

3つ目は、「職種構成志向」である。これは、「「チーム医療」においては、どのような職種がメンバーとなってくるのか、どのような職種が病院に雇用されているのか、ということも重要になってくる」としている（細田 2012: 207）。つまり、「職種の構成に関心が払われる」志向である（細田 2012: 51）。これは、病院に限らず、在宅医療においても同様のことがいえる。しかし、「職種構成志向」が優位になった場合、「職種だけを整えたチーム」に留まってしまう（細田 2012: 71）。

最後の4つ目は、「協働志向」である。これは、職種間の対等性の有無が重要視されており「特に医師との関係で、自らの職種が医師と平等であることが医師や周囲の人々に認識され、医師らに自らの実践活動が尊重されることに、「チーム医療」であるか否かを当事者★05が認識する重要なポイント」とし、「協力して業務を行うこと、対等な立場で協業する事、他職種から尊重されること」としている（細田 2012: 208）。一方、「協働志向」は、「協力して業務を行い「協働」が実現されていると自他ともに認められているにもかかわらず、正式なメンバーとしての保証がなされていないと当事者が感じている場合もある」とし、実際に協働できていても「病院から雇用されている自分の職種の範囲をこえたヴォランティア的なことと考えている医療従事者も少なくない」と指摘している。その結果、「「チーム医療」の協働という錦の御旗の下で、自らが搾取されていると感じている人がいる」とし、「現在の医療体制では「チーム医療」の必要性は訴えられていても、「チーム医療」に注ぐ労力に見合うだけの評価が用意されていない」としている（細田 2012: 210）。

以上の細田の分析から、ＥＢ者の「病い」の問題を捉えてみると、まず、「専門性志向」では、ＥＢ

は希少疾患であることから、専門とする医療従事者は非常に限られており、職種としても医師に限られてしまう。つまり、ＥＢ者たちにとっては、「チーム医療」における「専門性志向」を望んでも、専門医がいる地域のみに限られ、なおかつ、医療的な側面以外は現実的には実現が難しい環境にある。

次に、「患者志向」についてである。これは、ＥＢ者たちの語りを振り返れば、「患者志向」が強い傾向にあることがうかがえる。すなわち、第3部第5章や第6章で明らかになったように、ＥＢ者たちは病院を受診しても、創傷被覆材等の処方を受けるためだけで、病院はいわば「問屋」のような役割に甘んじていた。そのようにＥＢ者たちが望むケア材料等を処方することは、「患者志向」であるといえなくもないかもしれないが、このような「患者志向」こそ、細田が指摘する、「専門性を持った病気の治療やケアなどが追及されない」状態である。つまり、このような状態は、ＥＢ者たちが望んでいるであろう「患者志向」ではないといえる。

ＥＢ者たちは、社会からの強いスティグマ付与や、「消極的な医療」などの影響から、自分たちだけで「病い」の問題を解決しなくてはならないという思いを長年抱いてきた。その結果、「病気」や「障害」に関する相談や支援体制がなく、障害福祉等公的サービスの著しく少ない環境のなかにいた。このような状況は、医療・福祉の支援者の視点で捉えたならば、当事者たちからの声が上がってこないため、支援は求めていないとみられてしまう。一方で、医療・福祉支援者に、「病い」の問題を伝えても、その内実が伝わらなかった経験をしている研究対象者も多かった。第3部第6章で引用したＬ氏の母親の語りがここで思い起こされる。

「保健師さん、その時の保健師さんは全然でした。もう後から聞いたら、今、訪問看護に来てくれる人に聞いたら、もうあの時の資料見たら、お母さんは引きこもりでもう全然外に出ないタイプって書いてたよって言って。（引きこもりって）言われるぐらい伝わってないんですね。だから（日々のケアで）大変やから（外にも）出られへんって言ってるのに。（精神的に）出られへんみたいな感じに伝わってたみたいな。後から聞いて、いーってなって。」（L氏の母親）

L氏の母親は、ケアが大変であるがゆえに、外出もままならない現状を保健師に相談していたが、相談を受けた保健師は、外出もままならないというL氏や家族の問題を、L氏の母親の性格上の問題、つまり、「引きこもりでもう全然外に出ないタイプ」として捉え、L氏の母親が抱える家族の「病い」の問題を見落としていた。希少難病の場合、チーム医療の前例がないということは避けられない。それゆえに、L氏の母親が体験したようなことが、今後、繰り返されることなく、真の「患者志向」のチーム医療が実践されるためには、基本的なことだが、まずは、希少難病者たちの生活実態を丁寧に聴き取り、「病い」の問題を把握、そして整理することからはじめなくてはならない。言い換えれば、この基本的なことが抜け落ちてしまっているからこそ、EB者たちの「病い」の問題が不可視化され、必要とされる「患者志向」のチーム医療が実践できていないのではないだろうか。

そして、「職種構成志向」に関しては、難病特有の問題が存在している。

これまで厚生労働省等は、難病を専門とする職種を複数設けてきた。

1つ目が、難病相談支援センターの難病相談支援員である。難病相談支援センターは、各都道府県等に設置されており、実施主体は都道府県等になってはいるが、受託先は医療機関や患者会など多様である（難病情報センター 2024c）。そのため、難病相談支援員は、保健師や看護師、社会福祉士などの専門職から、難病の当事者まで、各地の難病相談支援センターによって異なる。業務内容は、「（1）電話、面談等により療養生活上、日常生活上の相談や各種公的手続等の相談支援。（2）難病の患者等の自主的な活動等に対する支援。（3）医療従事者等を講師とした難病の患者等に対する講演会の開催や、保健・医療・福祉サービスの実施機関等の職員に対する各種研修会の実施。（4）難病の患者が適切な就労支援サービスが受けられるよう就労支援等関係機関（ハローワーク、障害者職業センター、就業・生活支援センター等）と連携して就労・相談支援を実施。等」（難病情報センター 2024c）とされており、その業務内容は広範囲にわたる。

2つ目と3つ目が、難病法で定められた難病医療体制の重要な位置づけとなる難病診療連携拠点病院等に配置されている難病診療連携コーディネーターと難病診療カウンセラーである。主な役割は、「（1）初診から診断に至るまでの期間をできるだけ短縮するように必要な医療等を提供。（2）医療従事者、患者本人及び家族等に対して都道府県内の難病医療提供体制に関する情報提供。（3）難病の患者やその家族の意向を踏まえ、身近な医療機関で治療を継続できるように支援」（難病情報センター 2024e）とされており、こちらも役割の範囲は広い。また、就労支援に特化した難病患者就職サポーター（厚生労働省 2024b）、さらに、小児期の難病者を対象とした小児慢性特定疾病児童等自立支援員も配置されている（厚生労働省 2023a）。

このように、難病を専門とする職種は複数存在するが、これらは主に、難病患者団体や神経難病の診療に関わる医療者たちの声を国が受けて、１９８０年代頃より創出されてきた。

一方で、これらの職種より以前に、難病者への支援を行ってきたのは、行政保健師である。その歴史は長く、看護学者の前川絵里子らは、「難病保健活動を振り返ると、保健師は活動に法的位置づけがない１９７０年代より先駆的な活動を開始し、長年の難病保健活動の蓄積がある」と述べている（前川ほか 2020: 127）。行政保健師の主な役割として、看護学者の小倉朗子は、「①難病患者の早期発見（難病検診）、地域における難病医療提供体制の構築（とくに在宅医療の推進は難病対策がパイオニアの役割を果たした）②公衆衛生の視点から希少な疾患の療養状況を把握して、その実態から課題を明らかにし、課題解決に向けた地域のサービスシステムの構築 ③難病患者の療養環境を整備するための社会資源の活用・調整 ④難病患者と家族が住みやすい地域となるようヘルスプロモートしていく役割等」をあげている（小倉 2021: 1）。

これらのラインナップを見れば、難病者を取り巻く職種★06は多く、「職種構成志向」で捉えた場合、充実したチーム医療が実践できると考えられる。だが、研究対象者たちのこれまでの語りからもわかるように、「難病」を専門とする職種や行政保健師が、チーム医療を先導したケースはなく、情報提供等の支援が主であった。当然、情報提供を得ることで問題が解決してきたこともあったと考えられるが、これまでにも述べてきたように、継続的な支援を必要とする研究対象者は存在した。また、難病を専門とする職種や行政保健師、それぞれの役割は重複する点も多く、どの職種がどのように、そして、どこまでチーム医療として難病者に関わるのか、支援内容も、そして、責任の所在も曖昧になる★07。つまり、多くの難病を専門とする職種等が存在しても、細田が指摘していたように、「職種だけを整えたチーム」にとどまってしまう。

「協働志向」においても、希少難病者を担当したことがある医療従事者等は多くはない。例えば、訪問看護師や社会福祉士やヘルパー、介護保険の対象者であれば介護支援専門員がチーム医療のメンバーになる。だが、これらの職種は経験がないことから、難病を専門とする職種等に委ね、本来は「専門的に行うべきと期待されている自身の役割を降りてしまう」ような場合が考えられる。

以上からいえることは、EB者たちのQOLを維持し向上を図るためのチーム医療は、「専門性志向」がどの地域でも発揮されるよう支援内容に関する情報の蓄積、そして、EB者たちの「病い」の問題を丁寧に抽出したうえでの「患者志向」が不可欠であるということだ。「職種構成志向」では、さまざまな難病を専門とする職種の創出ではなく、身近な地域で安定的に継続して関わることができる支援体制、最後に、希少難病ゆえに情報が少ないからこそ求められる「協働志向」が重要になると考える。

これまで、EBは、病状によっては感染症や合併症により短命で亡くなる者が多かった。K氏の母親も、K氏が生まれた当初、医師より、「『たぶん生きれない、この子は』って言われたんだけど」と語っていた。しかし、医学の進歩に伴い、完治こそ望める環境にはまだ至っていないが、治療研究は今も進められている（新熊 2020; 玉井 2022; 夏賀 2023）。また、病状に応じてさまざまな創傷被覆材が使用できるケア環境や、合併症の早期治療等も行われるようになり、生命予後の改善が図られるようになってきた★08。それは、家族亡き後の生活を実践している、病状の重いＥＢ者のモデルケースは、今現在、不在であるということを意味する。Ｋ氏の母親はインタビューのなかで筆者に、「でも一人で、この子が独立した人とか知ってる？ この人が親がもう居なくなってっていったら〇さんぐらいが一番最年長なのかな？」と質問をした。それは、この先の未来、ＥＢ者たちだけではなく、医療・福祉をはじめとする支援者も、生活の構築を手探りで進めていかなくてはならないということでもある。だからこそ、希少難病者たちの今後のＱＯＬの鍵を握るのは、現行の難病法や、障害福祉制度の問い直しと共に、ここまで示してきたようなチーム医療の実践ではないだろうか。

2　生活を社会に開くために

最後に、希少難病であるＥＢを抱えた当事者や家族の生活が、今後、社会に開かれるためにはどのような仕組みが必要なのか。今現在の知見の範囲にとどまるが、具体的な社会的実装の提言をしておきたい。

（1）障害福祉制度に「皮膚障害」を位置づける

これまでのＥＢ者たちの語りを改めて確認をすると、医療や福祉をはじめとする社会は、明らかに皮膚障害を軽視してきたといえるだろう。そこで本書では、身体障害者手帳が取得できる障害の範囲に、「皮膚障害」も加える必要性を提言したい。だが、前述のように現在の障害福祉制度は、医学モデル的な価値体系にある。それは、第3部第6章の註で引用した大野の言を再掲し、EBにあてはめて再考したい。

そもそも日本では、医師は生活環境から遠い存在なのでQOLの統括者・決定者にはなり得ない。これはまさしく今、在宅に移行する患者が直面している問題です。日本のADL（日常生活動作）偏重型の手帳制度の欠陥と限界に立ち向かう際の、一つの指針にもなり得ます。（中略）現在の障害者福祉制度に参入するときには、手帳の発行権、手帳の障害登記の決定権が医師にしかない。QOLの決定権を分散できていない。「過剰な権限」の付与と呼んでもいいかもしれない。QOL情報の集約点は医師ではないのだから、そもそも本来は担いきれないのに、日本の特殊な文脈によって彼らに「過剰な権限」が付与されてしまっている。この構造によってもちろん患者は苦しみます（猪飼・大野 2012: 146-147）。

つまり、現在の障害福祉制度は「QOL情報の集約点は医師ではないのだから、そもそも本来は担いきれない」にもかかわらず、「手帳の発行権、手帳の障害登記の決定権が医師にしかない」という、矛盾を抱えている。このような医学に傾斜した障害福祉制度構造からの脱構築を図る必要性は明らかであり、さらなる議論や研究が求められるだろう。一方で、このような長期的な視点だけでは、今を生きる

EB者たちの生活は社会に開かれず、生活問題の改善を迅速に図ることはできない。そこで、まずは、短期的な視点として、あえて身体障害者手帳が取得できる障害の範囲に「皮膚障害」を加える必要性を提言したい。後述するが、このような短期的な視点は、長期的な視点である医学に傾斜した障害福祉制度を問い直す契機も含んでいると考える。

以下に、医療や福祉をはじめとする社会は、皮膚障害のなにを軽視してきたのか、そして、なぜ軽視してきたのかをここで改めて整理をしたい。そのうえで、身体障害者手帳が取得できる障害の範囲に「皮膚障害」を加えることで、どのようなことが期待できるのか、その展望について述べる。

まず、医療や福祉をはじめとする社会は、皮膚障害のなにを軽視してきたのか。それは、大きく以下の2点に集約できるだろう。

1点目は、皮膚の「痛みや痒み」の不快感である。これらが日常生活に影響を及ぼすことは、第1部第2章などで引用したEB者たちの語りからも明らかであろう。EB者たちの場合、全身の皮膚に「痛みや痒み」の不快感が同時に生じており、それは日々の生活や睡眠に大きく影響を及ぼしており、学校や就労など社会生活にも影を落としていた。つまり、病状によっては24時間、心身ともに休まることがないということを意味している。この「痛みや痒み」の不快感によって生じる生活問題は、医学的に解決が図られない場合、個人が引き受けるしかなかった。この実態を端的に表していたのが、第1部第2章で、痒みに関する先行研究として引用した、皮膚科医師の本田哲也が述べていたエピソードである。その一部をもう一度引用する。

先日受診されたある患者の話であるが、痒みで寝られない日々が続いていたが忙しくて病院に行くことができず、ついに仕事中に居眠り運転をしてしまい、交通事故を起こしてしまったそうである。ちなみにこの患者の職業はトラック運転手とのことであり、幸い大事には至らなかったそうだが、いろいろな意味できわめて危険な話であった。このように、皮膚疾患患者にとって痒みのコントロールは死活問題であるが、皮膚科医にとって長年それは最も難しいことであった。（本田哲 2022: 1109）

「痒みで寝られない」ほどの皮膚障害を抱えるトラック運転手が、居眠り運転をしてしまい、交通事故を起こしてしまったという事例が紹介されている。当然、根本的な解決として医学的なアプローチが求められるが、現実的には「皮膚科医にとって長年それは最も難し」いものであった。その結果、皮膚障害を抱えるトラック運転手は、「いろいろな意味できわめて危険」なことに連なっていた。ここでは、「幸い大事には至らなかった」と述べられてはいるが、皮膚障害を抱える者たちは、このような状況に近い日常生活を送っていることが予測される。

2点目は、皮膚への多大なケア負担である。この内実もこれまでのEB者や家族たちの語りからも明らかである。これまで、皮膚障害によって生じる多大なケア負担は、当事者や家族が抱えてきており、それは社会のなかで、自明のものとして扱われてきた。さらに、当事者たちも皮膚病状へのケアは、自身で抱えるべきものであるという認識が強かった。つまり、皮膚は全身を覆う臓器であることから羞恥心を伴いやすく、そのため、個人的な問題として抱え込みやすくなる。このように、医療や福祉をはじめとする社会は、皮膚障害によって生起する「痛みや痒み」の不快感、そして、多大なケア負担を軽視してきたと言える。

では次に、なぜ、医療や福祉をはじめとする社会は皮膚障害を軽視してきたのだろうか。

インペアメント、つまり、機能障害を抱える者が、その機能障害によって社会活動等の参加や活動に困難をきたす場合、彼らは社会に対し配慮の必要を表明する。しかし、車いすユーザーなどの身体障害を抱える者たちと比較をすれば、精神障害や発達障害など「見えない障害」を抱える者たちの方がその配慮は得られにくく、その背景には、「見た目」が影響を及ぼしていると、比較文化学者である飯野由里子は、以下のように述べている。

「見えない障害」をもつ人の場合「インペアメントがあることを伝えたが、相手に信じてもらえなかった」という経験をしていることが多い。たとえば、車いすユーザーを目の前にして「本当に障害があるのだろうか。本当は歩けるのに、大げさにふるまっているだけではないか」と疑う人は少ないだろう。これに対して、発達障害のある人や精神障害のある人を前にして「本当に障害があるのだろうか。障害を言い訳にして楽をしようとしているだけではないか」と疑う人は意外と多い。なぜこうした疑いが生じやすいのだろうか。その理由のひとつは、障害の有無を判断するときに私たちが無意識的に依拠している認識枠組にある。私たちの多くは「障害があるかないかは、見た目で判断できるはずだ」とどこかで思い込んでいる。つまり、特定のインペアメントと特定の印、しかも物理的かつ

可視的な印を対応させることで障害の有無を判断している。（飯野 2022: 176-177）

この記述に従えば、EB者たちが抱える皮膚障害は、「見えている障害」ゆえ、車いすユーザーと同様に、障害そのものを疑われることは少ないはずである。しかし、これまでのEB者たちの語りでは、例えば、第3部第6章でも述べたように、M氏の父親が身体障害者手帳の相談をした行政職員は、M氏のEBの病状を「『皮膚が剥けるだけ』っていう」認識しかなく、EB者たちの皮膚障害によって生起する日常生活問題を無効化していた。なぜ、このような状況が生じるのか。それに対し、飯野は次のように指摘している。

障害者が直面する困難に対する不適切な理解は、障害をもたない人たちも多かれ少なかれ経験する困難と同一視される時、より多くなされがちだ。たとえば、疲労や痛み、痺れ、息切れ等は、多かれ少なかれ誰もが経験する症状である。それゆえ、その大変さや辛さが想像・共感できるとされやすく、また時に自分の経験をもとに、個人的な努力（たとえば、我慢や工夫、特定の治療等）によって軽減・解消できるものと感じられてしまう。これは自分が同じ経験をしたことがあると実感することにより生じる一種のバイアスだといえる。そうした共感にもとづくバイアスが「見えない障害」をもつ人たちの直面する困難を見誤ったり過小に見積もることで、個人的に対処可能な問題として放置することに手を貸してしまうのである。（飯野 2022: 184）

多くの者は、身体を覆う臓器である皮膚のいずれかの部位に、擦り傷や切り傷、または、靴擦れなどの傷を負ったことがあるだろう。心臓や肺など他の臓器を傷める経験と比べ、圧倒的に多いはずである。ゆえに、EBのような皮膚障害の場合、飯野が指摘したように、相談を受けた者などは、「自分が同じ経験をしたことがあると実感することにより生じる一種のバイアス」が容易に発生しやすい状態となり、「個人的な努力（たとえば、我慢や工夫、特定の治療等）によって軽減・解消できるものと感じられ」、その結果、EB者たちの「直面する困難を見誤ったり過小に見積もる」ことに直結する★09。

さらに、第3部第6章でも触れたように、多くの者は、「皮膚は再生する臓器」という認識がある。それは、これまで経験してきた擦り傷や切り傷が、時間の経過のなかで治癒してきたことを体感しているからに他ならない。つまり、皮膚障害そのものは、一時、我慢をすれば過ぎ去るもの、いわば、一時的であるという認識が深く根付いており、その苦痛は固定して存在するものではないと捉えられやすい。一方で、障害の状態そのものが固定していると理解はされても、その状態が一定して存在しているのかどうか、飯野は、この点に関しても社会の理解は得られにくいと述べている。

心身状態が一定でなく、日によって大きく変化することをふまえれば、インペアメントとの関連で直面している社会活動上の困難がいつも同じように現象・経験されるものでないことは容易に理解できるだろう。むしろ、その方が常識的な理解だといってもよい。ところが、私たちの社会には「障害者が経験する困難は一定であるはずだ」という誤解が思いの外、広く存在している。こうした誤解にもとづいて障害者が直面している社会活動上の困難の原因が把握されてしまうと、たとえインペアメントがあることが認識されたとしても、それが合理的配慮の提供に向けた対話プロセスの開始につながらない、といったことが起きうる（飯野 2022: 181）。

これまでの飯野の指摘から、皮膚障害をめぐる特長を整理すると、以下の3点がいえるだろう。1点目は、程度の差はあるものの、多くの者は、擦り傷をはじめとする皮膚病状を経験しており、他の障害と比べEBによる皮膚障害は、想像や共感がし易い状況にある。そのため、相談を受ける医療・保健・福祉支援者等は、EB者たちの皮膚障害によって「直面する困難を見誤ったり過小に見積もる」可能性が高まる。

2点目は、「皮膚は再生する臓器」という強固な認識があるがゆえに、EB者たちの皮膚障害は生涯にわたり存在し、固定した障害であるということへの理解が得られにくい。

3点目は、これも自明のことではあるのだが、身体は常に動くため、皮膚障害そのものは固定して存在しているものの、悪化する身体部位は日々変動する。よって、「社会活動上の困難がいつも同じように現象・経験されるものでないこと」に関しての理解も得られにくい。

つまり、EB者たちの皮膚障害は、「見える障害」ではあるが、「共感にもとづくバイアス」を容易に発動させる。それゆえに、皮膚障害は軽視されるのである。そして、「皮膚は再生する臓器」というあまりにも自明な認識にもとづいて、EB者たちの日常生活問題は一過性であると捉えられ、結果、「個人的努力」へと押しやられる。これらからいえることは、EB者たちの抱える皮膚障害は、これまでの「見える障害」と「見えない障害」の2項対立では整理できない、いわば、どちらかを往来する、もしくは、どちらにも所属しきれない曖昧な位置に存在し、これまでの障害に対する認識枠組みからは、ずれるのである。

では、身体障害者手帳が取得できる障害の範囲に「皮膚障害」が加わることによって、EB者たちの生活は今後どのように社会に開かれるのだろうか。

それは、皮膚障害に対する医療と福祉の連動が期待できることではないだろうか。これまで、皮膚病状によって生起する皮膚障害は、医療でのみ解決を図るという認識があまりにも根深かった。皮膚障害を軽視する社会構造によって、医療で解決できない生活問題は、福祉へとつながることはなく、当事者や家族が引き受けるしかなかった。また、障害の範囲に「皮膚障害」が加わることで、医療・保健・福祉支援者等の認識枠組みも更新される。たとえば、第3部第6章で引用したJ氏の母親の語りで、身体障害者手帳の相談を受けた皮膚科医師は、「あんまりよくわかってなかった」や、小児外科医師にいたっては、「Jくんは病気であって、障害じゃないんだよ」と発言をしていた。つまり、皮膚障害を抱える者たちを対象とする医療者は障害福祉につなげるという認識そのものがないため、このような言動に至っていたのではないだろうか。皮膚障害を抱える者たちのへの生活問題を、医療の場から障害福祉の場へと確実につなぐためには、障害福祉制度における「皮膚障害」の位置づけは重要であろう。

また、障害福祉制度に「皮膚障害」が加わる場合、そもそも皮膚障害にはどのような生活問題が存在しているのか、そして、どのような支援が必要なのか、そういった具体的な議論が行われるだろう。前述のように、現在の障害福祉制度構造は、四肢欠損など医学的数値を抽出しやすい身体障害を得意とする制度設計となっている。だが、皮膚障害の場合、感覚器官でもあるため、例えば、「痛みや痒み」の不快感を医学的に数値化することは難しい。つまり、皮膚のような完全に欠損しない臓器を身体障害として障害福祉制度にどのように位置づけるのか、新たな枠組みへの検討が求められる。それは、医学に傾斜した障害福祉制度構造の問い直しへと迫るであろう。

障害福祉制度に「皮膚障害」が存在していないことに関し、K氏の母親は以下のように語っている。

「一番皮膚って大きいでしょう、臓器として、外に出てて、見栄えもあるし、一番接触っていうか何て言う、そのさっき言った衣・食・住って全部することに全部痛いじゃないですか、棘があるというか。こんなすごい病気に、なんであの、何て言うかな、特定疾患とかああいうのおりる時、わりと厳しめやったり、（身体障害者手帳の）基準のところに皮膚がないのがすごい不思議。何て書く欄ない、いっつも書く欄なかってん。手帳とかでも何でもね。」（K氏の母親）

K氏の母親は、K氏の身体障害者手帳の申請時に、「皮膚障害」という枠組みがないことに疑問を抱いていた。その理由は、皮膚は「臓器として、外に出てて、見栄えもあるし、一番接触っていうか何て言う、そのさっき言った衣・食・住って全部することに全部痛い」を伴うものであり、その皮膚という臓器に障害が存在していても、今現在の障害福祉制度において、その枠組みそのものがないため、「すごい不思議」であると語っていた。

第3部第6章で明らかになったように、EB者たちが身体障害者手帳を取得した身体部位は、手指の癒着等による「肢体不自由」であった。すなわち、日常生活で実際に生じている「皮膚障害」という位置づけではなく、皮膚病状が悪化した先にある「肢体不自由」という障害名で申請をしなくてはならなかった。EB者たちにとって、現在の障害福祉制度はこのような解釈をしなくてはならないため、皮膚障害によって生活にさまざまな問題を抱えていても相談支援体制はなく、障害福祉等公的サービスの利用が著しく少ないという状況に至っていたのではないだろうか。このように、障害福祉制度に「皮膚障害」が加わることで、生活問題に対する相談支援体制が構築されやすくなり、必要な生活援助等のサービス利用[★10]につながることが期待できるのではないだろうか。

(2) 毎日、訪問看護が利用できる体制づくり

障害福祉制度に「皮膚障害」が加わり、生活支援等の介入が図られたとしても、特に重度のEB者の場合、さらなる問題が存在する。それは、医療支援、具体的には「訪問看護」の位置づけだ。

繰り返し述べてきたように、EB者たちの生活は病状のある皮膚へのケアが毎日欠かせない。全身に病状が及んでいる場合、多大なる時間と労力がケアに充てられ、それもまとまった時間だけではなく断

続的に行われていた。これらの皮膚ケアは、医療的ケアの位置づけとなり、家族以外の者が行う場合、訪問看護師がその役割を担うことになる。だが、訪問看護を利用している研究対象者のうち、その利用状況は、家族のケアのほんの一部、または、相談対応などにとどまっていた。例えば、第3部第5章で引用したK氏の母親は、「(訪問看護師が入る) 1時間半の後ね、右足だけやりはって、包帯巻くとこまでいかないの。その1時間でやっとできるのが、血を抑えるのと薬塗んのんと水疱を潰すっていうところ、しかも右足だけ。」と語っていた。

今後、EB者家族の高齢化や、家族亡き後の生活を考えた場合、これらのケアは訪問看護師が担わなければ、EB者の生活そのものだけではなく、生命にも影響を及ぼすことは自明である。しかし、このような状況であるにもかかわらず、EB者は訪問看護を毎日利用することが難しい現実がある。それはなぜなのか。

訪問看護を利用する場合、医療保険と介護保険、いずれかの公的保険が適用される★[11]。医療保険の場合、訪問看護の利用は週3日までの利用となる。だが、「特掲診療科・別表第7 厚生労働大臣が定める者」(以下、別表第7)★[12]や「特掲診療科・別表第8 厚生労働大臣が定める者」(以下、別表第8)★[13]、また、一時的に病状が悪化した場合に主治医が交付する「特別訪問看護指示書」★[14]があれば、訪問看護の利用日数や回数など大幅に利用状況が拡大される★[15]。1つ目の「別表第7」は、主に病名が指定されている。その内実を確認すると、ALSや多発性硬化症など神経難病が多く指定されているが、そのなかにEBは含まれてはいない。次いで2つ目の「別表第8」は、医療的ケアを必要とする状態にある者が指定されている。そのなかの1つに「真皮を超える褥瘡の状態にある者」がある。EB者たちも病状によっては、全身のさまざまな身体部位に真皮を超える皮膚病状が存在しているため、この条件に該当しそうかと思われる。だが、「真皮を超える褥瘡の状態にある者」という表現は、いかようにも解釈が可能な曖昧さが含まれている。例えば、「EBの病状はそもそも褥瘡ではないため上記の条件に合致しない」と判断される。反対に、「EBの病状も真皮を超えていれば「褥瘡の状態」と同一であるため、この条件に該当する」と判断される★16。つまり、「真皮を超える褥瘡の状態にある者」という制度的な位置づけは、医療者の解釈によって異なるという問題点を孕んでいる。3つ目の、一時的に病状が悪化した場合に主治医が交付する「特別訪問看護指示書」に関しては、重度のEBの場合、常に真皮を超える皮膚病状が存在していることから、そもそも一時的に病状が悪化しているわけではないため、その目的とはずれる。

一方で、介護保険で訪問看護を利用する対象者の場合、その状況は異なる。つまり、介護保険が定める介護度によって、使用できるサービスの限度基準額が設けられており、その限度基準額に沿ったケアプランのなかであれば訪問看護の利用回数に制限はない。だが、介護度によっては、毎日、訪問看護を入れれば限度額を超える、もしくは、訪問看護以外のサービス、例えば、生活支援の一つである居宅介護サービスなどの利用が限られてしまうなど、実質、在宅生活は維持できない。さらに、介護保険で訪問看護を利用する対象者の場合、「別表第7」や、一時的に病状が悪化した場合に主治医が交付する「特別訪問看護指示書」があれば、訪問看護を利用する公的保険は、介護保険から医療保険に切り替わり、利用日数や回数など大幅に利用状況が拡大される。しかし、「別表第８」は適応されないという点が大きく異なる（厚生労働省 2023b）。

このような背景には、過去から現在に至るまでの訪問看護利用者の多くが高齢者であるということが影響しているだろう。すなわち、介護度の高い高齢者の場合、褥瘡の問題が頻発していたため、現在の訪問看護制度では、皮膚ケアの多くは褥瘡と位置づけられてきたのである。

そこで本書では、２つ目の社会的実装として、ＥＢ者たちが必要な日数の訪問看護を受けられるよう、訪問看護制度の再考を提言したい。たとえば、褥瘡という限られた皮膚病状を示すのではなく、「真皮を超える皮膚病状のある者」とし、どの年代のＥＢ者も訪問看護の利用の拡大が図られるよう「別表第７」に加える、ということである★[17]。

ＥＢ者たちを対象としたこれまでの看護学研究は、家族の存在が前提のものであった（上嶋 1997; 中村久 2014; 和田・中込 2014）。当然、遺伝性疾患であることから、ＥＢは出生時より病状が出現しているため、まずはＥＢ児の生命を維持し、在宅で生活が継続できるよう検討することの重要性は大きい。だが、前述したように、病状に応じてさまざまな創傷被覆材が使用できるケア環境や、合併症の早期治療等も行われるようになり、生命予後の改善が図られるようになってきた。今後、病状の重いＥＢ者の自立生活を想定した場合★[18]、日々絶やすことができない病状のある皮膚ケアを担う訪問看護の時間が十分に確保されること、また、障害福祉制度に「皮膚障害」が加わり、相談支援体制のもと必要な生活支援が導入されること。そして、これらの社会的実装が展開される根底には、医療体制★[19]がなくてはならないこと。これらが不可欠であるということは、研究対象者であるＥＢ者たちのこれまでの語りが指し示している。

本書では、数多くある希少難病のうち、難治性皮膚疾患であるＥＢを抱えた当事者たちに焦点をあててきた。前述のように、ＥＢは難病法という制度的枠組みに包摂されていることから、一見、支援が行き届いているかのように見える。だが、「難病患者の良質かつ適切な医療の確保、療養生活の質の維持向上」を主な目的とする難病法が施行された現在においてさえも、ＥＢ者たちをめぐる生活、医療、福祉は、「良質かつ適切」とは言い難い現実があったことは、これまで述べてきたとおりだ。

このような状況はＥＢ者だけに限らず、他の希少難病を抱える当事者たちにもあてはまる可能性は高い。さらに、これらの問題は、当事者の人数が少ないという希少難病ゆえの特質から、まとまった声として社会に伝えることができないかもしれない。今後、これまで明らかにされてこなかった希少難病を抱えた当事者たちの生命とＱＯＬが持続的に両立されるためのさらなる研究が喫緊に必要であるということは、ＥＢ者たちの語りからも明らかであろう。

註

★01　ストラウスらは、慢性疾患の特性について、「第1に、慢性疾患の多くは全身的であり、要するに退化的であるので、ひとつの臓器や生理学的組織が長期的に侵されると、結局はその他の組織をも巻き込むことになるのである。（中略）ひとつの病気の存在がもうひとつの病気を引き出し、今度はそのふたつが、もうひとつの病気を生み出すというふうになる。第2に、慢性疾患に伴う長期的な障害や不健康さが、もうひとつの疾患にかかりやすくさせる。最後に、ある慢性疾患に対する治療として用いた非常に強力な化学療法や根治的手術が、ひいては医原病的障害を引き起こすことがある。」と整理している（Strauss et al. 1984=1987: 15-16）。これまでにも述べてきたように、EBの病状は、皮膚だけにとどまらず、食道狭窄による低栄養や体力低下、断続的に繰り返す皮膚からの出血による慢性的な貧血、角膜などの眼症状など、全身性である。だが、他者から目に見えるのが皮膚症状のみであるため、その他の症状は医療者からも理解されづらいということは、これまでのEB者たちの語りでも明らかである。

★02 国連サミットで採択された「持続可能な開発目標（Sustainable Development Goals: SDGs）」では、「「誰一人取り残さない」持続可能で多様性と包摂性のある社会」という目標が表明されている（国際連合広報センター 2024）。

★03 社会福祉学者の佐藤久夫は、身体障害認定の歴史について以下のように述べている。「わが国では、障碍の認定、障碍の確認で支援を提供していくというやり方をずっととってきた。諸外国でもおそらく初期にはそうであった。第二次世界大戦後は、医学的な心身の機能の障碍の程度がそのままサービスの必要性を示すと考えられていた。現実にも機能障碍のレベルと参加の障碍のレベルがほぼ一対一対応していたのではないか。少なくとも今より格段に強くその一対一関係があった。だから支援ニーズを計るために心身機能の状態を計れば、大体のことはわかると考えられてきた。医学モデルの観念はこの発想の基礎であり補強要因でもあった。もう一つの背景は、この時代に社会的に信頼される専門職は医者しかいなかったことであった。しかしその機能障碍と参加障碍との関係がこの60年、70年の間に壊れてきた。機能障碍の程度が重いからといって、参加が困難であるわけでは必ずしもない。その間の相関関係がゆるくなってきた。これは本当にゆるくなってくれないと困る。すべての障碍者政策、運動、支援活動、科学技術は、この関係を緩くするためのものでもある。この関係が全く同じであればこの60年間、リハビリテーションは何もしてこなかった、支援制度の拡充も環境の改善も障碍当事者や関係者の努力も全く成果がなかったということになる。機能障碍がなくならなくても参加を実現するように、それだけではないにしてもそのことを重視しながら、あらゆる活動がなされてきた。昔はある程度関連していた機能障碍と参加障碍との関係がはっきりしなくなってきた、そのため、医学的な状態の障害者手帳の等級などに基づく支援ができなくなってきた、昔はある程度それで利用者の満足度が高かったけれども、そういうわけにはいかなくなってきた、ということがいえる。」（佐藤久 2014: 5）

★04 「チーム医療」は、主に医療機関等で使用される用語であるが、在宅支援においては、医療のみならず、特に介護や福祉も重要となることから、「多職種連携」という用語が使用されている。この2つの用語に関し、医学者の藤井博之は、「その区別は実は曖昧」としている（藤井 2018）。研究対象者のEB者たちは、全員、在宅で生活をしているため、本書では「チーム医療」と表現をしていても、介護や福祉などの支援者も含めて用いることとする。

★05 ここでいわれている「当事者」とは、医療従事者たちのことを指している。

★06 難病を専門とする職種は複数設置されてきたが、各職種にはさまざまな課題が存在する。「難病相談支援センター」に配属されている「難病相談支援員」の場合、各都道府県等に2～3名の配置であり、少人数の中で、相談があった難病者への支援をどこまで行うのかといった業務範囲、そして、行政保健師等との役割分担、さらに、難病相談支援員の多くが非正規雇用であるといった雇用環境についても議論が重ねられてきた（全国難病センター研究会 2013: 37-64）。また、「難病診療連携コーディネーター」と「難病診療カウンセラー」に関しては、これらの職種に関するアンケート調査をまとめた医師の宮地隆史によれば、「難病診療連携コーディネーター」のうち69%が病院内の他業務と兼務であり、配置人数は59%が1名、そして、そもそも配置していないという病院が28%あった。アンケートの自由コメントには、「国（都道府県）からの予算が付かないため、難病業務を担うスタッフは兼務者ばかりで院内のセンターもバーチャルである」とあり、雇用面においても「頑張って働いても待遇の面でパート扱いはつらい」（宮地 2020）とし、「難病相談支援員」と同様に、業務体制のみならず雇用体制も不安定さを抱えている。そして、行政保健師については、前川は以下のように述べている。「介護保険法施行以降は保健所保健師の役割機能が不明確化し、さらに短い年数で異動するため難病の専門性を積み重ねにくい状況が生じている。また難病保健活動に従事し5年未満の保健師自身の認識に自信のなさ、苦手意識があり、根本的な原因に「難病保健活動における保健師の役割がわからない」という職業アイデンティティのゆらぎと、背景に関連知識・技能の不足、支援機関・職種の増加、保健師の分散配置などが指摘されている」（前川ほか 2020: 127）。行政保健師による難病保健活動は長年の蓄積があると述べられてはいたが、時代背景により、その内実は変化しているといえるだろう。以上のように、難病者を巡る職種は、多様にはあるが、反面、それぞれに多くの課題を抱えていることがわかる。

★07 これまでにも、「難病」を専門とする職種と、行政保健師等、既存の職種との位置づけや役割については、議論が重ねられてきた。例えば、難病支援に関わる支援者等を対象に、情報交換や課題の共有、そして、交流などを目的に開催されている全国難病センター研究会では、難病相談支援センターの在り方に関する討議が行われている。そこでは、難病支援に関わる医師たちより、以下の意見が出されている。「地域で難病に関する相談を受けるとすれば、難病相談・支援センターが受けるよりは保健所の保健師さんの方が患者さんには近いと思うんですね。それから就労はハローワークがあります。難病相談・支援センターがなくったって保健所とかハローワークとかそういう機関がしっかり動いてくれれば難病相談・支援センターなんかいらないじゃないかと思う」とし、行政保健師等、既存の職種が「しっかり動いてくれれば」、難病相談支援員や難病診療連携コーディネータ等、難病を専門とする職種はそもそも必要ないのではないかというものである。この意見に対し別の医師からは、「今の保健所の保健師さんの方が患者さんに近いとはわたしは思いません。保健所の在り方が随分変わってきて、その業務を見直した中で、保健師さんがゾーンをカバーすることができなくなってきたわけです。だから個別の具体的な患者さんの支援に保健所の保健師さんがあたるということは最近はほとんどできなくて、だいたい集団支援になると、集団指導になっていると思います。なので、1人1人の状況について保健師さんがどこまで理解しているかということについてはかなり疑問が、わたしはあります」とし、行政保健師による難病支援に関し「かなり疑問が」あると指摘している（全国難病センター研究会 2013: 56）。このような意見が、保健師以外の職種からあがっているということは、行政保健師を対象にした難病支援に関するテキストにも記載されている。「担当地区の個々の難病患者に関する状況把握・アセスメント・関係機関との調整、適切な支援方法の選択ができることは保健師にとって基本中の基本です。ただし、最近ではこれすら対応できていないといった厳しい意見を耳にします。十分に患者及びその家族とのコミュニケーションをとることが不得手、あるいは不得手と思い込んでしまった保健師が増えているのかもしれません。しかし、経験から学ぶしかなく、諦めずにチャレンジしてください」（小川・小倉 2019: 170）、といったように、難病支援における行政保健師への「厳しい意見」を踏まえ、「諦めずにチャレンジして」ほしいと記されている。この記述からは、現在の行政保健師のなかには、「諦めてチャレンジしていない」現状があるということが透けて見える。このような議論からは、依然、だれが、どのように、そして、どこまで支援を行うのか、それは未だに不透明と言わざるを得ない状況であり、それは、希少難病者たちのＱＯＬに直接つながり、大きな問題であることに違いはない。

★08　医学の進歩に伴い、生命予後の改善が図られるようになってきたのは、EB者だけではない。筋ジストロフィーを抱える者たちも医療的ケア等によって、生命予後の改善が図られてきている。また、筋ジストロフィーを抱える者たちのなかには、障害福祉サービス等公的サービスを利用し、一人暮らしをはじめる者が増えてきている（立岩 2021:165-166）。

★09　この、「自分が同じ経験をしたことがあると実感することにより生じる一種のバイアス」は、筆者も経験をしてきた。例えば、EBの病状について医療保健福祉支援者に説明をした場面では、「靴擦れがひどくなったようなものでしょ」といったコメントを聞くことは多かった。自身が経験した「靴擦れ」という場面から、EBの病状を想像しており、このような認識、つまり、バイアスがいったん形成されると、それを解消するためにさらなる説明が必要となり、それは労力を要するものでもあった。

★10　例えば、皮膚障害によって掃除や買い物などが困難な場合、居宅介護などの利用によってその負担は軽減できる。また、これまで繰り返し述べてきたように、EB者たちの皮膚ケアには多大な労力と時間を要する。病状のある皮膚ケアは医療的ケアにあたるため、居宅介護で対応をすることはできない。しかし、後述する訪問看護との併用、つまり、訪問看護師が病状のある皮膚への直接的なケアを担い、居宅介護を担う介護者は、後方支援としてガーゼ等ケア材料の事前の準備や訪問看護師への手渡し、また、血液等が付着した衣類の洗濯や浴槽の清掃など、医療と介護、それぞれの役割分担によって、これまで主に家族が担ってきた多大なケア負担を移行することが可能になる。一方で、「資料」にも記しているように、現在の障害福祉制度は障害者の定義に難病等が追加され、EB者の場合、障害者手帳が取得できなくても上記の障害福祉サービスの利用は可能だといえる。だが、障害福祉制度に「皮膚障害」という位置づけがないため、研究対象者のEB者たちが相談をした医療・保健・福祉支援者は、障害福祉サービスにつなぐことをしてこなかったと考えられる。また、障害福祉制度に「皮膚障害」が加わることによって、負担が低減されるのは生活支援にとどまらない。障害者手帳の取得により、特別障害者手当等や障害者控除等の経済的側面、また、就労面では障害のある者たちの雇用を促進するための障害者雇用率の対象となり、安定的な就労環境が期待できる。

★11　医療保険の対象者は、「小児等40歳未満の者及び、要介護者・要支援者以外」、介護保険の対象者は、「要介護・要支援者」と定められている。なお、訪問看護療養費実態調査をもとに保険局医療課にて作成（令和5年6月審査分より推計）されたデータによれば、医療保険による訪問看護利用者数は約48・4万人、また、介護給付費等実態統計（令和5年6月審査分）によれば、介護保険による訪問看護利用者数は約74・4万人とされている（厚生労働省 2023b）。

★12 「特掲診療科・別表第7 厚生労働大臣が定める者」は、「末期の悪性腫瘍、多発性硬化症、重症筋無力症、スモン、筋萎縮性側索硬化症、脊髄小脳変性症、ハンチントン病、進行性筋ジストロフィー症、パーキンソン病関疾患、多系統萎縮症、プリオン病、亜急性硬化性全脳炎、ライソゾーム病、副腎白質ジストロフィー、脊髄性筋萎縮症、球脊髄性筋萎縮症、慢性炎症性脱髄性多発神経炎、後天性免疫不全症候群、頸髄損傷、人工呼吸器を使用している状態」が定められている（厚生労働省 2023b）。

★13 「特掲診療科・別表第8 厚生労働大臣が定める者」には、「1、在宅悪性腫瘍等患者指導管理若しくは在宅気管切開患者指導管理を受けている状態にある者又は気管カニューレ若しくは留置カテーテルを使用している状態にある者 2、以下のいずれかを受けている状態にある者 在宅自己腹膜灌流指導管理，在宅血液透析指導管理，在宅酸素療法指導管理，在宅中心静脈栄養法指導管理，在宅成分栄養経管栄養法指導管理，在宅自己導尿指導管理，在宅人工呼吸指導管理，在宅持続陽圧呼吸療法指導管理，在宅自己疼痛管理指導管理，在宅肺高血圧症患者指導管理 3、人工肛門又は人工膀胱を設置している状態にある者 4、真皮を超える褥瘡の状態にある者 5、在宅患者訪問点滴注射管理指導料を算定している者」が定められている（厚生労働省 2023b）。

★14 「特別訪問看護指示書」とは、「患者の主治医が、診療に基づき、急性増悪等により一時的に頻回（週4日以上）の訪問看護を行う必要性を認め、訪問看護ステーションに対して交付する指示書」と示されている（厚生労働省 2023b）。

★15 訪問看護の利用は週3日までという算定日数制限がなくなるなど、大幅に利用状況が拡大される（厚生労働省 2023b）。

★16 研究会等で、これまで訪問看護指示書を記入した経験がある臨床医2名にこの質問をしたところ、意見は本文の通り2つに分かれた。

★17 公益社団法人日本看護協会、公益財団法人日本訪問看護財団、一般社団法人全国訪問看護事業協会は連名で、厚生労働省保険局長に「令和6年度診療報酬改定に関する要望書」を提出している。そこでは、要望の1つに「特別管理加算の算定対象の拡大」をあげている。「特別管理加算」とは、医療的ケアなどの管理が必要な利用者に対して、訪問看護師が計画的な管理を行った場合に算定できる加算である。要望書には、「現行の特別管理加算の算定可能な状態（別表第8）として「真皮を越える褥瘡の状態にある者」が含まれている。こうした重度の褥瘡に類似した状態として、糖尿病や膠原病、放射線照射、下肢の血行障害等に起因する難治性潰瘍がある。令和4年10月に全国訪問看護事業協会が実施した調査では、令和4年4月～6月の3か月間に難治性潰瘍の処置のために訪問している事業所は33・1％で、うち週3回以上の訪問を実施している事業所が85・1％、週7回訪問している事業所が23・4％に上っていた。難治性潰瘍の治療経過は基礎疾患の状態に左右されることが多く、訪問看護においては、難治性潰瘍の原因となる基礎疾患の治療について主治医との密な連携のもと、感染予防や落痛緩和のためのケア実施、日常生活や介護上の注意点の指導など、計画的・長期的な医学管理が必要となる。以上のことから、褥瘡以外の難治性潰瘍について主治医が特別な管理を要すると判断した場合に、特別管理加算の算定可能な状態（別表第8）として追加するよう要望する。」と記載されている（公益財団法人日本訪問看護財団 2023）。本書では、希少難病であるＥＢ者たちの訪問看護の利用日数拡大の必要性について述べている。一方、上記は特別管理加算に関する内容ではあるが、褥瘡だけではない皮膚病状に対する訪問看護の必要性が高まっていることが、この要望書からうかがわれる。

★18　ＥＢ者の成人後だけでなく、家族の生活を考えた場合、当然、さらなる訪問看護の時間や障害福祉サービスによる生活支援も必要であろう。それは、前述で引用した中根の指摘、つまり、「ケアの社会的分有」を図ることにつながる。

★19　看護学者の倉石佳織らは、希少難病の1つであるCohen症候群患者や家族の、医療等支援体制に関する実態調査を行っている。そこでは、「Cohen症候群の人の生涯にわたる疾患固有の健康管理とその家族を支える医療体制の充実」等の必要性が指摘されている（倉石佳ほか 2022: 16）。これまでＥＢに関する医療は、主に治療法や診断技術に焦点があてられてきた。治療法が確立されていない現在において、倉石佳らが指摘しているように、「生涯にわたる疾患固有の健康管理」がどの医療機関でも行われなくては、ＥＢ者の生命やＱＯＬは維持できない。

資　料

ここでは本文を理解する助けとして、主な事項についてまとめる。

1　難病について

（1）1972年、難病対策要綱での定義

1972年に策定された「難病対策要綱」で、難病は、「（1）原因不明、治療方法未確立であり、かつ、後遺症を残すおそれが少なくない疾病（2）経過が慢性にわたり、単に経済的な問題のみならず介護等に著しく人手を要するために家族の負担が重く、また精神的にも負担の大きい疾病」と整理された（難病法制研究会 2015）。以降、難病者への支援は、この定義に基づいて、「（1）調査研究の推進（2）医療施設の整備（3）医療費の自己負担の解消」が進められた。特に難病者たちへの直接的な支援として実施された「（3）医療費の自己負担の解消」は、対象疾患をもつ者たちの経済的負担を軽減することにつながった。

（2）難病対策要綱から浮かび上がった課題

そうしてスタートした日本の難病対策で「（1）調査研究の推進」の一環として実施されてきた難病患者の療養生活等支援に関する研究の変遷とその偏りについては、本書の第2部第3章で詳しく論じているので、そちらを参照してほしい。

ここでは年月を経るなかで浮かび上がってきた課題のうち、主なものを2つあげる。

1つ目は、財政面である。難病対策は予算事業で実施されてきたため、年度ごとにその額が変動し安定的な枠組みではなかった。例えば「（3）医療費の自己負担の解消」は、都道府県と国が半分ずつ負担することとなっていたが、実際は、国は30％も負担していなかったのである。医療費助成の対象となる疾患が増えていったことや、確定診断技術が向上したことなどによって、年々、患者数が増加し、都道府県の財政負担も増した。

2つ目は、医療費助成の対象である疾患と、そうでない疾患との不公平さである（難病法制研究会 2015）。長年にわたり難病対策に関わってきた医学者の金澤一郎は、「かたや特定疾患に指定されて医療費助成も受けられるのに、非常に類似した症状や経過を示す疾患でありながら、異なる疾患であるということで除外され医療費補助の対象にしてもらえない、という著しい不公平感が医療の世界に広がっていたことを反省する必要があるだろう」と指摘している（金澤 2011）。

（3）2015年、難病法による新たな定義

これらの背景を踏まえ、2015年に難病法が施行された。同法は「難病患者の良質かつ適切な医療の確保、療養生活の質の維持向上を図ることを目的として、基本方針の策定、公平・安定的な医療費助成制度の確立、調査研究の推進、療養生活環境整備事業の実施等の措置について規定」するものとして定められたものである。

これにより難病の定義も、「発病の機構が明らかでなく、治療方法が確立していない、希少な疾病であって、長

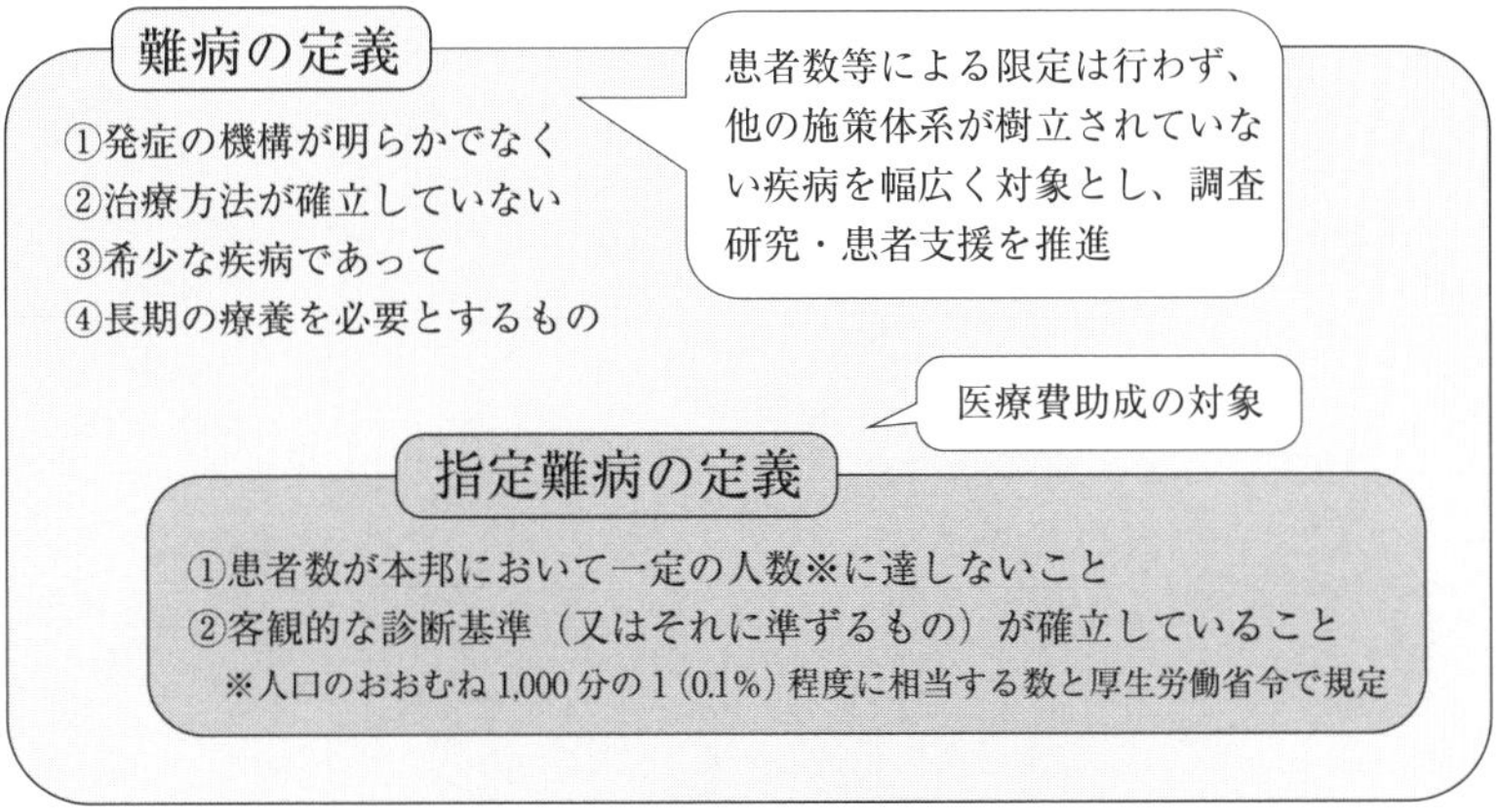

難病の定義

①発症の機構が明らかでなく
②治療方法が確立していない
③希少な疾病であって
④長期の療養を必要とするもの

患者数等による限定は行わず、他の施策体系が樹立されていない疾病を幅広く対象とし、調査研究・患者支援を推進

医療費助成の対象

指定難病の定義

①患者数が本邦において一定の人数※に達しないこと
②客観的な診断基準（又はそれに準ずるもの）が確立していること
※人口のおおむね1,000分の1（0.1%）程度に相当する数と厚生労働省令で規定

図1　難病法による難病の定義と指定難病の定義
（厚生労働省「指定難病の要件について」より著者作成）

期の療養を必要とするもの」と改められた。さらにそのうち医療費助成の対象である指定難病については、「患者数が本邦において一定の人数（人口のおおむね千分の一（０・１％）程度に相当する数と厚生労働省令において規定に達しないこと）、客観的な診断基準（又はそれに準ずるもの）が確立していること」と定められた（図１）。

（４）増える指定難病、増える難病患者

難病法が施行されるまで医療費助成の対象は56疾患だったが、難病法により指定難病が定義されたことで１１０疾患に増えた。その後も続々と難病指定がなされ、２０２４年４月現在で３４１疾患まで拡大している（厚生労働省 2014; 厚生労働省 2024c）、（図２）。また、難病法制定後に追加された疾患の多くが希少難病である（難病情報センター 2024b）（図３）。

医療費助成の対象である指定難病は前述のとおり「患者数が本邦において一定の人数（人口のおおむね千分の一（０・１％）程度」と定められた（厚生労働省 2016）が、図３でわかるように、患者数が10万人を越える疾患が２つある。潰瘍性大腸炎と、神経難病の一つであるパーキンソン病だ。

令和４（２０２２）年度末時点の特定医療費（指定難病）受給者証所持者数によれば、潰瘍性大腸炎が14万１３８７人、パーキン

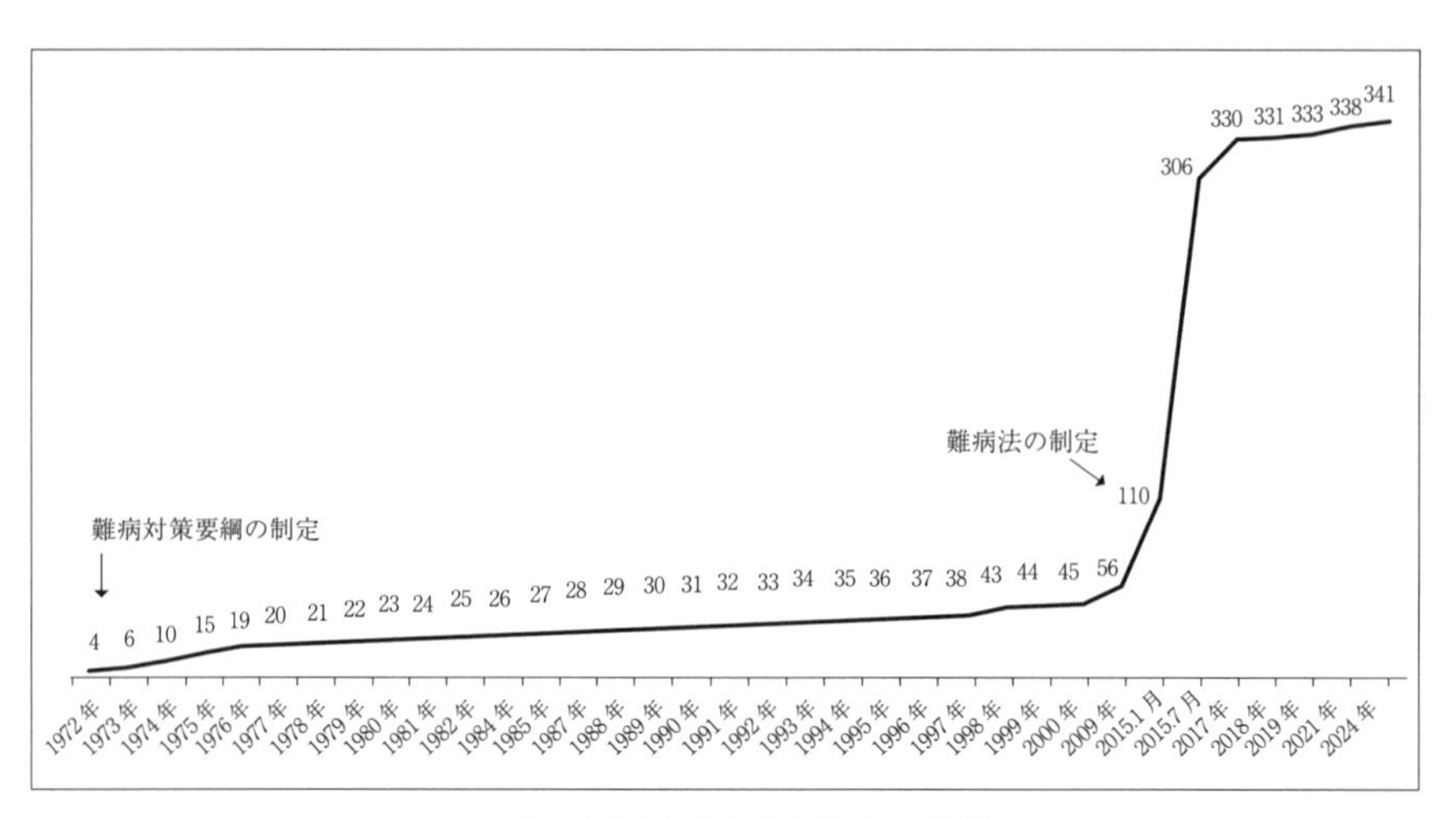

図２　医療費助成対象疾患数の推移
（厚生労働省「指定難病」等により著者作成）

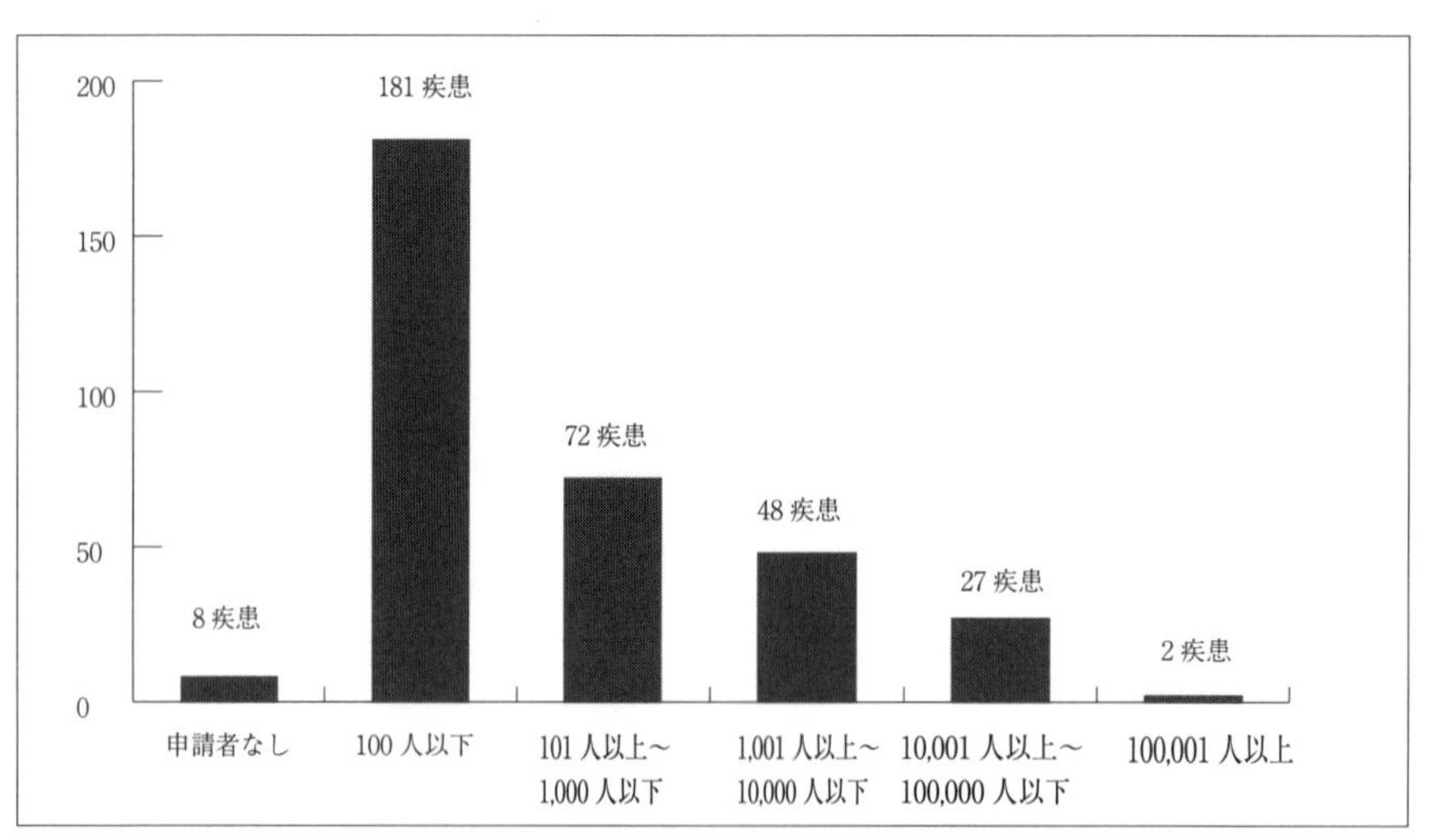

図３　患者数別にみた医療費助成対象疾患数
（難病情報センター「特定医療費（指定難病）受給者証所持者数」より著者作成）

ソン病は14万３２６７人（難病情報センター 2024b）。これまで、厚生労働省はこの2疾患に対し、希少性の要件を満たさないという理由で医療費助成から除外する議論（厚生労働省 2006a）を行ってきたが、当事者からの反対意見（厚生労働省 2006b）もあり、現在も指定難病のなかに含まれている。

（5）難病法による医療費助成

難病法による「公平・安定的な医療費助成制度の確立」のもと、難病のなかでも特に患者数が少ない希少難病患者への医療費助成が広がり、医療に関する経済的負担の軽減が図られることになった。これは、常に医療を必要とする患者や家族にとって、大きな支援であることには違いない。

難病法における医療費助成は、所得に応じて自己負担上限額が設定されている。医療（介護）保険の患者負担割合が3割の者は2割に引き下げられ、その月の負担額が自己負担上限額を超える場合は自己負担上限額を超えた分が助成される。また、複数の指定医療機関（調剤薬局、訪問看護ステーション含）を受診した場合は、すべて合算したうえで自己負担上限額（月額）が適用される（難病情報センター 2024f）。

（6）治療開発の現状

難病法が掲げる「調査研究の推進」において、医学研究は未だ十分とは言い難い。

必要性は高くとも、多額の投資に見合う経済的な見返りを得られないことが容易に予測される希少疾病の治療研究は、製薬会社にとって採算が取れない医薬品に位置づけられ、「オーファンドラッグ（orphan drug）」と総称されてきた。医師であり医療社会学者の美馬達哉は、オーファンドラッグについて、患者や支援者たちがその治療研究開発に関わってきた背景など、米国の歴史から詳細に明らかにしている（美馬 2021）。このような現状に対し、米国は１９８３年に希少疾病の治療研究を促すため「オーファンドラッグ法（Orphan Drug Act/ODA）」

を制定した。

ＯＤＡは世界のモデルとなり広がりを見せ、日本にも研究開発を促進する制度ができた（平井・浦山 1995）。難病法が制定されたのと同じ２０１５年、日本は「医療分野研究開発推進計画」に基づき、医薬品等の基礎研究から実用化まで一貫した研究開発を行うことを目的に、ＡＭＥＤ（国立研究開発法人日本医療研究開発機構）を設立した。しかし約７０００疾患存在すると言われる希少難病の研究予算は、ＡＭＥＤ設立後も増額されず、難病・希少疾患の研究を積極的に推進してきた米国と比較すると、希少疾患研究予算だけとってもその開きは約13倍にも及ぶ（仁宮ほか 2019）。一方で医師の伊東伸朗は、日本国内にも希少難病を専門とする医師や研究者は多く存在し、アカデミア主導で治療薬の開発が検討されていると指摘する。ただし現実問題として、創薬についてはＡＭＥＤによる支援があったとしても多額な資金が必要となることから、日本は未だに海外から後れをとっている（伊東 2022）。

つまり、難病法で「調査研究の推進」が掲げられたその後も希少難病の多くは、患者数が少なくマーケットが小さいことや、創薬をめぐるシステムおよび財政的基盤が脆弱であることがハードルとなって医学研究が進んでいない。疾患そのものの難治性が、医学研究の主要なテーマにつながるわけではないという現実に変わりはないのである。

（7）医療提供体制

診断技術が向上したとはいえ、希少難病を抱える者たちは今も診断名を得るまでにいくつもの医療機関を渡り歩くのが常で、そのために費やす労力や時間、経済的な負担は計り知れない。こうした課題を解決するため、難病法のもとにいくつもの仕組みが設けられている。

代表的なものが、国立高度専門医療研究センター、難病に関する研究班及び学会、ＡＭＥＤ主導のＩＲＵＤ（未診断疾患イニシアチブ／Initiative on Rare and Undiagnosed Diseases）拠点病院である。ＩＲＵＤ拠点病院は、「日常の臨床現場で診断がつかず、希少疾患もしくは未診断疾患の可能性がある患者さんの診断を確定し、病態解明を進める」ために設けられた新たなシステムだ（IRUD 2024）。さらに、厚生労働省補助事業として公益財団法人難病医学研究財団が運営する難病情報センターがあり、ここは「患者さん、ご家族の皆様および難病治療に携わる医療関係者の皆様に参考となる情報を提供して」いる（難病情報センター 2024g）。また、各都道府県難病診療連携拠点病院等で構成される「難病医療支援ネットワーク」があり、早期診断を目指している（難病情報センター 2024e）。

「各都道府県難病診療連携拠点病院等」とは、難病法が定める難病医療体制の「1難病診療連携拠点病院」「2難病診療分野別拠点病院」「3難病医療協力病院」を指す。

まず「1難病診療連携拠点病院」に求められているのは早期診断機能で、原則、各都道府県に1カ所指定されている。具体的な役割としては、「初診から診断に至るまでの期間をできるだけ短縮するように必要な医療等を提供すること／医療従事者、患者本人及び家族等に対して都道府県内の難病医療提供体制に関する情報提供を行うこと／都道府県内外の診療ネットワークを構築すること／難病の患者やその家族の意向を踏まえ、身近な医療機関で治療を継続できるように支援すること」と規定されている。さらに、「都道府県内の難病医療提供体制に関する情報を収集すること」「難病が疑われながらも診断がついていない患者を受け入れるための相談窓口を設置していること」「難病が疑われながらも診断がついていない患者の診断・治療に必要な遺伝子関連検査の実施に必要な体制が整備されていること」や、「患者の状態や病態に合わせた難病全般の集学的治療が実施可能であること」「学業・就労と治療の両立を希望する難病の患者を医学的な面から支援するため、難病相談支援センター等を対象として、難病に関する研修会等を実施すること」など、医学上のことだけでなくその役割は多岐にわたる。

「2難病診療分野別拠点病院」には、専門領域の診断や治療を提供することが求められている。具体的には、「当該専門分野の難病の初診から診断に至るまでの期間をできるだけ短縮するように必要な医療等を提供すること／難病の患者やその家族の意向を踏まえ、身近な医療機関で治療を継続できるように支援すること。」とされる。さらに、「当該専門分野の難病の指定医のもとで、診断・治療に必要な検査が実施可能であること／診断がつかない場合又は診断に基づく治療を行っても症状が軽快しない場合等には、都道府県難病診療連携拠点病院と連携し、より早期に正しい診断が可能な医療機関等に相談・紹介すること」とし、加えて、「都道府県難病診療連携拠点病院の実施する難病に関する研修会等に協力すること」とあり、「1難病診療連携拠点病院」との連携が強調されている。

「3難病医療協力病院」は、難病患者たちが身近な医療機関で医療を受けられることを目的としている。具体的には、「難病診療連携拠点病院等からの要請に応じて、難病の患者の受入れを行うこと／難病医療協力病院で確定診断が困難な難病の患者を難病診療連携拠点病院等へ紹介すること／地域において難病の患者を受け入れている福祉施設等からの要請に応じて、医学的な指導・助言を行うとともに、患者の受入れを行うこと／一時的に在宅で介護等を受けることが困難になった在宅の難病の患者等の一時入院のための病床確保に協力すること／難病の患者やその家族の意向を踏まえ、身近な医療機関で治療・療養を継続できるように必要な医療等を提供すること」とされている。また、「診断がつかない場合又は診断に基づく治療を行っても症状が軽快しない場合等には、都道府県難病診療連携拠点病院等と連携し、より早期に正しい診断が可能な医療機関等に相談・紹介すること」とされ、ここでも「1難病診療連携拠点病院」との連携が強調されている（厚生労働省 2017）。

このように、厚生労働省により難病の医療提供体制が整備されたのだが、その一方で、すべての都道府県でこれらが実施されているとは言い難い状況が今もある。例えば、福島県と和歌山県では、「1難病診療連携拠点病院」が指定されていない。また、他の都道府県の「1難病診療連携拠点病院」の多くが、専門病院ではなく大学病院などの総合病院である。ただ例外もあり、例えば京都府では、神経・筋疾患を主に専門とする「独立行政法人国立病院機構　宇多野病院」のみが「1難病診療連携拠点病院」に指定されており、同府内2つの大学病院である京都府立医科大学附属病院と京都大学医学部附属病院は、「3難病医療協力病院」である（難病情報センター 2024h）。

しかし、診断がついたとしても、前述のように有効な治療法はなく、相談ができる専門医も非常に限られる、もしくは、身近な地域ではなく遠方の医療機関であるなど、医療費助成が得られたとしても医療的に孤立した環境を強いられているのである。一方で、上記のように整備された「難病医療支援ネットワーク」においても、診断がつかない患者は存在する。社会学者の上野彩は、診断を得ることすらできない、つまり、カテゴリー化が難しい疾患群「Rare and Undiagnosed Diseases（以下、ＲＵＤ）」を抱える患者たちの現状に関して、以下のように重要な指摘をしている。「そもそも、スモンという原因の明確なものへの公的支援として難病政策が始まったという経緯を考えると、ＲＵＤが保障の範囲外として設定されていることは自然な帰結ともいえる。しかし、難病政策で行われ、難病法で保障されるに至った公費医療費助成は、『医科学研究事業へ患者が自らの臨床データを提供することに対する見返り、すなわち研究謝金』として取り組まれてきたものである（渡部沙織「難病対策要綱体制による公費医療の展開―研究医の役割に関する分析」『年報社会学論集』29，２０１６年，１０５ページ）。この本来の公費医療助成の意味を考えると、非常に希少で診断の確定が不可能であり、民間の研究事業が立ち上がりにくいＲＵＤこそ、公費助成の対象とすべきであった。厚生労働省は医療の有限性も考慮したうえで難病政策の方向性を早い段階から検討すべきだったのである」（上野 2020: 61）。

（8）難病者からみた障害福祉制度

障害福祉制度のはじまりとされる身体障害者福祉法は１９５０年4月に施行され、身体障害者手帳について定められた（丸山 1998）。現在、身体障害者手帳が取得できる障害は、「視覚障害」、「聴覚又は平衡機能の障害」、「音声機能、言語機能又はそしゃく機能の障害」「肢体不自由」、「心臓、じん臓又は呼吸器の機能の障害」、「ぼうこう又は直腸の機能の障害」、「小腸の機能の障害」、「ヒト免疫不全ウイルスによる免疫の機能の障害」、「肝臓の機能の障害」とされており（厚生労働省 2024a）、皮膚病状によって日常生活に困難をきたす「皮膚障害」は入っていない。

身体障害者手帳の取得により障害者を対象とする公的サービスが利用できるようになるが、障害の種類や程度に応じて利用可能なサービスは異なる。主に、介護給付としてヘルパーによる居宅介護や、訓練等給付として就労移行支援（厚生労働省 2024d）、補装具（義肢装具や車いす等）の給付（厚生労働省 2024e）などがある。さらに、障害によって生じる物理的負担等を軽減するために支給される特別障害者手当等（厚生労働省 2024f）や、一定の金額の所得控除が受けられる障害者控除等（国税庁 2024）などがある。

ＥＢを含む指定難病患者に対する生活支援としては、１９９７年から難病患者等居宅生活支援事業が実施されていたが、患者たちへ十分に周知されていないことや、補助事業のためそもそも実施していない市町村があるなどの課題があった。その後、２０１２年に成立した障害者総合支援法では、制度の谷間のない支援を提供する観点から障害者の定義に難病等が追加され、障害者手帳を取得できなくても障害福祉サービスを利用できることとなり、難病患者等居宅生活支援事業は２０１２年で終了となった（厚生労働省 2018b）。だが、その場合に利用できるのは、身体障害者手帳取得者が受けられるサービスの一部に限られている。例えば、前述の特別障害者手当等や障害者控除等、また、就労面では障害のある者たちの雇用を促進するための障害者雇用率の対象（厚生労働省 2024g）にはならないなど、身体障害者手帳を取得した場合と比べ、サービス内容に格差がある。

（9）「希少難病」の定義

「希少難病」を稀少難病、希少疾患と呼ぶこともあるが、本書では「希少難病」で統一した。

国によってその定義は異なり、米国では患者数20万人未満、欧州では人口1万人に対し患者数が5人未満とされている（児玉・金谷 2010）。

わが国には難病・希少難病に関する法律が2つあり、それぞれに定義が異なる。1つが、希少疾病用医薬品・

表1　医薬品医療機器法と難病法における希少難病の範囲

	医薬品医療機器法	難病法
対象範囲	日本での患者数が5万人未満であること。または、その用途が難病の患者に対する医療等に関する法律第5条第1項に規定する指定難病であること。	①発病の機構が明らかでなく、②治療法が確立していない、③希少な疾患（患者数が人口の0.1％程度（10万人程度））であって、④長期の療養を必要とするもの

希少疾病用医療機器の試験研究を促進する制度の根拠法である「医薬品医療機器法」である。同法第77条の2では、患者数が日本において5万人未満であることとされている（厚生労働省 2024h）。もう1つの「難病法」においては、上述のように、①発病の機構が明らかでなく、②治療法が確立していない、③希少な疾患（患者数が人口の0・1％程度）であって、④長期の療養を必要とするもの、と定義されており（厚生労働省 2016）、難病（intractable disease）と希少難病（rare disease）の両方をあわせて「難病」と定義している（表1）。

本書は、難病法における希少難病者を研究対象としている。「医薬品医療機器法」は文字どおり医薬や医療機器を促進するための法律で、希少難病を抱える者たちへの医療的側面を重視するものであるのに対し、難病法は「難病患者の良質かつ適切な医療の確保、療養生活の質の維持向上を図ることを目的」としているからだ。希少難病を抱える者たちは、難病法による医療費助成だけでは解決できない日常生活問題を負っている。本書では彼らの語りを通じて生活実態を描き出し、現行法にある「療養生活環境整備事業の実施等の措置」が取りこぼしているニーズを抽出することを目指した。

2　インタビューについて

（1）目的

本書では、EB者やEB者と共に生活をする家族を対象に、質的研究としてインタビュー調査を行った。彼らの語りによって、過去から現在に至るまでの生活構造を明らかにし、社会構造（特に医療や福祉制度）がEB者たちにどのような影響を及ぼしているのか、EB者たちと社会を連動的に捉えることが目的である。

社会学者の谷富夫は、ライフヒストリー（生活史）の意味について、「個人の一生の記録、あるいは個人の生活の過去から現在にいたる記録」（谷 2008: 4）としており、具体的には、インタビュー調査や自伝や日記などがあると整理している。また、ライフヒストリー法（生活史法）に関して、「個人の生活構造（生活世界と言ってもよい）に焦点をあてる。そして、人生の一時期、あるいは一生、さらには世代を超えた生きざまをも対象とし、そこで展開される生活構造の変遷や、世代間の文化の継承・断絶などを長いタイム・スパンで探求する」としており、さらに、「個人と組織・制度・システムを一挙に視野に入れ、個人史と社会史、主観的世界と客観的世界、これらの連動関係を把握しようとする」（谷 2008: iv）と述べている。EB者たちの過去から現在に至るまでの生活構造を明らかにすることに照らし、質的研究としてインタビュー調査を選定することが最適であると考えた。

（2）対象者の選定

インタビュー対象者の選定にあたっては、友の会代表者の協力を得た。

友の会は２００７年に設立され、全国のＥＢ者や家族が会員として登録をしており、２０２２年6月現在で、会員数は２３２名となっている（宮本編 2022）。ＥＢ者や家族以外にも、医療従事者などが会員となっており、会報誌の発行や定期的な全国交流会を実施するなど活動範囲は広い。ゆえに、研究対象者を紹介してもらう会として適切であると考え、代表者に、経験の言語化が可能と思われる20歳以上の病状が異なるＥＢ者と、現在もＥＢ者と共に生活をし、ケアや生活支援を行っている家族の紹介を依頼した。

前出の谷は、ライフヒストリー調査（生活史調査）の成否について、「調査対象者とのラポール（信頼関係）にかかる部分が大きい」（谷 2008: iv）と指摘している。

表2　EB者（8名）の概要

名前	年代・性別	病状のある主な部位	同居家族	手帳※有無	就労有無／就労形態
A氏	20代・女性	全身／手指等癒着	両親・きょうだい	あり	なし
B氏	20代・女性	体幹・頸部	両親	なし	あり／フルタイム
C氏	20代・女性	体幹・頸部	夫	なし	あり／パートタイム
D氏	30代・女性	四肢／足趾癒着	夫・子ども	なし	あり／パートタイム
E氏	40代・男性	背部・頸部	妻	なし	なし
F氏	50代・女性	全身／足趾癒着	夫・両親	なし	なし
G氏	50代・女性	全身／下肢切断	なし	あり	あり／パートタイム
H氏	60代・女性	全身／手指等癒着	夫	あり	なし

表3　EB者家族（6家族8名）の概要

子の名前	子どもの年代・性別	病状のある主な部位	家族年代・子との関係	同居家族	手帳※有無	就労有無
I氏	幼児・男性	全身	30代・母親	両親・きょうだい	なし	-
J氏	10代・男性	全身	40代・母親	両親・きょうだい・祖母	あり	-
K氏	10代・男性	全身／手指等癒着	40代・母親	両親	あり	-
L氏	10代・女性	全身／手指等癒着	40代・母親	両親	あり	-
			50代・父親			
			70代・祖母			
M氏	10代・女性	全身／手指等癒着	50代・父親	両親・祖母	あり	-
N氏	30代・男性	全身／頸部等癒着	50代・母親	両親・きょうだい	あり	なし

筆者は長年、難病患者や家族等の公的相談支援機関である難病相談・支援センターに看護師として勤務していた。そのなかでＥＢ患者からの相談を受けたことを契機に、友の会代表者と交流を重ね、ＥＢ者たちの抱える日常生活課題を共有してきた。これらの経験が土台となり本書のもととなる研究に取り組むことになった。研究開始前から筆者と友の会の間に一定のラポールが形成されていたことは、研究を進める大きな力になったと感じている。

（3）対象者の概要

インタビューに応じてくれたのは、ＥＢ者８名、６家族８名であった。

このうちＥＢ者たちの病型は、全員、難治性の皮膚病状を有する栄養障害型もしくは接合部型等であった（山本明 2011）。なお、家族は全員ＥＢ者ではない。

（4）インタビューガイド

筆者は難病相談にあたった経験から、ＥＢ者たちの日常生活課題は、身体的側面のみならず、家族、経済、制度構造が複合的に関連しているのではないかと考えてきた。そこで、インタビュー調査では、身体的課題、家族的課題、経済的課題、制度的課題の４象限に分類したインタビューガイド（表４・表5）を作成した。

実際のインタビューでは、インタビューガイドにもとづいて質問をしつつも、研究対象者の自由な語りが引き出せるように半構造化形式で行った。インタビュー調査の平均時間は2時間48分であった。

（5）分析方法

インタビューにより得たデータは、すべて分析対象とした。録音したインタビューデータは対象者ごとに逐語録にし、インタビュー当日に閲覧したケア時などの写真やケアに関する物品の記録、フィールドノートもあわせて繰り返し読み込み、全体像を把握した。

そのうえで、コード化した言葉から共通する意味を読み取りサブカテゴリーおよびカテゴリーを生成し整理した。なお、本文中に引用したインタビューデータのなかで（　）で記した部分は、文脈がつながるよう筆者が補足したことを示す。

（6）倫理審査およびインタビューデータの公開

一連のインタビューは、立命館大学における人を対象とする研究倫理審査委員会の承認（倫理審査番号／衣笠－

表4　EB 者へのインタビューガイド

A：身体的課題	
A-1	現在の身体の病状はどのようなものですか。それは変化しますか。変化する場合、どのように変化しますか。
A-2	病状は、身体動作（歩行など移動・食事・排泄・清潔・睡眠）に影響はありますか。ある場合、どのようなことですか。
A-3	病状は、生活動作（買い物・調理・清掃・余暇）に影響はありますか。ある場合、どのようなことですか。
A-4	病状は、他者との関わり（友人・恋愛・性生活）に影響はありますか。ある場合、どのようなことですか。
A-5	病状は、社会とのつながり（学校・仕事）に影響はありますか。ある場合、どのようなことですか。
A-6	病状は、心身（不安・落ち込み・不眠等）に影響を及ぼしていますか。影響している場合、どのようなことがありますか。
A-7	現在の生活の質についてどのように感じていますか。
A-8	現在の身体をどのように捉えていますか。
A-9	生活のなかで医療（治療）はどのくらい必要ですか。
A-10	医療者からの助言や指導を受けていますか。受けている場合、どのように受け止めていますか。ない場合、どのように感じていますか。
B：家族的課題	
B-1	現在の家族構成を教えてください。
B-2	家族は心身共に健康ですか。
B-3	家族との関係はいかがですか。
B-4	家族はあなたの病状を理解してくれていますか。
B-5	病状から、家族関係に影響を及ぼしていることはありますか。ある場合、どのようなことですか。
B-6	今後、病状に関することから、家族関係に影響を及ぼす要素はありますか。ある場合、どのようなことが考えられますか。
B-7	家族によるケアや家事などのサポートはありますか。ある場合、誰がどのようなサポートをどのくらいしてくれていますか。
B-8	家族のサポートについて、どのように感じていますか。
B-9	サポートをしてくれる家族が不在になった場合、今後、どのような影響が考えられますか。
B-10	家族以外のサポート体制はありますか。ある場合、どのような体制ですか。
C：経済的課題	
C-1	主な収入源は何ですか。
C-2	収入は安定していますか。
C-3	病状に関する支出と収入のバランスはいかがですか。
C-4	今後、経済的に不安になる要素はありますか。ある場合、どのようなことが考えられますか。
C-5	公的な経済支援（障害年金・生活保護）を検討したことはありますか。または検討していますか。
C-6	経済的な理由で差し控えている医療（治療）はありますか。
C-7	経済的な理由で差し控えている生活行為はありますか。
C-8	就労をされている場合、働き方（雇用内容と形態・職場環境・周囲からの配慮・通勤方法）に満足していますか。
C-9	就労をされている場合、収入は経済的に自立できるものですか。
C-10	就労をされていない場合、今後、就労を希望していますか。希望しても就労ができない理由はありますか。
D：公的制度課題	
D-1	障害福祉サービスなど公的支援に関する情報はどのように入手していますか。
D-2	障害福祉サービスなど公的支援に関する情報は得られやすいですか。
D-3	障害福祉サービスなど公的支援の情報はご自身の生活に結び付けて考えることはできますか。
D-4	身体障害者手帳はお持ちですか。
D-5	お持ちの方は、どのような過程で、どの身体部位で取得されていますか。
D-6	お持ちでない方は、必要がない、もしくは必要だが取得できない状況など、その背景を教えてください。
D-7	障害福祉サービスを利用していますか。利用している場合、どのような経過でどのようなサービスを利用していますか。
D-8	日々の生活で必要と感じているが、現行の制度にない福祉サービスはありますか。
D-9	障害者手帳の取得や障害福祉サービスを受けることに抵抗感はありますか。
D-10	障害福祉サービスなど公的支援に関する相談者はいますか。

表５　EB 者家族へのインタビューガイド

A：身体的課題	
A-1	子どもさんの現在の身体の病状はどのようなものですか。それは変化しますか。変化する場合、どのように変化しますか。
A-2	子どもさんの病状は、身体動作（歩行など移動・食事・排泄・清潔・睡眠）に影響はありますか。ある場合、どのようなことですか。
A-3	子どもさんの病状は、生活動作（買い物・調理・清掃・余暇）に影響はありますか。ある場合、どのようなことですか。
A-4	子どもさんの病状は、他者との関わり（友人・恋愛）に影響はありますか。ある場合、どのようなことですか。
A-5	子どもさんの病状は、社会とのつながり（学校・仕事）に影響はありますか。ある場合、どのようなことですか。
A-6	子どもさんの病状は、心身（不安・落ち込み・不眠等）に影響を及ぼしていますか。影響している場合、どのようなことがありますか。
A-7	子どもさん現在の生活の質についてどのように感じていますか。
A-8	子どもさんの現在の身体をどのように捉えていますか。
A-9	生活のなかで、子どもさんの医療（治療）はどのくらい必要ですか。
A-10	医療者からの助言や指導を受けていますか。受けている場合、どのように受け止めていますか。ない場合、どのように感じていますか。
B：家族的課題	
B-1	現在の家族構成を教えてください。
B-2	家族は心身共に健康ですか。
B-3	子どもさんと家族との関係はいかがですか。家族間（ご夫婦間等）の関係はいかがですか。
B-4	子どもさんの病状を家族間で共有していますか。
B-5	子どもさんの病状から、家族関係に影響を及ぼしていることはありますか。ある場合、どのようなことですか。
B-6	今後、子どもさんの病状に関することから、家族関係に影響を及ぼす要素はありますか。ある場合、どのようなことが考えられますか。
B-7	家族によるケアや家事などのサポートは、誰がどのようなことをどのくらいされていますか。
B-8	子どもさんへのサポートについて、家族間の役割分担についてどのように感じていますか。
B-9	家族が不在になった場合、今後、子どもさんにどのような影響があると考えられますか。
B-10	家族以外の子どもさんへのサポート体制はありますか。ある場合、どのような体制ですか。
C：経済的課題	
C-1	主な収入源は何ですか。
C-2	収入は安定はしていますか。
C-3	子どもさんの病状に関する支出と収入のバランスはいかがですか。
C-4	今後、経済的に不安になる要素はありますか。ある場合、どのようなことが考えられますか。
C-5	公的な経済支援（障害年金・生活保護）を検討したことはありますか。または検討していますか。
C-6	経済的な理由で差し控えている医療（治療）はありますか。
C-7	経済的な理由で差し控えている生活行為はありますか。
C-8	ご家族のなかで就労をされている方は誰ですか。
C-9	就労をされているご家族は、働き方（雇用内容と形態・職場環境・周囲からの配慮・通勤方法）に満足していますか。
C-10	現在、就労をされているご家族以外の方も就労を希望されていますか。希望される場合、理由はどのようなことですか。
D：公的制度課題	
D-1	障害福祉サービスなど公的支援に関する情報はどのように入手していますか。
D-2	障害福祉サービスなど公的支援に関する情報は得られやすいですか。
D-3	障害福祉サービスなど公的支援の情報は子どもさんの生活に結び付けて考えることはできますか。
D-4	子どもさんは身体障害者手帳はお持ちですか。
D-5	お持ちの方は、どのような過程で、どの身体部位で取得されていますか。
D-6	お持ちでない方は、必要がない、もしくは必要だが取得できない状況など、その背景を教えてください。
D-7	子どもさんは障害福祉サービスを利用していますか。利用している場合、どのような経過でどのようなサービスを利用していますか。
D-8	子どもさんの日々の生活で必要と感じているが、現行の制度にない福祉サービスはありますか。
D-9	障害者手帳の取得や障害福祉サービスを受けることに抵抗感はありますか。
D-10	障害福祉サービスなど公的支援に関する相談者はいますか。

人 -2018-17）を得て、２０１８年10月から２０２１年7月の期間に行った。

そのなかで、対象者の同意が得られたものに限りインタビューデータを立命館大学生存学研究所のホームページ（http://www.arsvi.com）で公開している。なお、公開したインタビューデータは、個人が特定されないよう固有名詞などはすべてアルファベット等に置き換え、インタビュー対象者の希望に沿って、公開を希望しない語りの部分は削除するなどの加工を行っている。

初出一覧

前述のとおり本書は、２０２３年９月に立命館大学大学院先端総合学術研究科（主査：立岩真也教授）に提出した博士学位請求論文「希少難病と生きる―表皮水疱症者の皮膚を巡る生活・医療・福祉―」をもとに大幅な改訂を加えています。以下に、本書のもととなった初出論文一覧を掲載します。

第１部第１章　戸田真里、2021「脆弱な皮膚と共に生きる体験―表皮水疱症患者の生活に関する語りから―」『日本難病看護学会誌』26（2）：207-216

第２部第３章　戸田真里、2023「難病対策における表皮水疱症者の位置づけ」『遡航』6: 97-120

第２部第４章　戸田真里、2020「「痛くないガーゼ」を求めて―表皮水疱症友の会の軌跡―」『コア・エシックス』16: 133-144

第３部第５章　戸田真里、2021「表皮水疱症児を巡る家族と医療者の相互関係―妊娠・出産・在宅移行―」『コア・エシックス』17: 165-178

助成

本書に関わる調査の一部は、公益財団法人倶進会研究助成（２０２１年度）を受けて実施しました。また、本書の出版は、立命館大学大学院博士論文出版助成制度の支援によって可能となりました。
ここに謹んで感謝申し上げます。

あとがき

解題に代えて

本書は、２０２３年9月に立命館大学大学院先端総合学術研究科から学位を授与された博士論文「希少難病と生きる―表皮水疱症者の皮膚を巡る生活・医療・福祉―」がもとになっており、そこから大幅に修正を加えたものです。

本来ならば、私の博士論文の主指導である立岩真也教授がここに「解題」を記してくださる予定でした。立岩先生がどのような解題を書いてくださるのか、博士論文の書籍化が決まったときから私の楽しみでした。ですが、それは叶わぬものとなりました。

ここでは、２０２４年1月27日に立命館大学で開催された「立岩真也先生を偲ぶ会」において、大学院生・修了生代表で読み上げた原稿の一部を記し、立岩先生の解題に代えたいと思います。

昨年の秋、ある研究会のあとの食事会でのことです。立命館大学大学院先端総合学術研究科の美馬達哉教授から私は、「ギャン泣きをしている人を僕は初めて見た」と言われました。２０２３年8月2日、確かに私は、立岩真也先生の告別式で声を上げて泣いていました。

とても暑かったあの日。「ギャン泣き」をしたのはきっと私だけではありません。多くの院生、修了生のみなさんも、それぞれの場所で、立岩先生への想いを胸に泣かれていたはずです。

私が立岩先生と出会ったのは、10年以上前です。その日は、地域の医療機関で開催された研究会に参加しており、打ち上げの席に立岩先生がおられたのです。1月の雪が降るとても寒い日だったのですが、なぜか、立岩先生は、上着の下に半袖のTシャツ。確か、ジーンズのポケットも糸がほつれてペロンとめくれていたような……。『誰かの理想を生きられはしない　とり残された者のためのトランスジェンダー史』（吉野靫 2020）を執筆された立命館大学大学院先端総合学術研究科修了生（以下、修了生）の吉野靫さんも、「REDDY 多様性の経済学」での連載にこのように書かれています。「進路相談にのってくれた彼は、ボソボソと喋り、目がまったく合わない。髪は無造作に伸びて気取りのない風体で、偉そうではなかったので指導教員になってくれるようお願いした。」（吉野靫 2022）と記されています。

のちに私は、あの雪の夜にTシャツ姿でお酒を飲んでいた大学教授は、障害を抱えた方々を対象とした本を数多く執筆されている社会学者であることを知りました。難病者の相談支援の場で悩むことも多かった私は、さっそく先生の本を買い込みページを開きました。が、しかし。当時の私には、立岩先生のうねうねとした文章を読み解くことができませんでした。せっかく買ったのですが、私はページをそっと閉じ、いったん本棚の奥にしまいました。

その後、難病者の相談支援を続けるうち、神経系難病を中心とする難病対策へのもやもやが募っていきました。神経系難病以外の難病を患う当事者にとっては「不公平なんじゃないか」という疑問が大きく膨らんできたのです。「もう一度読んでみよう」。私は本棚の奥から、あのうねうねとした本を引っ張り出しました。そこには、今まで考えも及ばなかった理論が書かれていたのでした。驚きでした。修了生の田島明子さんも著書『障害受容再考「障害受容」から「障害との自由」へ』に、「立岩氏の論考を読んだ時、「天と地がひっくり返る」と言うと大げさに聞こえますが、それほどびっくりしたことを覚えています。」と書かれています。また、「この論考には、何かホッとするというか、安心できるものがありました。」（田島 2009: 6-7）ともあります。私も同じ気持ちでした。

そんな体験を経て私は、2018年に立命館大学大学院先端総合学術研究科へ入学し、あの暑い暑い2023年の夏まで、立岩先生のもとで研究を行ってきました。

立岩先生から何を教えていただいたか。こんなことを言ったら、「そんなはずはない」と間髪入れずに立岩先生の声が聞こえてきそうなのですが、学術的なお作法やテクニカルなことというより、「書く」ということの大切さを教えていただきました。「おかしい」と思うことは「おかしい」とはっきり言い切ること。どのような理由で「おかしい」ことになっているのか、詳細に、かつ、丁寧に論述しなくてはならないということを教えていただきました。

また、立岩先生は研究のみならず、仕事の話にも耳を傾けてくださりました。聴き終わった後にはいつも、「戸田さんはそれに対してどう思っているの？」と問いかけてくださり、そこから再考し整理して論文へとつなげていくことができました。修了生の川口有美子さんも、著書『逝かない身体 ALS的日常を生きる』に「8時間近くもしゃべり続けたが、先生は迷惑な顔ひとつ見せず、私の話した内容を整理してくれた」(川口 2009: 197) と書かれています。立岩先生は、私たち院生の誰に対しても同じように向き合ってくださったのだということがわかります。

そして私は、2022年の秋から博士論文の執筆に取り組み、2023年春の提出を目指しました。それは、図らずも立岩先生の身体の変化と並行する形となりました。

博士論文を研究科に提出した2023年の春には、立岩先生自ら病名を公表されました。治療のため大学には来られず、演習は全てZoomでのご対応となりました。パソコン画面に映る立岩先生はそれまでと変わらぬ指導を継続してくださいました。強いて変わったことと言えば、猫の「わさび」がZoom画面から居なくなってしまったことでした。感染の危険があるという理由でした。

5月の博士論文口頭試問もZoomでのご指導となりました。副査の先生方の指導内容をまとめてくださり、口頭試問後のメールで、「いい口頭試問だった」とコメントをくださいました。そして、7月の博士論文公聴会では、立岩先生はご入院中だったため、Zoomのカメラをオフにしていらっしゃいました。後ろで時々、看護師さんの声も聞こえました。そのような状況でも、口頭試問後に私が大幅に加筆修正した博士論文を読み込まれたうえで、公聴会を取りまとめてくださいました。

この博士論文は書籍として刊行することが決まっていたことから、公聴会の最後に立岩先生は、「今後、書籍としてどうまとめるか、それに、僕もど〜せ付き合うことになるでしょうし」と言ってくださいました。その一言を聞いて、書籍の原稿も立岩先生のご指導をいただけるとホッとしていたのでした。しかし、それもつかの間。その約2週間後に、立岩先生は駆け足で、本当に駆け足で、旅立ってしまわれました。

「ギャン泣き」をした、2023年8月2日のあの日。立岩先生が病床で書いていらしたノートを見せていただきました。エンピツで書かれたその内容はほぼすべて今後の研究に関することで埋めつくされていました。その一部に、「戸田論文」というページがあり、博士論文の審査結果要旨を書くためのメモがありました。おそらく、病状が進行するなかで書かれたものと思われ、判読しがたい文字が連なっていました。たとえ読めなくても、そのノートからははっきりと伝わってきたのは、今後の研究の方向性や院生のことを最後の最後まで気にかけておられたことです。

修了生の萩原浩史さんの著書『詳論 相談支援 その基本構造と形成過程・精神障害を中心に』(萩原 2019)の解題に立岩先生は、「本書は、うんざりするほどのことが書いてある。しかしさらに言えば、私はもっとうんざりするほど書いてほしいと思っている」述べられています。こんなことをここで申し上げるのは本当に僭越ですが、院生のみなさん、修了生のみなさん、ぜひ一緒に今後も書き続け、立岩先生をもっともっとうんざりさせませんか。立岩先生がうんざりしている顔を想像すると、ちょっと笑ってしまい、ギャン泣きして落ち込んでいる場合じゃないと思えるのです。

今年の夏に刊行される私の書籍には立岩先生のご指導がぎゅっぎゅっと詰まっています。ぜひ、手に取ってみてください。そして立岩先生が教えてくださったことをみなさんと共有しながら、これからも研究を続けていくこと。それこそが立岩先生をもっともっとうんざりさせることにつながると思っています。

立岩先生。

楽しみに待っていてください。

謝辞

本書は多くの方々の協力によって進めることができました。まず最初に、ＮＰＯ法人表皮水疱症友の会の宮本恵子会長に深謝いたします。宮本会長との出会いがなければ本書のもととなる研究は行えませんでした。宮本会長と話していると1～2時間があっという間に過ぎ、そのなかにハッとする言葉がたくさんありました。その言葉たちが研究の軸となっています。そして、研究対象者である、ＥＢ当事者の8名の方々、ご家族の8名の方々にも深謝いたします。ＥＢによる体験を詳細に語ってくださり、非常にデリケートなことも初対面の私に話してくださりました。体験内容をお聴きしながら、泣きそうになることも何度かありました。また、インタビューが終わり、最後のご挨拶をしていると、ほとんどの方々が「こんな話でよかったのですか?」と言われました。皆さんのお話は、私自身のなかに深く重く響くものでした。そして、まだEBを知らない多くの方々にも響くものであると確信しています。インタビュー後に亡くなられた方もおられ、すべての研究対象者の方々に、本書をお届けすることができなかったことが悔やまれます。

立命館大学大学院では、主指導教員の立岩先生に深謝いたします。立岩先生のもとで研究ができたことは本当に幸せなことでした。岸政彦先生（現、京都大学）には、さまざまな場面で研究の方向性を導いていただきました。特に、医療・看護的な視点が色濃かった博士予備論文の口頭試問では、「白衣を脱げ」と鋭いご指導を受け、本当に研究しなくてはならないことを見極めることができました。後藤基行先生には、研究の基礎を丁寧にご指導いただきました。本研究の軸である第3部第6章は、後藤先生のご指導がなければ書くことはできませんでした。そして、研究の楽しさも教わりました。博士論文の学位審査では、上述の立岩先生と後藤先生、そして、美馬達哉先生と大阪大学大学院人間科学研究科の村上靖彦先生にお世話になりました。美馬先生からは、「もっと早く読んでおけばよかった」と思う文献とともに、丁寧なご指導をいただきました。また、博士論文の書籍化にあたってもさまざまなご助言をいただきました。大変心強かったです。村上先生からは、私自身が気づくことができていなかった重要な論点をご指摘いただきました。先生方、誠にありがとうございました。

書籍に関しては、生活書院の高橋淳さんに深謝いたします。立岩先生の告別式で目を真っ赤にされながら「戸田さん、必ずいい本にしましょう」と言ってくださった言葉を大切にしてきました。そして、書籍の執筆過程では、いつも迷走する私を、時に見守り、時にグイっと引き上げてくださった編集者の石川れい子さんに深謝いたします。石川さんがおられなければ、きっと今もどこかで迷走しているところでした。

最後に。

私の母は44歳の時に病気で他界しました。なんの根拠もないのですが、ただなんとなく、私自身の人生も44歳で終了するのではないかと思っていました。そんな根拠もない思いとは裏腹に、44歳になる年に立命館大学大学院先端総合学術研究科に入学しました。現在に至るまで、多くの書籍や先行研究を読みながら、論文が書けずに頭を抱えてきました。特に霊感はないと思うのですが、この間、勉強が嫌いで逃げ回っていた私に手を焼いていたであろう母が、私のそばでずっと「やっと勉強しだしたか……」と苦笑いをしている気配を感じてきました。ごめんね。ありがとう。

戸田真里

２０２４年2月25日　梅が咲く京都で

生きる ケアとクォリティ・ライフの接点』医学書院，120-121.）
山本明美編，2011，『稀少難治性皮膚疾患に関する診療の手引き』稀少難治性皮膚疾患に関する調査研究班事務局.
山本かよ，2006，「侵襲的人工呼吸療法を受けている筋萎縮性側索硬化症患者の在宅ケアに携わる訪問看護師のわざ―吸引・排疾援助に焦点をあてて―」『日本難病看護学会誌』10（3）：189-197.
山村博美，2016，『化粧の日本史 美意識の移りかわり』吉川弘文館.
吉野靫，2020，『誰かの理想を生きられはしない とり残された者のためのトランスジェンダー史』青土社.
吉野靫，2022，「生活するトランスジェンダー 第8回 悩みはいばらのように降りそそぐ」，REDDY 多様性の経済学ホームページ，（2024 年 3 月 27 日取得，https://www.reddy.e.u-tokyo.ac.jp/act/essay_serial/yoshino.html）.
吉野雄一郎・天野正宏・尾本陽一・川口雅一・境恵祐・土井直孝・橋本彰・林昌浩・間所直樹・浅井純・浅野善英・安部正敏・池上隆太・石井貴之・爲政大幾・磯貝善蔵・伊藤孝明・井上雄二・入澤亮吉・岩田洋平・大塚正樹・加藤裕史・門野岳史・金子栄・加納宏行・川上民裕・久木野竜一・幸野健・古賀文二・小寺雅也・櫻井英一・皿山泰子・新谷洋一・谷岡未樹・谷崎英昭・辻田淳・中西健史・長谷川稔・廣崎邦紀・藤田英樹・藤本学・藤原浩・前川武雄・松尾光馬・茂木精一郎・八代浩・山崎修・レパヴーアンドレ・立花隆夫・尹浩信一，2017，「創傷・褥瘡・熱傷ガイドライン―6：熱傷診療ガイドライン」『日本皮膚科学会雑誌』127（10）：2261-2292.
ユニークフェイス研究所，2024，「ユニークフェイス研究所」，ユニークフェイスホームページ，（2024 年 3 月 27 日取得，https://uniqueface.am E B aownd.com/）.
全国難病センター研究会，2013，「全国難病センター研究会第 18 回研究大会（群馬）報告集」，全国難病センター研究会ホームページ，（2024 年 3 月 27 日取得，https://n-centerken.com/pdf/report/18gunma_201209.pdf ）.
Zola, I. K., 1978, Healthism and Disabling Medicalization, in Illich I. et al., *Disabling Profssions,* Boston: Marion Boyers.（= 1984，尾崎浩訳「健康主義と人の能力を奪う医療化」『専門家時代の幻想』新評論.）

立岩真也，2023，「堆積や交錯や忘却を描く」『遡航』6.
戸田真里，2020，『脆弱な皮膚と共にある生—表皮水疱症者の語りから—』立命館大学大学院先端総合学術研究科博士予備論文.
特定非営利活動法人日本緩和医療学会ガイドライン統括委員会編，2020，『がん疼痛の薬物療法に関するガイドライン 2020 年版』金原出版.
土屋葉，2001，「介助における家族関係—障害をもつ人と母親への聞きとりから」『バイオメカニズム学会誌』25（3）: 113-117.
辻省次編，2015，『アクチュアル脳・神経疾患の臨床 すべてがわかる神経難病医療』中山書店.
鶴田幸恵，2004，「トランスジェンダーのパッシング実践と社会学的説明の祖語—カテゴリーの一瞥による判断と帰納的判断—」『ソシオロジ』49（2）: 21-36.
都築知香枝・石黒彩子・浅野みどり・三浦清世美・山田知子・奈良間美保，2006，「アトピー性皮膚炎の子どもを持つ母親の育児ストレス」『日本小児看護学会誌』15（1）: 25-31.
内田良，2001，「児童虐待とスティグマ 被虐待経験後の相互作用過程に関する事例研究」『教育社会学研究』68: 187-206.
上野彩，2020，「日本における「Rare and Undiagnosed Diseases」（分類不可能な疾患群）に対する公的支援の現状—難病政策と難病法に関する動向と今後の展望—」『保健医療社会学論集』30（2）: 55-63.
上嶋仁美，1997，「先天性表皮水疱症を有する児の看護」『Neonatal Care』10: 224-229.
宇尾野公義，1986，『厚生省特定疾患 難病の治療・看護調査研究班 昭和 60 年度研究報告』厚生省特定疾患 難病の治療・看護調査研究班.
牛込三和子，2002，「難病看護の足跡と展望」『日本難病看護学会誌』6（2）: 79-86.
牛久保美津子，2022，「難病看護のやりがい」『日本難病看護学会誌』27（3）: 8-13.
牛山美穂，2015，『ステロイドと「患者の知」アトピー性皮膚炎のエスノグラフィー』新曜社 .
牛山美穂，2019，「「痒い」感覚を恥ずかしく感じるのはなぜか？——文化人類学の視点から」『支援』9: 122-129.
和田実里・中込さと子，2014，「栄養障害型表皮水疱症学童の発育過程と皮膚症状ならびに親によるケアに関する記述研究」『日本遺伝看護学会誌』12（2）: 2-17.
渡部沙織，2016，「難病対策要綱体制による公費医療の展開—研究医の役割に関する分析—」『年報社会学論集』29: 104-115.
Wiener, C. L., 1984, The burden of rheumatoid arthritis, Strauss, A. L., ed., *Chronic Illness And The Quality Of Life*（*Second edition*）, Saint Louis: The C.V. Mosby Company.（＝1987，南裕子・木下康仁・野嶋佐由美訳「慢性関節リウマチによる負担」『慢性疾患を

新村恵子・森垣文・浅井嘉子・杉浦早苗，2015，「急性期小児病棟における人工呼吸器装着児の在宅移行支援体制の評価～療養者へのインタビューから～」『日本小児看護学会誌』24（1）：32-38.

申于定・長谷川唯・酒井ひとみ・鈴木明美・増田英明・小長谷百絵，2019，「看護師の意思決定支援の構造」『日本難病看護学会誌』24（1）：6.

Spicker, P., 1984, *Stigma And Social Welfare*, London: Palgrave Macmillan.（=1987，西尾祐吾訳『スティグマと社会福祉』誠信書房.）

Strauss, A. L., ed., 1984, *Chronic Illness And The Quality Of Life*（*Second edition*）, Saint Louis: The C.V. Mosby Company.（=1987，南裕子・木下康仁・野嶋佐由美訳『慢性疾患を生きる ケアとクォリティ・ライフの接点』医学書院.）

杉本健郎，2013，『「医療的ケア」はじめの一歩―介護職の「医療的ケア」マニュアル』クリエイツかもがわ.

すぎむらなおみ，2014，『養護教諭の社会学 学校文化・ジェンダー・同化』名古屋大学出版会.

隅田好美，2003，「筋萎縮性側索硬化症患者における障害受容と前向きに生きるきっかけ」『日本難病看護学会誌』7（3）：162-171.

田島明子，2009，『障害受容再考「障害受容」から「障害との自由」へ』三輪書店.

髙橋昭彦編，2020，『医療的ケア児者とその家族の生活実態調査報告書』厚生労働省令和元年度障害者総合福祉推進事業.

髙橋紀子，青山真帆，佐藤一樹，清水陽一，五十嵐尚子，宮下光令，2023，「がん疼痛マネジメントの看護実践尺度の開発と信頼性・妥当性の検討」『Palliative Care Research』18（1）：19-29.

高瀬由紀子・玉井淑子・山口直比古，1985，「厚生省特定疾患調査研究班および報告書について」『医学図書館』32（3）：236-249.

玉井克人，2022，「栄養障害型表皮水疱症に対する再生誘導医薬レダセムチドの作用機序と治療効果」『臨床皮膚科』76（5）：135-138.

谷富夫，2008，『新版 ライフヒストリーを学ぶ人のために』世界思想社.

田代志門，2023，「薬害スモン―「病んでいる社会」の発見―」本郷正武・佐藤哲彦編『薬害とはなにか 新しい薬害の社会学』ミネルヴァ書房，95.

立岩真也，1996，「医療に介入する社会学・序説」井上俊編『病と医療の社会学』岩波書店，99.

立岩真也，2004，『自由の平等 簡単で別な姿の世界』岩波書店.

立岩真也，2018a，『不如意の身体 病障害とある社会』青土社.

立岩真也，2018b，『病者障害者の戦後 生政治史点描』青土社.

立岩真也，2021，『介助の仕事 街で暮らす／を支える』ちくま新書.

日取得，https://plaza.umin.ac.jp/nanbyo-kenkyu/asset/cont/uploads/2019/03/難病の保健師研修テキスト【平成30年度改訂版】.pdf）.
小倉朗子，2021，「難病保健活動ガイドブック－OJT・off-JT編－」，厚生労働省難病患者の支援体制に関する研究班ホームページ，（2024年3月27日取得，https://plaza.umin.ac.jp/nanbyo-kenkyu/news/558/）.
沖今日子・中根光敏，2015，「FOP患者会の「設立」「活動」「展開」における社会運動としての課題―スモン患者運動との比較を通して―」『広島修大論集』55（2）：1-15.
大野真由子，2011，『複合性局所疼痛症候群患者の支援に関する一考察―「認められない」病の現状と課題―』立命館大学大学院先端総合学術研究科博士論文.
大阪府，2024，「大阪府身体障害者手帳 指定医師検索システム」，大阪府ホームページ，（2024年3月27日取得，https://www.pref.osaka.lg.jp/joho-kensaku/index.php?site=shiteiishi）.
佐伯秀久・大矢幸弘・古田淳一・荒川浩一・市山進・勝沼俊雄・加藤則人・田中暁生・常深祐一郎・中原剛士・長尾みづほ・成田雅美・秀道広・藤澤隆夫・二村昌樹・益田浩司・松原知代・室田浩之・山本貴和子，2021，「アトピー性皮膚炎診療ガイドライン2021」『日本皮膚科学会雑誌』131（13）：2691-2777.
笹井陽一郎・古賀英昭・永田正和，1977，「表皮水疱症の臨床」『西日本皮膚科』39（5）：681-690.
笹井陽一郎，1984，『厚生省特定疾患稀少難治性疾患調査研究班昭和58年度研究報告集』厚生省特定疾患稀少難治性疾患調査研究班.
笹井陽一郎，1986，『厚生省特定疾患稀少難治性疾患調査研究班昭和60年度研究報告書』厚生省特定疾患稀少難治性疾患調査研究班.
佐藤久夫，2014，「障碍（障害）の定義と障碍（障害）者政策を考える」『保健医療社会学論集』24（2）：5-12.
佐藤裕，2005，『差別論 偏見理論批判』明石書店.
清水宏，2011，『あたらしい皮膚科学 第2版』中山書店.
清水宏・橋本公二・玉井克人・黒沢美智子・青山裕美・北島康雄，2008，「表皮水疱症診断と治療のガイドライン」北島康雄編『厚生労働科学研究費補助金難治性皮膚疾患克服研究事業 稀少難治性疾患に関する調査研究平成19年度総括・分担研究報告書』稀少難治性疾患に関する調査研究班，93-103.
清水知子・瀬戸奈津子・清水安子，2017，「心血管手術経験をもつマルファン症候群患者の体験」『日本看護科学会誌』37: 96-104.
下田栄次・坂上昇・五十嵐仁・戸田和之，2021，「災害時における福祉避難所の整備状況に関するアンケートとインタビュー調査による検討」『総合危機管理』5:27-35.
新熊悟，2020，「ゲノム編集を用いた表皮水疱症の治療戦略」『医学のあゆみ』273（9）：841-846.

（2024 年 3 月 26 日取得，https://www.nanbyou.or.jp/entry/5338）.
難病情報センター，2024b，「令和 4 年度末現在特定医療費（指定難病）受給者証所持者数」，難病情報センターホームページ，（2024 年 3 月 26 日取得，http://www.nanbyou.or.jp/entry/5354）.
難病情報センター，2024c，「都道府県・指定都市難病相談支援センター一覧」，難病情報センターホームページ，（2024 年 3 月 26 日取得，https://www.nanbyou.or.jp/entry/1361）.
難病情報センター，2024d，「スモンに関する調査研究」，難病情報センターホームページ，（2024 年 3 月 26 日取得，https://www.nanbyou.or.jp/entry/1581）.
難病情報センター，2024e，「新たな難病の医療提供体制について」，難病情報センターホームページ，（2024 年 3 月 26 日取得，https://www.nanbyou.or.jp/entry/5860）.
難病情報センター，2024f，「指定難病患者への医療費助成制度のご案内」，難病情報センターホームページ，（2024 年 3 月 26 日取得，https://www.nanbyou.or.jp/entry/5460）.
難病情報センター，2024g，「難病情報センター」，難病情報センターホームページ，（2024 年 3 月 26 日取得，https://www.nanbyou.or.jp/）.
難病情報センター，2024h，「難病の医療提供体制」，難病情報センターホームページ，（2024 年 3 月 26 日取得，https://www.nanbyou.or.jp/entry/5215）.
夏賀健，2023，「表皮水疱症の最新情報」『難病と在宅ケア』28（10）: 49-51.
仁宮洸太・水島洋・木下秀明・今村恭子，2019，「日本の難病・希少疾患研究における研究費を決定する要因の分析」『保健医療科学』68（3）: 270-278.
西原静香・野秋絢美・桑田弘美・白坂真紀，2016，「医療的ケアを必要とする子どもの親への退院支援－両親へのインタビューから病棟看護師の役割を考える－」『滋賀医科大学看護学ジャーナル』14（1）: 36-40.
西倉実季，2009，『顔にあざのある女性たち「問題経験の語り」の社会学』生活書院.
西澤正豊，2016，『厚生労働科学研究費補助金 難治性疾患等克服研究事業（難治性疾患等政策研究事業（難治性疾患政策研究事業））難病患者への支援体制に関する研究 平成 27 年度総括・分担研究報告書』厚生労働科学研究費補助金 難治性疾患克服研究事業（難治性疾患等政策研究事業（難治性疾患政策研究事業））難病患者への支援体制に関する研究班.
野島那津子，2021，『診断の社会学「論争中の病」を患うということ』慶応義塾大学出版会.
野正佳余・横山 美江，2020，「ハンチントン病患者の血縁者が遺伝のリスクを知りながら生きる体験」『日本看護科学会誌』40: 23-31.
小川一枝・小倉朗子，2019 年，「難病の保健師研修テキスト（基礎編）【平成 30 年度改訂版】」，厚生労働省難病患者の支援体制に関する研究班ホームページ.（2024 年 3 月 27

三浦正江・上里一郎，2005,「筋ジストロフィー患者の親におけるソーシャルサポートと受容との関連」『心理学研究』76（1）: 18-25.
宮地隆史，2020,「難病診療連携コーディネーターおよび難病診療カウンセラーの現状と課題」『日本難病医療ネットワーク学会機関誌』8（2）: 17-27.
宮本恵子編，2014,『表皮水疱症友の会会報 NO.11』NPO 法人表皮水疱症友の会 DEBRA Japan.
宮本恵子編，2022,『表皮水疱症友の会会報 NO.18』NPO 法人表皮水疱症友の会 DEBRA Japan.
水落和也・正岡悟・篠原裕治・大隅秀信・大仲功一・大野重雄・角田亘・樫本修・下岡英史・奥村元昭，2013,「身体障害者手帳診断書作成についてのアンケート調査結果報告」『日本リハビリテーション医学会』50（9）: 692-700.
望月隆・坪井良治・五十棲健・石崎純子・牛上敢・小川祐美・金子健彦・河井正晶・北見由季・楠原正洋・幸野健・佐藤俊樹・佐藤友隆・下山陽也・竹中基・田邉洋・辻学・常深祐一郎・畑康樹・原田和俊・福田知雄・松田哲男・丸山隆児，2019,「日本皮膚科学会皮膚真菌症診療ガイドライン 2019」『日本皮膚科学会雑誌』129（13）: 2639-2673.
村上靖彦，2021,『ケアとは何か 看護・福祉で大事なこと』中公新書.
永田まなみ，2012,「看護の専門性への一考察－立岩真也の批判をてがかりに－」『人間と医療』2: 43-51.
内閣府，2021,「福祉避難所の確保・運営」，内閣府ホームページ，（2024 年 3 月 26 日取得，https://www.bousai.go.jp/taisaku/hinanjo/pdf/r3_hinanjo_guideline.pdf）.
中島孝，2006,『厚生労働科学研究費補助金 難治性疾患克服研究事業 特定疾患患者の生活の質（Quality of Life, QOL）の向上に関する研究 平成 17 年度総括・分担研究報告書』厚生労働科学研究費補助金 難治性疾患克服研究事業 特定疾患患者の生活の質（Quality of Life, QOL）の向上に関する研究班.
中村英代，2011,『摂食障害の語り―「回復」の臨床社会学』新曜社.
中村久美，2014,「表皮水疱症児の両親への日常生活指導と訪問看護との連携」『日本創傷・オストミー・失禁管理学会誌』18（4）: 354-357.
中村知夫，2020,「医療的ケア児に対する小児在宅医療の現状と将来像」『Organ Biology』27（1）: 21-30.
中根成寿，2006,『知的障害者家族の臨床社会学 社会と家族でケアを分有するために』明石書店.
中山優季，2022,「難病看護師制度の構築に向けた取組み」『日本難病看護学会誌』27（1）: 37-41.
難病法制研究会，2015,『逐条解説 難病の患者に対する医療等に関する法律』中央法規.
難病情報センター，2024a,「表皮水疱症（指定難病 36）」，難病情報センターホームページ，

https://www.mhlw.go.jp/stf/seisakunitsuitebunya/koyou_roudou/koyou/shougaishakoyou/index.html).
厚生労働省，2024h，「希少疾病用医薬品・希少疾病用医療機器・希少疾病用再生医療等製品の指定制度の概要」，厚生労働省ホームページ，(2024 年 3 月 26 日取得，https://www.mhlw.go.jp/stf/seisakunitsuitebunya/0000068484.html).
厚生労働省難病患者の支援体制に関する研究班，2024，「研究成果物」，厚生労働省難病患者の支援体制に関する研究班ホームページ，(2024 年 3 月 26 日取得，https://plaza.umin.ac.jp/nanbyo-kenkyu/report/).
厚生省，1983，「厚生白書（昭和 58 年版）」，厚生労働省ホームページ，(2024 年 3 月 26 日取得，https://www.mhlw.go.jp/toukei_hakusho/hakusho/kousei/1983/dl/10.pdf).
小山善之，1977，『厚生省特定疾患 難病の治療・看護に関する研究班 昭和 51 年度研究報告』厚生省特定疾患 難病の治療・看護に関する研究班.
工藤悦子，2011，「思春期の炎症性腸疾患患者にとっての療養行動とソーシャル・サポート」『日本小児看護学会誌』20（3）: 51-58.
熊谷晋一郎，2009，『リハビリの夜』医学書院.
倉石佳織・北村千草・西條竜也，2022，「米国における Cohen 症候群患者・家族の支援体制に関する実態調査」『日本遺伝看護学会誌』21: 10-17.
倉石泰，2015，「痒み研究 掻いてベールをはぎ取ろう」『ファルマシア』51（6）: 523-525.
栗田季佳，2015，『見えない偏見の科学－心に潜む障害者への偏見を可視化する』京都大学学術出版会.
前川絵里子・平澤則子・飯吉令枝，2020，「難病保健活動を担当する保健所保健師の役割の認識」『日本難病看護学会誌』25（2）: 127-141.
丸山一郎，1998，『障害者施策の発展－身体障害者福祉法の半世紀－』中央法規.
松葉卓郎，1981，『厚生省特定疾患 難病の治療・看護に関する研究班 昭和 55 年度研究報告』厚生省特定疾患 難病の治療・看護に関する研究班.
松本学，2009，「口唇裂口蓋裂者の自己の意味づけの特徴」『発達心理学研究』20（3）: 234-242.
松本美富士，2015，「線維筋痛症：病因・病態の進歩と治療の現状」『臨床リウマチ』27: 239-252.
メンリッケヘルスケア，2024，「表皮水疱症（EB）」，メンリッケヘルスケアホームページ，(2024 年 4 月 22 日取得，https://www.molnlycke.jp/our-knowledge/epidermolysis-bullosa/).
美馬達哉，2021，「オーファンドラッグの出会い損ない」服部伸編『身体と環境をめぐる世界史 生政治からみた「幸せ」になるためのせめぎ合いとその技法』人文書院，168-194.
三井さよ，2018，『はじめてのケア論』有斐閣.

日取得, https://www.mhlw.go.jp/file/05-Shingikai-10601000-Daijinkanboukouseikagakuka-Kouseikagakuka/0000124412.pdf).
厚生労働省, 2017,「健難発0414第3号平成29年4月14日 都道府県における地域の実情に応じた難病の医療提供体制の構築について」, 厚生労働省ホームページ, (2024年3月26日取得, https://www.mhlw.go.jp/file/05-Shingikai-10601000-Daijinkanboukouseikagakuka-Kouseikagakuka/0000170350.pdf).
厚生労働省, 2018a,「障害福祉サービスの利用について」, 厚生労働省ホームページ, (2024年3月27日取得, https://www.mhlw.go.jp/content/12200000/000501297.pdf).
厚生労働省, 2018b,「障害者総合支援法における障害支援区分 難病患者等に対する認定マニュアル」, 厚生労働省ホームページ, (2024年3月26日取得, https://www.mhlw.go.jp/file/06-Seisakujouhou-12200000-Shakaiengokyokushougaihokenfukushibu/9.pdf).
厚生労働省, 2020,「医療的ケア児等の支援に係る施策の動向」, 厚生労働省ホームページ (2024年3月26日取得, https://www.mhlw.go.jp/content/10800000/000584473.pdf).
厚生労働省, 2023a,「小児慢性特定疾病対策に関する参考資料」, 厚生労働省ホームページ, (2024年3月26日取得, https://www.mhlw.go.jp/content/12602000/001045774.pdf).
厚生労働省, 2023b,「訪問看護（改定の方向性）」, 厚生労働省ホームページ, (2024年3月27日取得, https://www.mhlw.go.jp/content/12300000/001164130.pdf).
厚生労働省, 2024a,「身体障害者手帳の概要」, 厚生労働省ホームページ, (2024年4月27日取得, https://www.mhlw.go.jp/stf/seisakunitsuitebunya/hukushi_kaigo/shougaishahukushi/shougaishatechou/ index.html).
厚生労働省, 2024b,「難病患者の就労支援」, 厚生労働省ホームページ, (2024年3月26日取得, https://www.mhlw.go.jp/stf/seisakunitsuitebunya/koyou_roudou/koyou/shougaishakoyou/06e.html).
厚生労働省, 2024c,「指定難病」, 厚生労働省ホームページ, (2024年4月28日取得, https://www.mhlw.go.jp/stf/seisakunitsuitebunya/0000084783.html).
厚生労働省, 2024d,「障害福祉サービスについて」, 厚生労働省ホームページ, (2024年4月27日取得, https://www.mhlw.go.jp/stf/seisakunitsuitebunya/hukushi_kaigo/shougaishahukushi/service/naiyou.html).
厚生労働省, 2024e,「福祉用具」, 厚生労働省ホームページ, (2024年3月26日取得, https://www.mhlw.go.jp/stf/seisakunitsuitebunya/hukushi_kaigo/shougaishahukushi/yogu/index.html).
厚生労働省, 2024f,「特別児童扶養手当・特別障害者手当等」, 厚生労働省ホームページ, (2024年4月27日取得, https://www.mhlw.go.jp/stf/seisakunitsuitebunya/hukushi_kaigo/shougaishahukushi/jidou/index.html).
厚生労働省, 2024g,「障害者雇用対策」, 厚生労働省ホームページ, (2024年3月26日取得,公益財団法人遺伝学普及会日本遺伝学会，2017，「遺伝学用語改訂について」，公益財団法人遺伝学普及会日本遺伝学会ホームページ，（2024 年 3 月 27 日取得，https://gsj3.org/wordpress_v2/wp-content/themes/gsj3/assets/docs/pdf/revisionterm_20170911.pdf）．

公益財団法人日本訪問看護財団，2023，「令和 6 年度診療報改定に関する要望書」，公益財団法人日本訪問看護財団ホームページ，（2024 年 3 月 27 日取得，https://www.jvnf.or.jp/home/wp-content/uploads/2023/06/230615shinryou_youbou_kyoudou.pdf）．

公益財団法人東京都医学総合研究所社会健康医学研究センター難病ケア看護ユニット，2024，「難病ケア看護チームとは」，公益財団法人東京都医学総合研究所社会健康医学研究センター難病ケア看護ユニットホームページ，（2024 年 3 月 26 日取得，https://nambyocare.jp/introduction/）．

厚生労働科学研究費補助金（難治性疾患政策研究事業）スモンに関する調査研究班，2024，「薬害スモンの経緯」，厚生労働科学研究費補助金（難治性疾患政策研究事業）スモンに関する調査研究班ホームページ，（2024 年 3 月 26 日取得，https://suzuka.hosp.go.jp/smon/disease/history.html）．

厚生労働省，2006a，「平成 18 年度第 1 回特定疾患対策懇談会議事録」，厚生労働省ホームページ，（2024 年 2 月 26 日取得，https://www.mhlw.go.jp/content/2006__08__txt__s0809-4.txt）．

厚生労働省，2006b「平成 18 年度第 2 回特定疾患対策懇談会議事録」，厚生労働省ホームページ，（2024 年 3 月 26 日取得，https://www.mhlw.go.jp/content/2006__09__txt__s0911-1.txt）．

厚生労働省，2009，「障発 1224 第 3 号平成 21 年 12 月 24 日 身体障害者手帳に係る交付手続き及び医師の指定に関する取扱いについて」，厚生労働省ホームページ，（2024 年 3 月 26 日取得，https://www.mhlw.go.jp/file/06-Seisakujouhou-12200000-Shakaiengokyokushougaihokenfukushibu/shindansho_all.pdf）．

厚生労働省，2010，「保医発 0305 第 1 号平成 22 年 3 月 5 日 診療報酬の算定方法の一部改正に伴う実施上の留意事項について」，厚生労働省ホームページ，（2024 年 3 月 26 日取得，https://www.mhlw.go.jp/bunya/iryouhoken/iryouhoken12/dl/index-029.pdf）．

厚生労働省，2012，「保医発 0305 第 1 号平成 24 年 3 月 5 日 診療報酬の算定方法の一部改正に伴う実施上の留意事項について 別添 1 医科診療報酬点数表に関する事項」，厚生労働省ホームページ，（2024 年 3 月 26 日取得，https://www.mhlw.go.jp/bunya/iryouhoken/iryouhoken15/dl/2-25.pdf.

厚生労働省，2014，「第 1 回指定難病検討委員会資料」，厚生労働省ホームページ，（2024 年 3 月 26 日取得，https://www.mhlw.go.jp/file/05-Shingikai-10601000-Daijinkanboukouseikagakuka-Kouseikagakuka/0000052384.pdf）．

厚生労働省，2016，「指定難病の要件について」，厚生労働省ホームページ，（2024 年 4 月 26

疾患対策研究事業 特定疾患対策の地域支援ネットワークの構築に関する研究班.
桐村里紗，2018，『日本人はなぜ臭いと言われるのか 体臭と口臭の科学』光文社.
希少難病者の会社会福祉法人復生あせび会，2024，「あせび会（相談事業部）」，希少難病者の会社会福祉法人復生あせび会ホームページ，（2024 年 3 月 26 日取得，http://www.asebikai.com/consulting/）.
北島康雄，2008，『厚生労働科学研究費補助金難治性皮膚疾患克服研究事業 稀少難治性疾患に関する調査研究平成 19 年度総括・分担研究報告書』稀少難治性疾患に関する調査研究班.
北村清隆，1984，「表皮水疱症の疫学的研究（第 1 報）」笹井陽一郎編『厚生省特定疾患稀少難治性疾患調査研究班昭和 58 年度研究報告集』厚生省特定疾患稀少難治性疾患調査研究班，5-15.
Kleinman, A., 1988, *The Illness Narratives: Suffering, Healing and the Human Condition*, New York: Basic Books.（= 1996，江口重幸・五木田紳・上野豪志訳『病いの語り――慢性の病いをめぐる臨床人類学』誠信書房.）
児玉知子・金谷泰宏，2010，「難病・希少疾患における諸外国の対策および国際共同研究の推進方策の検討」『厚生労働科学研究費補助金（難治性疾患克服研究事業）分担研究報告書』279-283.
国際連合広報センター，2024，「2030 アジェンダ」，国際連合広報センターホームページ，（2024 年 3 月 26 日取得，https://www.unic.or.jp/activities/economic_social_development/sustainable_development/2030agenda/）.
国税庁，2024，「障害者控除」，国税庁ホームページ，（2024 年 3 月 26 日取得，https://www.nta.go.jp/taxes/shiraberu/taxanswer/shotoku/1160.htm）
小森哲夫，2011，『厚生労働科学研究費補助金 難治性疾患克服研究事業 特定疾患患者における生活の質（Quality of Life, QOL）の向上に関する研究 平成 22 年度総括・分担研究報告書』厚生労働科学研究費補助金 難治性疾患克服研究事業 特定疾患患者における生活の質（Quality of Life, QOL）の向上に関する研究班.
小森哲夫，2021，『厚生労働行政推進調査事業費補助金（難治性疾患政策研究事業） 難病患者の総合的地域支援体制に関する研究 令和 2 年度総括・分担研究報告書』厚生労働行政推進調査事業費補助金（難治性疾患政策研究事業）難病患者の総合的地域支援体制に関する研究班.
こむぎのキロク，2021，「性事情と恋愛について 日常 vlog#22」，こむぎのキロク YouTube，（2024 年 3 月 26 日取得，https://youtu.be/mVBZaJYOGFw?si=0fGdG0O4EU6DmMZ3）.
小長谷正明，2015，「スモン キノホルム薬害と現状」『BRAIN and NERVE』67（1）：49-62.

石川准・倉本智明編，2002，『障害学の主張』明石書店.
石河真紀，2008，「思春期にある先天性心疾患患児の自己開示と自尊感情およびソーシャルサポートの関連」『日本小児看護学会誌』17（2）：1-8.
石川良子，2003，「パッシングとしての〈ひきこもり〉」『ソシオロジ』48（2）：39-55.
伊東伸朗，2022，「希少疾患、難病の治療薬開発」『難病と在宅ケア』28（5）：27-31.
糸山泰人，2006，『厚生労働科学研究費補助金 難治性疾患克服研究事業 重症難病患者の地域医療体制の構築に関する研究班 平成 17 年度総括・分担研究報告書』厚生労働科学研究費補助金 難治性疾患克服研究事業 重症難病患者の地域医療体制の構築に関する研究班.
糸山泰人，2011a，『厚生労働科学研究費補助金 難治性疾患克服研究事業 重症難病患者の地域医療体制の構築に関する研究班 平成 22 年度総括・分担研究報告書』厚生労働科学研究費補助金 難治性疾患克服研究事業 重症難病患者の地域医療体制の構築に関する研究班.
糸山泰人，2011b，「重症難病患者の療養支援のあり方」『保健医療科学』60（2）：94-99.
Johnstone, D., 2001, *An Introduction To Disability Studies*（*Second Edition*）, United Kingdom: David Fulton Publishers.（＝ 2008，小川善道・於保真理・曽根原純・高橋マリア美弥子・麦倉泰子訳『障害学入門 福祉・医療分野にかかわる人のために』明石書店.）
金澤一郎，2011，「今後の難病対策への提言」『保健医療科学』60（2）：84-88.
神門秀子・岩佐里江・石原恵美子・永栄幸子，1997，「筋萎縮性側索硬化症患者と介護者の QOL の比較検討」『日本難病看護学会誌』1（1）：35-39.
川端美季，2020，「清潔の指標 習慣と国民性が結びつけられるとき」『現代思想』48（7）：170-176.
川口有美子，2009，『逝かない身体 ALS 的日常を生きる』医学書院.
川村佐和子，1979，『難病に取り組む女性たち―在宅ケアの創造―』勁草書房.
川村佐和子，2021，「難病対策は医療・福祉の恩恵を求めた患者運動からはじまった～一人の保健師の体験から～」『日本難病看護学会誌』25（3）：207-208.
川村佐和子・川口有美子，2008，「難病ケアの系譜 スモンから在宅人工呼吸療法まで」『現代思想』36（3）.
川村佐和子・中山優季，2014，『難病看護の基礎と実践―すべての看護の原点として』桐書房.
木戸裕子・横尾京子・福原里恵・小澤未緒・藤本紗央里，2012，「NICU に入院した子どもの退院を決心するまでの母親の経験－入院が長期化しやすい疾患をもつ子どもの母親に焦点をあてて－」『日本新生児看護学会誌』18（2）：10-18.
木村格，2001，『厚生科学研究費補助金特定疾患対策研究事業 特定疾患対策の地域支援ネットワークの構築に関する研究班 2000 年度研究報告書』厚生科学研究費補助金特定

Japan.
表皮水疱症友の会 DEBRA Japan, 2010,『NEWSLETTER4 月』表皮水疱症友の会 DEBRA Japan.
表皮水疱症友の会事務局, 2007,「表皮水疱症友の会メンバー通信 NO.1」表皮水疱症友の会.
飯野由里子, 2022,「社会的な問題としての「言えなさ」」飯野由里子・星加良司・西倉実季『「社会」を扱う新たなモード―「障害の社会モデル」の使い方』生活書院.
猪飼周平, 2010,『病院の世紀の理論』有斐閣.
猪飼周平・大野更紗, 2012,「「病院の世紀」の終わりに」『支援』2: 146-147.
井狩知幸・小西かおる, 2019,「多発性硬化症患者の心理的変化に関する質的研究」『日本難病看護学会誌』23 (3) : 227-237.
Illich, I., 1976, *Limits to Medicine-Medical Nemesis: the Expropriation of Health,* Boston: Marion Boyars. (= 1979, 金子嗣郎訳『脱病院化社会』晶文社.)
今井尚志, 2006,『厚生労働科学研究費補助金 難治性疾患克服研究事業 特定疾患患者の自立支援体制の確立に関する研究 平成 17 年度総括・分担研究報告書』厚生労働科学研究費補助金 難治性疾患克服研究事業 特定疾患患者の自立支援体制の確立に関する研究班.
今井尚志, 2011,『厚生労働科学研究費補助金 難治性疾患克服研究事業 特定疾患患者の自立支援体制の確立に関する研究 平成 22 年度総括・分担研究報告書』厚生労働科学研究費補助金 難治性疾患克服研究事業 特定疾患患者の自立支援体制の確立に関する研究班.
井上信次, 2005,「専門知の生産と再生産―AD / HD 親の会を事例として―」『ソシオロジ』50 (1) : 69-85.
一般財団法人北海道難病連, 2024,「北海道難病連の紹介」, 一般財団法人北海道難病連ホームページ, (2024 年 4 月 27 日取得, https://www.do-nanren.org/nanbyorengaiyo).
一般社団法人日本難病看護学会, 2024a,「学会の概要」, 日本難病看護学会ホームページ, (2024 年 3 月 27 日取得, https://nambyokango.jp/aboutus/https://nambyokango.jp/aboutus/).
一般社団法人日本難病看護学会, 2024b,「難病看護師制度」, 日本難病看護学会ホームページ, (2024 年 3 月 27 日取得, https://nambyokango.jp/nambyokangoshi/).
IRUD, 2024,「患者さんへ」, IRUD ホームページ, (2024 年 3 月 26 日取得, https://plaza.umin.ac.jp/irud/index.php).
石井政之, 1999,『顔面漂流記 アザをもつジャーナリスト』かもがわ出版.
石井政之・石田かおり, 2005,『「見た目」依存の時代「美」という抑圧が階層化社会に拍車を掛ける』原書房.

福嶋義光・櫻井晃洋，2016，『遺伝カウンセリングマニュアル 改訂第3版』南江堂.
Goffman, E., 1963a, *Stigma: Notes on the Management of Spoiled Identity,* New Jersey: Prentice-Hall.（= 2016，石黒毅訳，『スティグマの社会学――烙印を押されたアイデンティティ』せりか書房，）
Goffman, E., 1963b, *Behavior In Public Places: Notes on the Social Organization of Gatherings,* New York: Macmillan Publishing.（= 1980，丸木恵祐・本名信行訳『集まりの構造――新しい日常行動論を求めて』誠信書房.）
Graham, J. A., and Kligman, A. M., 1985, *The Psychology of Cosmetic Treatments,* West Port: Prager Publishers.（= 1988，早川律子訳，『化粧の心理学』週刊粧業.）
萩原浩史，2019，『詳論 相談支援 その基本構造と形成過程・精神障害を中心に』生活書院.
長谷川唯，2022，「医療におけるコミュニケーションや意思決定の在り様についての考察―ALSの人の生活から―」『日本難病看護学会誌』27（2）：62.
橋本功，1979，「先天性表皮水疱症の病型分類」『皮膚科の臨床』21（8）：569-1577.
橋本裕子，2016，「痛みに捉われずに生きられるのか？」『全人的医療』15（1）：51-57.
皮膚科医 清水宏オフィシャルサイト，2024，「2008年表皮水疱症患者ハンフリー君との出会い」，皮膚科医 清水宏オフィシャルサイトホームページ，（2024年3月26日取得，https://shimizuderm.com/essays/49/）.
檜垣祐子，2017，「皮膚疾患とQOL・ボディイメージ」『心身医学』57（12）：1215-1220.
平井俊樹・浦山隆雄，1995，「難病とオーファンドラッグ」『ファルマシア』31（7）：770-778.
平野優子，2010，「在宅人工呼吸療法を行うALS患者における身体的重症度別の医療・福祉サービスの利用状況」『日本公衆衛生雑誌』57（4）：298-304.
廣瀬和彦，1991，『厚生省特定疾患 難病のケア・システム調査研究班 平成2年度研究報告』厚生省特定疾患 難病のケア・システム調査研究班.
廣瀬和彦，1996，『厚生省特定疾患 難病のケア・システム調査研究班 平成7年度研究報告』厚生省特定疾患 難病のケア・システム調査研究班.
本田彰子，2022，「日本難病看護学会誌の動向と学会活動の発展」『日本難病看護学会誌』27（1）：1-2.
本田哲也，2022，「特集 痒みはどこまでわかったか――痒み研究の最前線 はじめに」『医学のあゆみ』282（13）：1109.
星加良司，2007，『障害とは何か―ディスアビリティの社会理論に向けて』生活書院.
細田満和子，2012，『「チーム医療」とは何か 医療とケアに生かす社会学からのアプローチ』日本看護協会出版会.
堀内啓子，2006，『難病患者福祉の形成―膠原病系疾患患者を通して―』時潮社.
表皮水疱症友の会DEBRA Japan，2009，『事業報告 2009』表皮水疱症友の会DEBRA

文献表

青野広子・濵田裕子・藤田紋佳，2019,「血友病をもつ子どもの病気に伴う体験」『日本小児看護学会誌』28：257-264.

蘭由岐子，2004,『病の経験を聞き取る―ハンセン病者のライフヒストリー』皓星社 .

馬場恵子・泊祐子・古株ひろみ，2013,「医療的ケアが必要な子どもをもつ療育者が在宅療養を受け入れるプロセス」『日本小児看護学会誌』22（1）: 72-79.

Brown, R. H., 1987, *Society As Text Essays on Rhetoric, Reason, and Reality,* Chicago: The University of Chicago Press.（= 1989, 安江考司・小林修一訳『テクストとしての社会ポストモダンの社会像』紀伊國屋書店.）

地方独立行政法人東京都立病院機構東京都立神経病院，2024,「病院概要」，地方独立行政法人東京都立病院機構東京都立神経病院ホームページ，（2024 年 2 月 26 日取得，https://www.tmhp.jp/shinkei/about/basic/outline.html）.

千代豪昭，2008,『クライエント中心型の遺伝カウンセリング』オーム社.

Conrad, P., and Schneider, J. W., 1992, *Deviance and Medicalization: From Badness to Sickness: Expanded Edition,* Philadelphia: Temple University.（= 2003, 新藤雄三・杉田聡・近藤正英訳『逸脱と医療化――悪から病へ』ミネルヴァ書房.）

大日義晴，2019,「まるい指先、ぴかぴかの爪――アトピー性皮膚炎における「かゆみ」と「かくこと」」『支援』9：115-116.

DEBRA International，2024,「WHO WE ARE」，DEBRA International ホームページ，（2024 年 3 月 26 日取得，https://www.debra-international.org/who-we-are）.

出村佳美・岩田恭子，2012,「中年期にあるパーキンソン病患者の生活体験」『日本看護研究学会雑誌』35（2）: 103-112.

衛藤幹子，1993,『医療の政策過程と受益者―難病対策にみる患者組織の政策参加―』信山社.

藤井博之，2018,「地域包括ケアと多職種連携」『日本福祉大学社会福祉論集』138: 169-180.

藤田紘一郎，2017,『手を洗いすぎてはいけない 超清潔志向が人類を滅ぼす』光文社.

藤田美江，2022,「難病看護師制度の課題と今後の展望」『日本難病看護学会誌』27（1）: 49-52.

藤田結子・成実弘至・辻泉，2017,『ファッションで社会学する』有斐閣.

深谷基裕，2009,「気管支喘息をもつ学童の「息苦しさ」の体験」『日本看護科学会誌』29（4）: 51-59.

本書のテキストデータを提供いたします

本書をご購入いただいた方のうち、視覚障害、肢体不自由などの理由で書字へのアクセスが困難な方に本書のテキストデータを提供いたします。希望される方は、以下の方法にしたがってお申し込みください。

◎データの提供形式＝CD-R、メールによるファイル添付（メールアドレスをお知らせください）。

◎データの提供形式・お名前・ご住所を明記した用紙、返信用封筒、下の引換券（コピー不可）および200円切手（メールによるファイル添付をご希望の場合不要）を同封のうえ弊社までお送りください。

◉本書内容の複製は点訳・音訳データなど視覚障害の方のための利用に限り認めます。内容の改変や流用、転載、その他営利を目的とした利用はお断りします。

◎あて先
〒160-0008
東京都新宿区四谷三栄町6-5 木原ビル303
生活書院編集部　テキストデータ係

【引換券】

からだがやぶれる

著者略歴

戸田 真里

（とだ・まり）

立命館大学大学院先端総合学術研究科一貫制博士課程修了。博士（学術）。看護師として、病院、在宅支援機関、難病相談支援センターでの勤務を経て、現在、京都光華女子大学看護福祉リハビリテーション学部看護学科在宅看護学助教。立命館大学生存学研究所客員研究員。一般社団法人日本難病看護学会認定・難病看護師。

主な論文に、「「痛くないガーゼ」を求めて―表皮水疱症友の会の軌跡―」（2020年、『コア・エシックス』16：133-144）、「脆弱な皮膚と共に生きる体験―表皮水疱症患者の生活に関する語りから―」（2021年、『日本難病看護学会誌』26（2）：207-216）、「難病対策における表皮水疱症者の位置づけ」（2023年、『遡航』6：97-120）など。

からだがやぶれる

希少難病 表皮水疱症

発　行――――2024年10月15日　初版第1刷発行
著　者――――戸田真里
編集協力―――石川れい子
発行者――――髙橋　淳
発行所――――株式会社　生活書院
〒160-0008
東京都新宿区四谷三栄町6-5 木原ビル303
ＴＥＬ 03-3226-1203
ＦＡＸ 03-3226-1204
振替 00170-0-649766
http://www.seikatsushoin.com
印刷・製本――株式会社シナノ
装　幀――――糟谷一穂

Printed in Japan

2024© Toda Mari

ISBN 978-4-86500-177-8
定価はカバーに表示してあります。乱丁・落丁本はお取り替えいたします。